Rolf Bossi

Die gemachten Mörder

Rolf Bossi

Die gemachten Mörder

Wenn Jugendliche zu Tätern werden – Wege aus der Gewaltspirale

Gustav Lübbe Verlag

Gustav Lübbe Verlag
in der Verlagsgruppe Lübbe

Originalausgabe

Unter Mitarbeit von Enrik Lauer, Berlin

Textredaktion: Dr. Andrea Kamphuis, Köln
Satz: Kremerdruck GmbH, Lindlar
Gesetzt aus der Adobe Caslon Pro
Druck und Einband: GGP Media GmbH, Pößneck

Printed in Germany

ISBN 978-3-7857-2279-4

5 4 3 2 1

Sie finden die Verlagsgruppe Lübbe
im Internet unter: www.luebbe.de

Inhaltsverzeichnis

1. Rütli macht Ferien

Sentimentale Erinnerungen an den Sommer 2006

Sie suchen die Zauberformel für ein friedliches, fröhliches und optimistisch nach vorne blickendes Land? Ganz einfach: schöner Fußball, schönes Wetter, schöne Ferien. So lautet – sehr versimpelt – die Lehre des WM-Sommers 2006. Einkommensverluste? Konsumflaute? Wieso, die Läden hatten doch bis zehn Uhr auf! Deutschlands Brau- und Brunnenbetriebe fuhren Sonderschichten, und solange der Wirt nur einen Fernseher aufstellte, war noch die letzte Kaschemme voll. Steuererhöhungen, Rentenkürzung, Kostenexplosion im Gesundheitswesen? Die Hitze des Sommers und die überraschenden Erfolge der deutschen Nationalmannschaft lösten den berüchtigten Reformstau zwar nicht auf, aber statt in den Gesichtern erschöpfter, griesgrämiger Großkoalitionäre erkannte sich das Land für vier Wochen lieber im sympathischen und zuversichtlichen Lächeln des Bundestrainers wieder. Die wichtigsten Pressekonferenzen gaben endlich nicht mehr Angie und Stoibi, sondern Klinsi und Jogi – nicht zuletzt mit solch putzigen Diminutiven versetzte sich das Volk in die Stimmung eines andauernden Kindergeburtstages. Und als könne man eben doch immer siebzehn sein, dankten die Deutschen, zusammen mit *Bild*, *BamS* und Glotze, ihren jugendlichen Helden am Ende »für die geile Zeit«.

Noch wenige Wochen vor der Weltmeisterschaft hatte Innenminister Wolfgang Schäuble für den Einsatz der Bundeswehr rund um die Stadien plädiert. Die Stiftung Warentest diagnostizierte, dass sich im Falle von Bränden oder Paniken die Zuschauer in unseren Stadien gegenseitig tottrampeln würden. Die Schwarzseher unter den Kolumnisten drohten uns mit Heerscharen osteuropäischer Zwangsprostituierter sowie englischer und polnischer Hooligans. Das Schengener Abkommen, das seit 1995 die kontrollfreie Überquerung vieler EU-Binnengrenzen ermöglicht, wurde vor dem Hintergrund solcher Befürchtungen sogar suspendiert. Doch dann: tote Hose rund um Hamburgs Herbert- oder Frankfurts Kaiserstraße. Statt an Verrichtungsboxen fehlte es hier und da höchstens an Toilettenwagen. Wirksame und zugleich weitgehend unauffällige Grenzkontrollen hielten die Rädelsführer unter den gewaltbereiten »Fans« außer Landes.

Der Rest hatte inmitten Millionen friedlicher Fußballfreunde nahezu keine Chance, Randale zu machen. Denn die Deutschen verlagerten ihre Wohnzimmer zeitweise auf die Straße – Public Viewing machte aus Fanmeilen gutbürgerliche Kirmesveranstaltungen. Nicht zuletzt die überraschend große Zahl vor allem junger, sport- wie spaßbegeisterter Frauen befriedete die öffentlichen Feste. Mit seiner Freundin im Arm wurde so auch manch dumpfer Haudrauf zum braven Fähnchenschwenker. Und statt mit aggressiven Rufen wie »Deutschland!« oder »Sieg!« versuchten wir »mit dem Herz in der Hand und der Leidenschaft im Bein« Weltmeister zu werden. Aus Schlachtenbummlern wurden fröhlich singende, bunt kostümierte WM-Partygänger. Wo es am Ende doch ein paar kleinere Schlägereien gab, da wurden sie von einer höchst effizient und zugleich unmartialisch agierenden Polizei schnell beendet. So kam es, dass der Ruhm des größten Rowdys in diesen Sommertagen des Jahres 2006 einem harmlosen jungen Petz aus Norditalien zufiel. Fast als könnten sie das Übermaß an Frohsinn und Besonnenheit im Lande nicht mehr ertragen, überreagierten die bayerischen Behörden hier stellvertretend für alle anderen und bescherten der WM ihr einziges Opfer: Bruno, den Bären.

Das vielleicht nachhaltigste Ergebnis dieser WM aber lautet: Nicht nur wir selbst begannen uns zu mögen, auch unsere ausländischen Besucher lernten uns zu ihrer allseitigen Überraschung als sympathisches, fröhliches, offenherziges, hilfsbereites und tolerantes Völkchen kennen. Brasilianer stellten erstaunt fest, dass die Deutschen kaum weniger ausgelassen feiern als sie selbst. Schwedische Kampftrinker sanken nach der Viertelfinal-Niederlage gemeinsam mit deutschen Maßkrugstemmern lustig unter die Tische. Und selbst passionierte Leser der englischen *Sun* befanden spontan, dass die Klischees vom Sauerkraut fressenden Fritz mit Pickelhaube und Hitlerbärtchen passé und die Deutschen eigentlich prima Leute seien. Afrikas Fußballer und Fans, vor der WM noch eindringlich vor grassierendem Rassismus und lebensgefährlichen No-go-Areas gewarnt, sahen sich plötzlich in die Rolle heimlicher Helden befördert. Denn wenn nicht gerade die eigene Mannschaft spielte, dann fieberten die Deutschen nicht etwa mit Brasiliens favorisierter, aber allzu selbstgewiss auftretender Seleção, sondern mit den Teams der Elfenbeinküste oder Ghanas. Als müssten alle abgedroschenen

Multikulti-Klischees noch einmal aufgewärmt werden, sah man Holländer mit Dönern, die sie zuvor an einem kroatischen Imbissstand erworben hatten – in dem weder ein Kroate noch ein Türke vor sich hin werkelte, sondern zum Beispiel ein junger Filipino in argentinischem Trikot. Weil der Iran früh ausschied, blieb auch Herr Ahmadinedschad daheim.

So wurden der Regierung diplomatische Querelen und uns die Bilder rechtsradikaler und antisemitischer Solidaritätsbekundungen erspart. Nicht zu vergessen, dass für einen kurzen Moment auch die Integration unserer türkischen Mitbürger gelungen schien: Sie legten das Scheitern ihres Herkunftslandes in der skandalumwitterten Qualifikation gegen die Schweiz zu den Akten und steckten fast mehr schwarz-rot-goldene Wimpel an ihre Autos als die Deutschen selbst. Am Ende war das lange belächelte Motto von der »Welt zu Gast bei Freunden« zu einer ungetrübt sich selbst erfüllenden Prophezeiung geworden.

Versteht sich, dass mit den nahezu gleichzeitig beginnenden Schulferien auch die Aufregung über die Missstände an Deutschlands Erziehungsanstalten erst abebbte, dann schließlich verstummte. Die Rütli-Hauptschulen der Republik sperrten nach und nach für jeweils sechs Wochen zu, die notorischen Gewalttäter aus den Problembezirken Berlins und Bremens, Gelsenkirchens und Geras verkrümelten sich in die Freibäder – und die lokalen Zeitungsseiten wurden kurzzeitig wieder von langen Spalten mit den Namen erfolgreicher Abiturienten beherrscht. Lernverweigerung, mangelnde Deutschkenntnisse, misslungene Integration, Gewalt auf unseren Schulhöfen: All diese

Probleme schienen bei fünfunddreißig Grad im Schatten kurzfristig zu verdampfen.

Ende Mai 2006 noch hatte bei der Eröffnung des neuen Berliner Hauptbahnhofes ein sechzehnjähriger Messerstecher einundvierzig Menschen zum Teil schwer verletzt. Knapp zwei Wochen vor der WM war damit wieder einmal deutlich geworden, dass durchgedrehte Einzeltäter durch noch so ausgefeilte Sicherheitskonzepte nicht kontrollierbar sind. Zu allem Überfluss erwies sich der Amokläufer zudem als wandelndes Klischee bedrohlicher Jugendgewalt: ein Hauptschüler aus Neukölln, wohl kleinbürgerlichen, aber zerrütteten Familienverhältnissen entstammend, ein notorischer Schulschwänzer, der seine Freizeit zu großen Teilen mit Ballerspielen am PC verbrachte und aufgrund eines früheren Falles von Körperverletzung bereits polizeilich bekannt war. Zum Tatzeitpunkt war der Junge zudem stark angetrunken. Die durch solche Daten ausgelösten Assoziationen weckten noch einmal schlimmste Befürchtungen: Kaputte Familie, mangelnde Berufs- und Lebensperspektiven, erhöhte Gewaltneigung, ein kleiner Rempler in der Menge oder ein falsches Wort, und ein Pulverfass aus Frust, Aggression und Lebensüberdruss geht hoch. Doch zum Glück blieben die potenziellen Amokläufer den WM-Festen fern. Zwar raste ein junger Mann mit seinem Auto in die Fanmeile am Brandenburger Tor, aber der Vorfall ging einigermaßen glimpflich aus, und bei dem Täter handelte es sich offenbar »nur« um einen geistig verwirrten Menschen. Die Gewalt, sonst oft ein gefürchteter Begleiter des Fußballwesens, schien durch die einmalige Stimmung auf Deutschlands Straßen wie weggezaubert.

Jedoch der sonnig-heiße Sommer, der Anfang Juni pünktlich mit dem Anpfiff zum Eröffnungsspiel ausgebrochen war, verausgabte sich im Juli völlig; ihm folgte ein kühler, verregneter August. Zuvor hatte Jürgen Klinsmann verkündet, er wolle doch nicht der oberste Motivationstrainer der Nation bleiben. Dann verabschiedete sich die politische Elite mit trüben Aussichten für den Herbst in die Ferien. Auf eine restlos verpatzte Gesundheitsreform setzte Berlins Große Koalition vor der Sommerpause noch einen zwar gut gemeinten, aber auch völlig ergebnisfreien Integrationsgipfel, um dann das innenpolitische Regieren für ein paar Wochen einzustellen.

Weltpolitisch wurden wir dagegen nur drei Tage nach dem großen FIFA-Frieden durch einen Krieg im Nahen Osten unsanft daran erinnert, dass Gewalt zwar keine Lösung *für* Konflikte, sehr wohl aber ein gängiges Mittel *in* ihnen ist. Schließlich die islamistischen Kofferbomber von Köln und Dortmund: Nur ein dilettantischer Fehler beim Bau ihrer Sprengsätze verhinderte Ende Juli ein Massaker in zwei voll besetzten Nahverkehrszügen. Der Terror, in diesem Fall eine extreme Überreaktion auf die Mohammed-Karikaturen der dänischen Zeitung *Jyllands-Posten*, drohte auf einmal im eigenen Land. Und im Zuge der Ermittlungen stellte sich sogar heraus, dass die libanesischen Täter ihre Wahnsinnstat ursprünglich während der Weltmeisterschaft verüben wollten. Damit zog noch im Nachhinein der Schatten von München über die ausgelassene Turnierstimmung: Dort hatte 1972 der Überfall eines palästinensischen Terrorkommandos auf die israelische Olympiamannschaft elf Sportler das Leben gekostet und die »heiteren Spiele« in eine Tragödie verwandelt. Und so machte der *Spiegel* Ende August 2006 denn auch konsequent mit dem Lebensgefühl Angst auf: »Wirtschaftlich haben die Deutschen wieder Tritt gefasst, aber die Partystimmung der Fußball-WM ist verflogen. Die neue Nähe des Terrors und die vorwärtsschleichende politische Stagnation drücken aufs Gemüt. Es gibt keine Panik, doch ein altes Leiden der Deutschen lässt grüßen: die Angst.«

So muss man, wenn man Ende September 2006 dieses Vorwort zu einem Buch über Jugendkriminalität in Deutschland schreibt, auch kein Prophet sein, um vorherzusagen, dass uns Themen wie die wachsende Gewalt in den Schulen und Problemstadtteilen unseres Landes, dass uns die gravierenden Probleme bei der Integration zugewanderter Kinder und Jugendlicher, dass uns Jugendarbeitslosigkeit und Lehrstellenmangel gewiss erhalten bleiben. Dass der dramatische Druck zu Veränderungen in unserem föderalen Bildungswesen keineswegs nachlassen wird. Und dass sich bestimmte No-go-Areas für Menschen anderer Herkunft oder Hautfarbe auch nicht über Nacht in Oasen der Völkerverständigung verwandelt haben. Denn nur weil gottlob während der Weltmeisterschaft in Berlin, Leipzig oder Dortmund kein farbiger Fußballfan zusammengeschlagen wurde, ist das Problem eines latenten Rassismus, der sich vor allem in den östlichen Bundesländern oft auch gewalttätig manifestiert, ja nicht verschwunden. Nicht zuletzt der Einzug der rechtsradikalen NPD in den Landtag von Mecklenburg-Vorpommern hat uns das wieder schmerzhaft deutlich gemacht.

Wohl hat die WM-Euphorie sehr klar gezeigt, dass die Bürger unseres Landes der verbreiteten Krisenstimmung seit Langem überdrüssig sind. Aber nach dem Ende der gewiss rundum gelungenen Fußball-WM, bei trübem Herbst- und Winterwetter und in den Niederungen von Arbeitsalltag und Koalitionsquerelen wurde ebenso deutlich, dass das allein nicht ausreicht, um die vielfältigen Symptome unserer politischen, wirtschaftlichen und gesellschaftlichen Krise auch tatsächlich zu kurieren. Dazu bedarf es ganz anderer Anstrengungen – seitens der Politik, der Unternehmen und der Institutionen in diesem Lande, vor allem aber seitens jedes Einzelnen.

Ganz gleich, ob als Vater oder Mutter, als Lehrer, Erzieherin, Ausbilder oder Imam, als Elternbeirat, Lesepate oder Mitglied eines Stadtteilprojektes, als Sozialarbeiter oder Vereinstrainerin, ja sogar als Rädelsführer einer Straßengang – jeder ist aufgerufen, unsere Kinder und Jugendlichen auf dem Weg in eine gewiss nicht immer leichte Zukunft zu unterstützen. Je mehr Menschen Zeichen des Mutes und der Hoffnung gegen Frust und Perspektivlosigkeit setzen, je mehr Bürger sich für Verbesserungen im Kleinen einsetzen, statt auf den großen Ruck zu warten, je mehr Leute sich grassierender Gewalt und sozialer Desintegration entschlossen entgegenstellen, desto eher wird sich das Bild an Schulen wie der Berliner Rütli-Schule oder in Stadtteilen wie Hamburg-Billstedt, Köln-Chorweiler und München-Hasenbergl zum Besseren wenden. Je mehr wir uns bemühen, möglichst allen jungen Menschen eine Perspektive in dieser Gesellschaft zu eröffnen, desto weniger wird sich deren Frust in Vandalismus und Gewalt entladen: Wenn Jugendliche trotz ihres manchmal problematischen sozialen oder familiären Hintergrundes auch nur von fern erkennen können, dass eigene Anstrengungen in der Schule, in der Ausbildung oder auch im Sportverein tatsächlich etwas bringen, dann werden sie sich auf bessere Weise Respekt zu verschaffen wissen als durch brutales Zuschlagen, durch martialische Bewaffnung oder die Mitgliedschaft in einer möglichst gefürchteten Bande. Gewaltfrei, so viel ist sicher, werden auf Dauer nur solche Menschen ihre Konflikte und Probleme lösen, die davon überzeugt sind, dass es überhaupt eine Lösung für sie gibt.

2. Mythos Monsterkids

Jugendkriminalität, Jugendstrafrecht und Jugendvollzug in Deutschland

Nachrichten von Amokläufen wie in Montreal oder in Emsdetten versetzen die Öffentlichkeit stets tagelang in einen seltsamen Zwischenzustand aus Lähmung, Entsetzen und hektisch herausposaunter Aufgeregtheit. In der kanadischen Metropole war am 13. September 2006 ein junger Mann in eine Schule eingedrungen, wo er eine achtzehnjährige Schülerin tötete und neunzehn Menschen verletzte. Am 20. November 2006 hat ein achtzehnjähriger Amokläufer in einer Realschule der westfälischen Kleinstadt Emsdetten siebenunddreißig Menschen verletzt und sich dann selbst erschossen. Obgleich ein Ozean zwischen den Tatorten liegt, gleichen sich die Muster des Irrsinns fast bis ins Detail. Beide Täter hielten sich zugleich für hoffnungslose Verlierer und für allmächtige Kampfmaschinen. Sie haben dieselben Filme gesehen und dieselben brutalen Computerspiele gespielt, waren seit Jahren in Militaria und Waffen vernarrt – und haben beide ihren tödlichen Showdown im Internet angekündigt.

So mussten sich in beiden Fällen die Menschen im näheren Umfeld der Täter – und mit ihnen die geschockte Öffentlichkeit – eingestehen: Da war jemand in einer Hölle aus Hass, Wahn und Gewalt verloren gegangen. Und niemand hat rechtzeitig das Ausmaß der Dunkelheit bemerkt, die diese jungen Männer seit Langem umgab. Dabei kannten Öffentlichkeit wie Täter doch das Drehbuch solcher Orgien der Gewalt beinahe auswendig. Seit dem Massaker an der Columbine High School im US-Bundesstaat Colorado im April 1999, dem Amoklauf im bayerischen Bad Reichenhall im November 1999 und dem schrecklichen, alles zuvor Geschehene in den Schatten stellenden Blutbad am Erfurter Gutenberg-Gymnasium, bei dem der Schüler Robert Steinhäuser im April 2002 dreizehn Lehrer und zwei Gymnasiasten sowie einen Polizisten tötete, verlaufen solche Verbrechen nach einem fast schon rituellen Muster. Und kaum minder rituell stellen die Menschen sich die immer gleichen Fragen: Was ist mit unserer Jugend los? Welchen schrecklichen Einfluss haben brutale Medien und Spiele auf sie? Wie kommen junge Menschen in den Besitz derart großer Waffenarsenale? Und welchen Grad an seelischer und moralischer Verrohung müssen solche Täter erreicht haben? Die Polizei ermittelt jedes Mal detailliert den Hergang, Journalisten leuchten das Umfeld des Täters und die Vorgeschichte des Verbrechens aus, die Kommentatoren deuten, mahnen und fordern, die Behörden schicken sofort zusätzliche Schulpsychologen und Sozialarbeiter (und ziehen sie irgendwann wieder ab), Parlamente und Regierungen verschärfen das eine Mal die Waffengesetze und denken beim anderen Mal endlich über das Verbot von Killerspielen nach.

Irgendwann versuchen wir uns dann wieder kollektiv zu beruhigen. Natürlich sind solche Amokläufe extreme und tragische Einzelfälle. Wir blicken in die Statistik – und sehen, dass nicht nur die Kriminalität insgesamt seit Jahren rückläufig ist: Auch die Kriminalität von Kindern, Jugendlichen und Heranwachsenden geht zurück. Sogar die Zahl der von jungen Tätern verübten Gewaltdelikte ist in den vergangenen acht Jahren um rund ein Viertel gesunken. Nach wie vor wird zwar ungefähr jede dritte Gewalttat von Menschen unter einundzwanzig Jahren begangen. Doch das ist mit gewissen zeitlichen und regionalen Schwankungen so, seitdem Kriminalitätsstatistiken geführt werden: Nicht, dass Senioren überhaupt keine Morde begingen – aber sie prügeln sich eben eher selten. Im Übrigen liegt der Anteil von Gewalttaten an der gesamten registrierten Kriminalität auch nur bei etwas über drei Prozent. 2004 wurden in Deutschland gerade einmal sechshundertsiebenundvierzig Menschen wegen Mordes oder Totschlags rechtskräftig verurteilt, darunter siebenunddreißig Jugendliche und zweiundfünfzig Heranwachsende. Achtmal so viele Menschen sterben jedes Jahr auf unseren Straßen, fast zehnmal so viele bei Unfällen im Haushalt. Ein Land am Rande des Bürgerkrieges sieht anders aus.

Allzu gelangweilt allerdings sollten wir uns vom Problem der Jugendgewalt nun auch wieder nicht abwenden. Denn erstens ist die von Jugendlichen verübte Gewaltkriminalität zwischen Mitte der Achtziger- und Mitte der Neunzigerjahre um etwa das Dreifache, die der Heranwachsenden immerhin noch um zirka achtzig Prozent gestiegen – während es vergleichbare Entwicklungen bei den Erwachsenen nicht gab. Der Rückgang der letzten Jahre ist also bestenfalls die Rückkehr zu einer gewissen Normalität. Zum Zweiten gibt es besorgniserregende Entwicklungen in bestimmten Bereichen. So wächst etwa der Anteil der von jugendlichen

Intensivtätern verübten Gewalttaten. Sehr vereinfacht heißt das: Wer zuschlägt, der tut es tendenziell öfter und auch härter. Ebenso steigt teilweise die Gewaltkriminalität bei Jugendlichen, die einen sogenannten Migrationshintergrund haben – und dabei handelt es sich nicht allein um türkisch- oder arabischstämmige Kids in Berlin-Neukölln, sondern etwa auch um Jugendliche aus Spätaussiedlerfamilien. Das Kriminologische Forschungsinstitut Niedersachsen (KFN) schätzt, dass Schlägereien und Messerstechereien zwischen Jugendlichen verschiedener ethnischer Gruppen etwa zwei Drittel aller gewalttätigen Konflikte ausmachen. Nur in jedem fünften Fall gehen deutsche Jugendliche aufeinander los.

Überhaupt muss uns die Gewalt in den trostlosen Ghettos vieler unserer Städte Sorgen machen. Wenn sich Jugendgangs aus Hamburg-Wilhelmsburg und Banden vom Alten Teichweg in Wandsbek zunächst wechselseitig als »Hurensöhne« beschimpfen, sich dann androhen, »eure Mütter zu ficken«, und sich schließlich per Handy und Internet zu Massenschlägereien verabreden, bei denen Schlagringe, Totschläger, Messer oder Elektroschockgeräte zum Einsatz kommen, wenn schließlich die Polizei solche Schlägereien kurzfristig nur unterbinden kann, indem sie hundert Randalierer verteilt über das ganze Stadtgebiet aussetzt, dann ist das ein Alarmsignal für die Verwahrlosung ganzer Stadtteile – und ganzer Gruppen unserer Gesellschaft. Denn solche Massenschlägereien verhindert allein die Polizei in Hamburg nach eigener Auskunft inzwischen fast jede Woche.

Dann gibt es schlimme Entwicklungen wie das vor etwa drei Jahren aus England zu uns herübergeschwappte *happy slapping* (»fröhliches Draufhauen«), bei dem Jugendliche andere angreifen, verprügeln oder noch schlimmer quälen, während sie ihre Taten mit Handy-Kameras filmen. Die brutalen Videos werden anschließend als makabre Renommierstücke herumgereicht. Häufig finden solche Übergriffe an und um Schulen statt, es gibt aber auch Fälle wie jenen in Hamburg, bei dem im Dezember 2005 zwei türkische Jugendliche völlig unmotiviert einen Obdachlosen mit Fäusten und Tritten attackierten, schließlich sogar einen Beamten des Bundesgrenzschutzes niederstachen, der dem wehrlosen Opfer zu Hilfe kommen wollte. Wenn wir uns über solche Verrohungstendenzen empören, sollten wir allerdings auch einen Moment darüber nachdenken, dass es brave Bürger waren, die damit angefangen haben, zur besten Sendezeit nicht allein über die putzigen Missgeschicke von Katzen, Hunden und Kleinkindern zu schmunzeln, sondern auch herzhafte Schadenfreude angesichts schwerer Stürze oder Skiunfälle zu empfinden. Und dass es niveaulose erwachsene Pseudoprominente waren, die sich zur Primetime im Urwald durch Schlamm und Kot gewälzt oder Spinnen verzehrt haben.

Nichtige Anlässe, brutale Exzesse

Vor allem aber deutet sich in immer mehr Einzelfällen eine grundsätzliche, erschreckende Tendenz an: Der Auslöser oder Anlass der Tat steht in keinem nachvollziehbaren Verhältnis mehr zum Ausmaß der Gewalt. Jugendliche reagieren immer exzessiver auf immer bedeutungslosere Kleinigkeiten. Ein noch vergleichsweise harmloser, auf seine Art aber symptomatischer Vorgang ereignete sich im Dezember 2005 in Berlin. Zwei Jugendliche klopften an einer Ampel in Kreuzberg an die Scheibe eines Linienbusses, weil sie einsteigen wollten. Völlig vorschriftsmäßig öffnete der Fahrer jedoch nicht die Tür, sondern fuhr bis zur wenige Meter entfernten Haltestelle vor. Daraufhin rannten die Jugendlichen dem Bus nach, zerrten den Fahrer heraus und verprügelten ihn auf offener Straße. Oder: Mit Baseballschlägern, einem Elektroschocker und kochendem Wasser, das sie einem ihrer Opfer über den Rücken goss, trieb eine Achtzehnjährige aus Berlin zusammen mit zwei älteren Komplizen aus der rechten Szene bei mehreren Bekannten Schulden ein – brutalste Folter wegen geringer Beträge.

Am Ende dieser Skala der Gewalt kann es Menschen gar das Leben kosten, wenn etwa ein verrohter, mitleidloser, narzisstischer Flegel ohne jeden Begriff für Verhältnismäßigkeiten nicht bekommt, was er will. So geschehen in einem grausamen Fall im sächsischen Annaberg, wo im Mai 2006 ein vierzehn Jahre alter Junge eine dreizehnjährige Mitschülerin totschlug, weil sie ihm nicht ihr MP3-Abspielgerät herausgeben wollte. In Dessau ermordete zur gleichen Zeit ein Einundzwanzigjähriger auf grausame Weise eine siebzehnjährige Schülerin, um einen Kellereinbruch zu vertuschen.

Zu dieser Tendenz moralischer, vor allem aber affektiver Verrohung passt auch, dass die Grausamkeiten jugendlicher Täter zum Teil immer absonderlicher – fast ist man geneigt zu sagen: abartiger – und die Täter immer jünger werden. Zum festen Bestandteil des bekanntlich derben bayerischen Brauchtums gehört es, dass junge Menschen in der Walpurgisnacht zum 1. Mai, oft unter Einfluss verbliebenen Starkbiers, allerlei groben Schabernack treiben. Das sollte zwar nicht, kann aber gelegentlich zu Fällen leichterer Sachbeschädigung führen. Was jedoch soll man von den vier Jugendlichen im Alter zwischen fünfzehn und siebzehn Jahren halten, die 2006 in Traunreut volltrunken eine Leiche schändeten? Der Rädelsführer der Gruppe hatte einen Selbstmörder gefunden, der seit Wochen in einem Waldstück gelegen hatte. Die Jungen banden ihn an einen Ast und schlugen mit einem Eisenrohr und mit Stöcken so brutal auf den Toten ein, dass die Polizei zunächst von einem Mord ausging, als sie den geschändeten Leichnam schließlich fand. Zuvor hatten die Täter ihr grausiges Werk noch einer fünfzehnjährigen Mitschülerin vorgeführt. Außerdem fertigten sie Handy-Fotos von ihrer Untat an – Bilder, die höchstwahrscheinlich denen glichen, die sie zuvor in perversen Horrorfilmen gesehen hatten.

Grundgestört, vielleicht schon über die Grenze des noch Therapierbaren hinaus, müssen auch jene zehn und dreizehn Jahre alten Jungen sein, die im Juni 2006 ein fünfjähriges Mädchen vergewaltigten. Diese unvorstellbare Tat zweier noch nicht einmal strafmündiger Knaben ereignete sich nicht etwa in einem asozialen Großstadtghetto, sondern in der Kleinstadt Rhäzüns, zehn Kilometer südwestlich von Chur, im malerischen Schweizer Kanton Graubünden.

Wo es zu Gewalttaten von Jugendlichen kommt, werden diese immer hemmungsloser, und häufig haben sie kaum noch ein erkennbares Motiv: Brutale Gewalt wird immer öfter um der Gewalt willen ausgeübt. Das beginnt schon bei den in früheren Zeiten eher harmlosen Schulhofschlägereien. Regelmäßig berichten Lehrer, dass Jungen nicht nur auf Schwächere, sondern sogar auf völlig Wehrlose, auf schon am Boden liegende oder verletzte Gegner weiter eindreschen und eintreten. Und manchmal verselbstständigt sich die Gewalt geradezu rituell. So wurde 2002 im niedersächsischen Stadthagen bekannt, dass an einer Haupt- und Realschule über Monate hinweg Schüler anlässlich ihres Geburtstages automatisch zusammengeschlagen wurden. Für jedes Lebensjahr gab es einen Schlag oder Tritt – und zwar von jedem, der sich an diesem grausamen Zeremoniell beteiligte. Wer seinen Geburtstag verheimlichte, wurde nachträglich verprügelt. Und auch wer mitmachte, wurde an seinem eigenen Geburtstag nicht verschont. Die Angelegenheit flog eher zufällig auf. Und obwohl man mit harten Strafverfahren sowie anschließend mit Antiaggressionstrainings und der Ausbildung von Schülern zu sogenannten Konfliktlotsen gegenzusteuern versuchte, wurden Schüler, die damals als Zeugen aussagten, noch über Jahre von ihren Mitschülern gemieden und gemobbt.

Von beispielloser Enthemmung zeugt auch ein Fall, der sich Anfang Januar 2006 im Dorf Pömmelte nahe Magdeburg zutrug. Dort hatten drei sechzehnjährige Schüler und ein zwanzig Jahre alter Arbeiter über eine Stunde einen Zwölfjährigen regelrecht gefoltert. Er wurde bespuckt, mit Fäusten und mit einer Bierflasche brutal geschlagen, mit schweren Springerstiefeln zusammengetreten und mit einer Gaspistole bedroht. Schließlich drückte einer der Gewalttäter ihm eine brennende Zigarette auf einem Augenlid aus. Während der Prügelorgie zwangen die Peiniger ihr Opfer zudem, ihnen die Stiefel abzulecken. Der Gipfel der unfassbaren Tortur: Die Bande urinierte auf den Kopf des stöhnend am Boden liegenden Jungen. Das Opfer überlebte nur knapp. Die Ärzte stellten insgesamt vierunddreißig Verletzungen fest, darunter ein Schädel-Hirn-Trauma, einen Nasenbeinbruch, Verbrennungen und zahlreiche Blutergüsse; drei Wochen musste der Junge im Krankenhaus verbringen. Hintergrund dieses Exzesses: nackter Rassismus. Denn das Opfer war zwar Deutscher, aber dunkelhäutig, sein Vater Äthiopier – und der Junge aus dem Westen lebte aufgrund schwieriger Familienverhältnisse in einer örtlichen Einrichtung der Diakonie. Die einheimischen Täter dagegen gehörten der politisch eher amorphen rechten Szene an. Während sie den Jungen traktierten, beschimpften sie ihn als »Ausländervieh« und zwangen ihn, »Jawohl, mein Führer!« zu rufen. Und die friedlichen Bürger, die in den nahe gelegenen Häusern wohnten, wollten natürlich von dem Geschrei der Täter und dem Gewimmer des Opfers nichts mitbekommen haben …

Einen vage rechten Hintergrund hatte auch die grauenhafte Mordtat im uckermärkischen Potzlow, die im November 2002 die gesamte Republik erschütterte. Damals hatten drei junge Männer, siebzehn bis einundzwanzig Jahre alt, den sechzehnjährigen Marinus Schöberl in einem Stall stundenlang geschlagen und gequält. Am Ende zwangen sie ihn, in die Kante eines steinernen Futtertroges zu beißen. Der jüngste der Mörder zertrümmerte dann mit beiden Füßen den Schädel des fast schon bewusstlosen Opfers. Die Täter wurden zu langjährigen Haftstrafen verurteilt, die Mutter von Marinus Schöberl starb am Tag der Urteilsverkündung an Krebs. Die beiden Haupttäter waren wie das Opfer erst Jahre nach der Wende zugezogen und bald darauf von einheimischen Jugendlichen brutal zusammengeschlagen worden. Marinus und sein Mörder glichen sich selbst äußerlich fast wie Zwillinge. Am Tag der Tat brauchten die Schläger einfach ein Opfer; eigentlich grundlos fiel ihre Wahl auf den einstigen Kumpel. Wohl hatten sie eine dumpfe rechtsextremistische Ideologie im Kopf und wollten diese auch gewaltsam ausleben. Was ihnen dazu in Potzlow allerdings fehlte, das war ein Asylbewerber, ein Ausländer, ein Obdachloser, eine »linke Zecke«, irgendjemand, der in ihr Feindbild gepasst hätte. Also zwangen sie Marinus unter Folter, zu »gestehen«, er sei Jude. Als er es endlich tat, hatte er sein eigenes Todesurteil gesprochen.

Wenn wir uns über Fälle wie die genannten entsetzen und empören, dann sollten wir eines freilich nie vergessen: dass sie letztlich auf uns zurückweisen. Denn Kinder und Jugendliche, die solche Dinge tun, sind nicht als Gewalttäter und Kriminelle geboren worden. Sie wurden dazu gemacht. Sie wurden dazu gemacht von einer Gesellschaft, die ihre Mitglieder immer erbarmungsloser in Gewinner und Verlierer aufteilt. Die ihren weniger gebildeten, weniger wohlhabenden und weniger leistungsstarken jungen Mitgliedern immer seltener eine Chance gibt, sich ihren Lebensunterhalt mit einem anständigen, halbwegs ordentlich bezahlten Beruf zu verdienen. Die die Abgehängten an ihren Rändern viel zu lange ignoriert hat. Und der in vielen Bereichen auch ihr Wertekompass abhandengekommen ist.

Junge Menschen werden in Familien zu Tätern gemacht, in denen ein Teufelskreis aus Arbeitslosigkeit, Perspektivlosigkeit und schleichender materieller Verelendung immer öfter in Stumpfsinn, Alkoholismus und häuslicher Gewalt endet. Wenn es *einen* Zusammenhang gibt, der nicht nur während meiner langjährigen Arbeit als Strafverteidiger immer wieder klar zutage trat, sondern auch durch die empirische Forschung bestens belegt ist, dann ist es dieser: Notorische Gewalttäter waren immer zuerst Opfer von Gewalt. Wer andere schlägt, der wurde zuvor geschlagen. Und wer selbst zu elementaren menschlichen Regungen des Mitleids, des Zurückschreckens vor grober Gewalt nicht mehr fähig ist, der hat die menschliche Zuwendung, die es zur Entwicklung solcher Gefühle bedarf, vermutlich nie erfahren. Deshalb ist der Ruf nach härteren Gesetzen und mehr Polizei, so verständlich er im Einzelfall sein mag, im Ganzen doch sinnlos. Denn eine flächendeckende Kriminalisierung problematischer Jugendlicher ist eher kontraproduktiv. Forderungen wie die nach mehr und schnellerem Jugendarrest, nach Erleichterungen bei der Heimeinweisung, nach härteren Jugendstrafen, gar nach Abschaffung unseres (noch!) weltweit vorbildlichen Jugendstrafrechts und Jugendstrafvollzugs sind gewiss populär, aber völlig unbedacht, ja ignorant. Denn wenn sie die Macht des Staates »mit voller Härte« spüren, dann fühlen sich viele gewaltanfällige und delinquente Jugendliche nicht etwa abgeschreckt. In ihren Augen zeigen Polizei und Justiz auf diese Weise nur mehr von dem, was sie schon zur Genüge kennen: Gewalt.

Manche Ghettokids sammeln Festnahmen bereits wie Trophäen. Und je stärker Jugendstrafanstalten sich als Gefängnisse gerieren, umso mehr werden sie zu Lehrbetrieben für angehende Berufskriminelle. Wenn wir jugendliche Intensivtäter gar dem normalen Strafvollzug zuführen, dann sorgen wir nur dafür, dass sie bei den dort einsitzenden, ausgebufften Gangstern in die Lehre gehen. Stattdessen ist es dringend nötig, sich über den besorgniserregenden Zustand unseres Jugendvollzugs Gedanken zu machen. Denn bei allem Klagen über vermeintlich oder tatsächlich ausufernde Jugendkriminalität drohen viele Bürger manchmal zu vergessen, warum jugendliche beziehungsweise heranwachsende Straftäter und erwachsene Kriminelle nicht über einen Leisten geschlagen werden dürfen.

Erziehung statt Strafe – ein Stichwort zum Jugendstrafrecht

Inwieweit ein Mensch rechtlich für sein Tun verantwortlich ist, dafür ist zunächst sein Alter entscheidend. Kinder bis zum siebten Lebensjahr sind überhaupt nicht, Kinder und Jugendliche bis zur Vollendung des achtzehnten Lebensjahres nur eingeschränkt geschäftsfähig. So sind zum Beispiel Kaufverträge, die Minderjährige abschließen, so lange »schwebend unwirksam«, bis deren Eltern ihnen zustimmen. Ausgenommen davon sind nur jene Bagatellgeschäfte, die unter den sogenannten Taschengeld-Paragrafen fallen. Während es demnach völlig in Ordnung geht, dass Kinder sich ein Eis kaufen, können sie aber keine Eisdiele eröffnen. Und ein Jugendlicher kann sein Geld selbstredend für CDs oder Videos ausgeben. Ob das aber auch für die entsprechenden Abspielgeräte gilt, das hängt im Zweifelsfall sowohl von deren Preis wie vom Alter des Käufers ab. Der Erwerb einer kompletten Heimkino-Anlage oder eines

Computers läge zum Beispiel eindeutig jenseits der Grenze jugendlicher Geschäftsfähigkeit.

Strafmündig, also für seine Vergehen und Verbrechen erstmals verantwortlich, wird ein junger Mensch mit vierzehn Jahren. Schon das römische Recht kannte diese Idee der Strafmündigkeit. Zu jener Zeit wurden Kinder unter sieben Jahren nicht für ihre Untaten belangt – eine Grenze, die auch im Mittelalter niemals unterschritten wurde. Allerdings unterlag man damals spätestens ab vierzehn Jahren dem Erwachsenenstrafrecht, weshalb es in einzelnen Fällen durchaus vorkam, dass selbst Todesurteile gegen Vierzehnjährige verhängt und vollstreckt wurden.

In unserem modernen Rechtssystem gilt ein Mensch bis zum Alter von vierzehn Jahren als Kind und kann wegen einer Straftat grundsätzlich nicht belangt werden. Egal wie schlimm sein Verbrechen auch sein mag, der Gesetzgeber nimmt ausnahmslos an, dass ein Kind nicht die geistige, seelische und sittliche Reife besitzt, auf deren Grundlage man es juristisch zur Verantwortung ziehen könnte. Ein Vormundschaftsgericht kann lediglich in die Erziehung des Kindes seitens der Eltern eingreifen. Das heißt, es kann Maßnahmen anordnen, die das elterliche Sorgerecht mehr oder weniger stark einschränken. Dies kann von der Einschaltung des Jugendamts über die Anordnung sozialpädagogischer Betreuung bis hin zur Einweisung in ein Heim und sogar zum völligen Entzug des Sorgerechts und der Bestellung eines Vormunds reichen.

Zwischen dem vierzehnten und dem achtzehnten Lebensjahr gilt für Jugendliche das Jugendstrafrecht. Materiell wendet es zwar die gleichen Strafnormen an, die auch für Erwachsene gelten. Das heißt: Für die Bewertung einer Tat ist einzig und allein das Strafgesetzbuch (StGB) maßgebend; es gibt keine Sonderbestimmungen für junge Täter, etwa im Falle von Diebstahl, Körperverletzung oder Drogenmissbrauch. Doch im Verfahren, in den Straffolgen und in der Straftheorie folgt das Jugendgerichtsgesetz (JGG) einem grundsätzlich anderen Ansatz. Im Gegensatz zum Erwachsenenstrafrecht spielen hier die Strafziele der Sühne und der Vergeltung im Wesentlichen keine und die Abschreckungswirkung der Strafe nur eine untergeordnete Rolle. Absolut im Vordergrund steht die erzieherische Wirkung rechtlicher Maßnahmen. Sofern überhaupt auf Abschreckung gezielt wird, ist diese nur im Hinblick auf den einzelnen Täter beabsichtigt, der in Zukunft von der Begehung weiterer Straftaten abgehalten werden soll. Im Gegensatz zur Abschreckungswirkung einer Strafe gegenüber der Allgemeinheit sprechen die Juristen hier von Spezialprävention.

Das Jugendstrafrecht geht im Kern davon aus, dass die Persönlichkeit junger Menschen sich noch nicht verfestigt hat und also noch formbar ist. Mängel im Rechtsbewusstsein lassen sich in jungen Jahren meist wesentlich effektiver beheben als bei delinquenten Erwachsenen, und auch eventuelle Sozialisationsdefizite seitens des Elternhauses lassen sich desto aussichtsreicher durch staatlich überwachte Erziehungsmaßregeln ausgleichen, je jünger ein Täter ist. Deshalb sind selbst bei schwersten Taten die ausschließlichen Ziele einer Strafe Besserung, quasi eine sittliche, seelische und geistige Nacherziehung des jugendlichen Straftäters, Förderung der Einsicht in rechtskonformes Verhalten und

Schaffung aller denkbaren sozialen, schulischen und beruflichen Voraussetzungen dafür, dass er künftig ein straffreies Leben führen kann.

Deshalb wird eine Jugendstrafe auch nicht im Verhältnis zur Schwere der Schuld des Täters bemessen. Vielmehr geht es im Jugendstrafverfahren noch stärker als bei Prozessen gegen Erwachsene darum, die Persönlichkeit des Täters umfassend zu würdigen. Vor allem muss das Gericht feststellen, inwieweit er »zur Zeit der Tat nach seiner sittlichen und geistigen Entwicklung reif genug ist, das Unrecht der Tat einzusehen und nach dieser Einsicht zu handeln«, wie es in Paragraf 3 des JGG heißt. Diese sogenannte Verantwortungsreife muss vor dem Hintergrund der gesamten sozialen, familiären, psychischen und intellektuellen Entwicklung des Kindes beurteilt werden. Und da diese nun einmal sehr individuell verläuft, zählen nicht allgemeine Altersgrenzen, sondern sehr konkrete Umstände.

Selbst wenn es jungen Tätern nicht am Unterscheidungsvermögen zwischen Recht und Unrecht fehlt, heißt das noch nicht automatisch, dass man sie für ihre Tat strafrechtlich voll zur Verantwortung ziehen kann. Denn eine Norm zu kennen, sie zu verstehen und sie dann auch zu befolgen, das sind bekanntlich drei Paar Schuhe. Oft besitzen Jugendliche nicht die Fähigkeit, ihrer grundsätzlich vorhandenen Einsicht gemäß zu handeln; die Unterscheidung von Gut und Böse oder Recht und Unrecht bleibt zu abstrakt. So ist zwar schon den meisten Kindern durchaus klar, dass sie nicht stehlen sollen. Aber ob es bereits Diebstahl ist, wenn man das Spielzeug eines anderen Kindes ungefragt benutzt, man es sich »nur mal ausleiht«, es mutwillig versteckt oder versehentlich beschädigt – das ist Kindern keineswegs immer einsichtig; die Grenzen erscheinen ihnen fließend. Und während mancher Jugendliche einem Freund im Leben keine CD klauen würde, kann er durchaus finden, dass der gleiche Diebstahl bei Karstadt oder im Media Markt nicht ganz so schlimm ist – schließlich ist der Bestohlene irgendwie groß, reich und vor allem anonym.

Außerdem darf man nicht übersehen, dass jugendliche Bagatelldelikte nur selten vorsätzlich oder gar mit krimineller Absicht begangen werden. Oft handeln junge Menschen schlicht unüberlegt, aus einer momentanen Laune oder Situation heraus. Und selbst wenn man von der ständigen Bombardierung gerade junger Konsumenten mit aufdringlichen Werbebotschaften absieht – mancher heutige Laden trägt durch Größe, Unübersichtlichkeit und mangelnde Personalausstattung einerseits und eine stark animierende Produktpräsentation andererseits oft seinen Teil zur Diebstahlquote bei.

Ähnlich affektiv kommt es bei Jugendlichen häufig zu Gewaltdelikten: Abstrakt wissen sie sehr wohl, dass man andere nicht schlagen oder gar verletzen soll. Aber im Zusammenhang mit einem konkreten Delikt können junge Täter meist zahllose Gründe anführen, warum es zum Beispiel zu einer schweren Schlägerei gekommen ist: Schließlich habe der andere angefangen, einen beleidigt, schon länger provoziert; überhaupt habe er nur eine Abreibung bekommen sollen; dass man ihn dabei verletzt habe, sei bloß ein Versehen gewesen – an dergleichen Ausreden und Entschuldigungen herrscht kein Mangel. Das Problem: Viele junge Täter haben in solchen Momenten längst begonnen, selbst an ihre Ausflüchte zu glauben und sich als die eigentlichen Opfer zu stilisieren. Statt Einsicht in die eigene Schuld zu zeigen, ergehen sie sich lieber in endlosen gegenseitigen Schuldzuweisungen. Lehrer, die handgreifliche Streitereien unter Schülern schlichten müssen, können davon ein Lied singen.

Klare Grenzen zu ziehen zwischen Wahrheit und Lüge, raffiniertem Rausreden und tatsächlich fehlendem Unrechtsbewusstsein, das ist deshalb gerade bei jugendlichen Delinquenten alles andere als einfach. Wenn im Verfahren gegen einen Jugendlichen dessen Verantwortungsreife zu beurteilen ist, dann ist das Gericht deshalb nach dem Jugendgerichtsgesetz verpflichtet, nicht nur die Persönlichkeit des Täters umfassend zu würdigen, sondern es muss auch die Tat selbst im Verhältnis zu Alter und Entwicklungsstand des Täters betrachten. Anders als im Erwachsenenstrafrecht geht es dabei nicht darum, ob bestimmte Umstände die Schuldfähigkeit des Täters einschränken oder ausschließen. Vielmehr muss das Gericht umgekehrt *positiv* feststellen, dass und wie weit eine Schuldfähigkeit gegeben ist. Da mag es dann auf der einen Seite Vierzehnjährige geben, die bereits längere kriminelle Karrieren hinter sich haben und deren x-ter, womöglich bandenmäßig betriebener Ladendiebstahl bereits auf einen ausgekochten Gangster schließen lässt – der ja stets ein höchst klares Bild von der moralischen und juristischen Schuldhaftigkeit seiner Taten hat. Und auf der anderen Seite den sechzehnjährigen Ersttäter, dessen vielleicht als Mutprobe angesetzter Gelegenheitsklau ihn überhaupt erst auf den fundamentalen Wert unserer bürgerlichen Eigentumsbegriffe aufmerksam macht und den häufig schon die harsche Belehrung durch einen Ladendetektiv zur Räson bringt.

Weil die Herausbildung und die Befolgung positiver Rechtsbegriffe bei jungen Menschen ein fließender Prozess ist, kennt unser Strafrecht zudem den Begriff des Heranwachsenden. Bei Tätern im Alter zwischen achtzehn und einundzwanzig Jahren muss zunächst entschieden werden, ob auf sie das Jugend- oder das Erwachsenenstrafrecht anzuwenden ist. Diese Entscheidung trifft, je nach Tat, ein Jugendrichter, ein Jugendschöffengericht oder eine Jugendkammer. Zusätzlich gibt die an jedem Jugendstrafverfahren beteiligte Jugendgerichtshilfe eine Stellungnahme ab. Die grundsätzlichen Kriterien für eine solche Entscheidung bestimmt Paragraf 105 des Jugendgerichtsgesetzes: Entweder muss der heranwachsende Täter gewisse Reiferückstände zeigen. Im Wortlaut des Gesetzes: Die »Gesamtwürdigung der Persönlichkeit des Täters bei Berücksichtigung auch der Umweltbedingungen« muss ergeben, dass er »zur Zeit der Tat nach seiner sittlichen und geistigen Entwicklung noch einem Jugendlichen gleichstand«. Oder es muss sich »nach der Art, den Umständen oder den Beweggründen der Tat um eine Jugendverfehlung« handeln. Typisch dafür sind etwa minder schwere Eigentumsdelikte, das von den Juristen so unnachahmlich schön als Beförderungserschleichung titulierte Schwarzfahren, aber auch weniger harmlose Fälle wie leichte Körperverletzung oder Drogenmissbrauch.

Ob die letztlich starre juristische Begrenzung des Heranwachsendenalters noch zeitgemäß ist, darf dabei als durchaus offene Frage gelten. Denn in den letzten Jahrzehnten hat sich eine seltsam gegenläufige Entwicklung verfestigt: Körperlich pubertieren Jugendliche immer früher, ihre psychische, vor allem aber ihre soziale Reifung zögert sich dagegen immer weiter hinaus. Anders gesagt sind viele junge Menschen körperlich tendenziell frühreif, während sie geistig und seelisch allerlei Entwicklungsverzögerungen zeigen. Dementsprechend scheint mir einerseits die Heraufsetzung der Altersgrenze über das vollendete einundzwanzigste Lebensjahr hinaus geboten. Im Gegenzug sollte dafür umso penibler geprüft werden, ob die Verantwortungsreife eines heranwachsenden Straftäters nicht bereits im vollen Umfang gegeben ist.

Hinter der Idee eines besonderen Strafrechts beziehungsweise Strafverfahrensrechts für junge Täter steht zunächst eine statistisch bestens belegte, jedoch gern übersehene Tatsache: Die große Mehrheit der Jugendlichen macht sich irgendwann eines leichteren Vergehens schuldig oder begeht eine Straftat. Es ist so gesehen schlicht normal und gehört gleichsam zum Prozess des Heranwachsens, der Reifung der Persönlichkeit und der Einordnung in das soziale Leben beziehungsweise in die Normen der Erwachsenenwelt, dass man mal etwas klaut, zeitweise auf den Erwerb von Fahrkarten verzichtet oder einen Joint raucht – von den überproportional häufigen Verkehrsdelikten unserer Fahranfänger einmal ganz abgesehen. Und da nur wenige Jungen sich in ihrem Leben niemals prügeln, bleiben auch strafrechtlich relevante Verletzungsfolgen nicht immer aus. So gesehen ist Jugendkriminalität ein allgemein verbreitetes Phänomen. Und sie ist auch nicht von bestimmten familiären Hintergründen, der Zugehörigkeit zu bestimmten Gesellschaftsschichten, ethnischen, religiösen und sonstigen Gruppen abhängig – sieht man einmal davon ab, dass Jungen deutlich häufiger strafrechtlich auffällig werden als Mädchen. Kriminologen sprechen in diesem Zusammenhang von der Ubiquität der Jugendkriminalität. Viele benutzen sogar, was letztlich wohl korrekter ist, den Begriff der Kriminalität überhaupt nicht, sondern bezeichnen die große Mehrzahl jugendlicher Gesetzesübertretungen als abweichendes (akademischer: »deviantes«) oder nicht normgerechtes Verhalten.

Denn bei neunzig bis fünfundneunzig Prozent aller jugendlichen Täter ist Delinquenz eine vorübergehende Erscheinung, die sich meist von selbst verliert. Diese überwältigende Mehrheit begeht nur ein Mal oder wenige Male ausschließlich leichtere Straftaten. Zudem wird nur ein geringer Teil der Täter überhaupt erwischt, sodass die meisten sich der Tatsache, mit dem Gesetz in Konflikt gekommen zu sein, gar nicht deutlich bewusst werden. Ihrer Ubiquität auf der einen Seite entspricht also andererseits die sogenannte Episodenhaftigkeit der Jugendkriminalität. Und weil das so ist, sollen die Straffolgen solcher Taten den Betroffenen zwar durchaus einen Denkzettel verpassen und bestimmte Sanktionen ihnen deutlich machen, dass die Normen der Gesellschaft auch für sie verbindlich sind, doch es soll auch nicht übermäßig hart gestraft werden, damit die geistige, seelische, moralische und soziale Entwicklung des Täters nicht beeinträchtigt wird. Schließlich beginnen ernsthafte kriminelle Karrieren nicht selten erst richtig in der Haft.

Aus diesem Grund kennt das Jugendstrafrecht ganz andere, mildere Straffolgen als das Erwachsenenrecht. Eröffnet wird der Sanktionskatalog mit den sogenannten Erziehungsmaßregeln. Mit ihnen soll nicht die – meist geringfügige – Tat selbst geahndet, sondern ein Täter in seinem zukünftigen Verhalten positiv beeinflusst werden. Ordnet ein Jugendrichter solche Maßregeln an, dann wird das eigentliche Strafverfahren formell eingestellt. Erziehungsmaßregeln gelten damit nicht als Strafen und werden nicht ins Strafregister eingetragen. Über zwei Drittel aller Verfahren gegen Jugendliche enden mit einer solchen informellen, nichtsdestoweniger rechtlich verpflichtenden Ahndung.

Am häufigsten wird dabei angeordnet, dass der Jugendliche gemeinnützige Arbeiten in einem bestimmten Umfang erbringt. Er oder sie kann aber auch verpflichtet werden, eine Arbeit oder eine Ausbildung aufzunehmen, an sozialpädagogischen Maßnahmen, etwa einem Aggressions- und Konflikttraining, oder am Verkehrsunterricht teilzunehmen. Ebenso kann einem Täter in bestimmten Fällen der Besuch zum Beispiel von Gaststätten, Spielhallen oder Fußballstadien untersagt werden. Auch eine zeitweilige Heimunterbringung zählt zu den Erziehungsmaßregeln. Für die Überwachung der Einhaltung sind dann nicht Polizei und Justiz, sondern die Jugendämter, speziell die Jugendgerichtshilfe zuständig. Damit soll der Eindruck eines Strafcharakters solcher Sanktionen so weit wie möglich vermieden werden.

Erst wenn Erziehungsmaßregeln zur Wiederherstellung rechtskonformen Verhaltens nicht ausreichen, können härtere Sanktionen verhängt werden. Das sind zunächst die etwas altertümlich so bezeichneten Zuchtmittel. Auch sie gelten noch nicht als Kriminalstrafen, und auch bei ihnen soll die erzieherische Wirkung im Vordergrund stehen. Die mildeste derartige Sanktion ist die förmliche Verwarnung, gleichsam eine eindringliche richterliche Standpauke. In einem nächsten Schritt können solche Verwarnungen mit Auflagen verbunden werden. An erster Stelle steht dabei die Verpflichtung zu einer materiellen oder immateriellen Wiedergutmachung des angerichteten Schadens. So kann ein Jugendrichter durchaus anordnen, dass ein Taschendieb dem oder der Bestohlenen einige Male den Rasen mäht. Faktisch kaum eine Rolle spielen dagegen die förmliche Entschuldigung und die bei Jugendlichen ohnehin fragwürdige Geldauflage.

Das dritte und schärfste Zuchtmittel ist der Jugendarrest, der keineswegs mit einer Jugendstrafe verwechselt werden darf. Hier wird dem Täter zwar kurzfristig die Freiheit entzogen, das geschieht aber nicht etwa in einem Gefängnis, sondern in speziellen Anstalten, die strikt vom Jugendstrafvollzug getrennt sind. Als Freizeit- oder Kurzarrest umfasst er maximal zwei Tage, die entweder in Teilen oder am Stück (als sogenannter Wochenendarrest) abgesessen werden. Ein Dauerarrest beträgt dagegen mindestens eine Woche, höchstens aber vier. Zweck des Arrestes ist es, dem Jugendlichen in schärferer Form bewusst zu machen, dass rechtswidriges Verhalten Konsequenzen hat. Jugendarrest wird grundsätzlich sozialpädagogisch betreut, das heißt: Auch hier sollte noch der Erziehungs- gegenüber dem Strafcharakter absolut im Vordergrund stehen – weshalb er auch nicht zur Bewährung ausgesetzt werden kann.

Ein gewisses Problem stellt freilich die faktische Praxis des Jugendarrestes dar. Aufgrund der immer länger anhängigen Jugendstrafverfahren liegt die Tat, derentwegen ein Jugendarrest angeordnet wird, nicht selten bereits zwei oder drei Jahre zurück. Tritt ein Jugendlicher seinen Arrest endlich an, dann haben sich seine Einstellungen und auch seine Lebenshintergründe oft bereits stark verändert. Einen Sinnzusammenhang zwischen Tat und Sanktion kann er deshalb kaum noch erkennen – was pädagogisch und verhaltenspsychologisch natürlich höchst bedenklich ist. Ein solcher Arrest müsste – natürlich bei Wahrung absoluter Verfahrensgerechtigkeit – sehr bald nach der Tat erfolgen; anderenfalls richtet man mit ihm vermutlich mehr Schaden als Nutzen an. Deshalb wäre es zumeist wohl sinnvoll, den Jugendarrest mehr oder weniger vollständig durch offene, vornehmlich erzieherisch ausgerichtete Projekte zu ersetzen, bei denen dafür die Sanktionsschwelle unter Umständen niedriger ausfallen könnte.

Die dritte und letzte Stufe im Jugendstrafrecht ist die Jugendstrafe. Sie ist eine Freiheitsstrafe im engeren Sinn, ein Verurteilter gilt mit ihr als vorbestraft. Aber sowohl ihre Reichweite wie ihre Dauer sind gegenüber dem normalen Strafrecht stark begrenzt. Die Jugendstrafe ist lediglich die Ultima Ratio der Justiz und soll nur bei Wiederholungstätern, bei erkennbar sich verfestigender krimineller Neigung und bei einer besonderen Schwere der Schuld verhängt werden. Als mit Abstand schwerste Rechtsfolge wird sie ausschließlich auf jene zirka fünf Prozent der delinquenten Jugendlichen eines Altersjahrgangs angewendet, die bereits Ansätze einer Entwicklung zum Intensiv- oder Mehrfachtäter zeigen: eine kleine Gruppe, die aber für rund die Hälfte aller jugendlichen Delikte verantwortlich ist. Formal ist für eine

Verurteilung immer das Alter des Täters bei Begehung der Tat maßgeblich, nicht bei ihrer Aburteilung. Eine Jugendstrafe dauert mindestens sechs Monate und maximal fünf Jahre. Bei Kapitalverbrechen, die nach dem allgemeinen Strafrecht mit Freiheitsstrafen von mehr als zehn Jahren bedroht sind, kann in Ausnahmefällen auch eine Jugendstrafe bis zu maximal zehn Jahren verhängt werden.

Doch selbst die Jugendstrafe soll den minderjährigen oder heranwachsenden Straftäter letztlich erziehen – wenn auch auf die harte Tour. Sie soll einen Beitrag zu seiner sittlichen und seelisch-geistigen Nachreifung leisten. Insofern hat der Staat im Jugendstrafvollzug eine ganz besondere Pflicht zur Fürsorge und zur angemessenen leiblichen, sozialen, psychologischen und pädagogischen Betreuung eines Gefangenen. Wie nirgends sonst in unserem Rechtssystem geht es darum, einem Menschen seine Zukunft nicht zu verbauen, sondern ihm unbeschadet selbst schwerer Fehltritte eine neue Zukunft zu eröffnen. Auch der beste Jugendvollzug der Welt wird natürlich einzelne Rückfälle und selbst kriminelle Karrieren nicht verhindern. Aber er muss es wenigstens versuchen. Wenn unsere Jugendgefängnisse ihr Erziehungsziel nicht engagiert verfolgen, am Ende gar resigniert aufgeben, dann verliert die Jugendstrafe jede Berechtigung. Sie würde nicht mehr erziehen, nicht mehr zu bessern versuchen, ja im Grunde nicht einmal mehr angemessen strafen. Die Haftanstalten würden letztlich nur noch die Gangster von morgen produzieren.

Siegburg: das Totalversagen des Jugendstrafvollzugs

Allzu weit scheinen wir von einer solchen Bankrotterklärung nicht mehr entfernt zu sein. Denn Anfang November 2006 kam es zu einem der erschütterndsten Skandale in der Geschichte des deutschen Jugendstrafvollzugs. In der Justizvollzugsanstalt Siegburg folterten drei junge Strafgefangene einen Mithäftling über zwölf Stunden zu Tode. Ralf A., zwanzig Jahre alt, der neunzehnjährige Pascal I. und der siebzehnjährige Danny K. wollten nach eigener Aussage einfach mal »wissen, wie es ist, einen Menschen zu töten«.

Mit ihrem Opfer zu viert in einer knapp zwanzig Quadratmeter großen Zelle zusammengepfercht, fügten die sadistischen Täter dem zwanzig Jahre alten Hermann Heibach einen Abend und eine Nacht lang unvorstellbare Qualen zu. Der junge Mann wurde geschlagen und getreten; man zwang ihn, Salzwasser zu trinken und pures Chilipulver zu essen; später musste er sein Erbrochenes auflecken und seinen eigenen Urin trinken. Mit dem Stiel eines Handfegers wurde er mehrfach vergewaltigt. Am Ende waren seine Schmerzen so unerträglich, dass er seine Peiniger bat, ihn zu töten. Sie ließen ihr Opfer wie bei einer Hinrichtung eine letzte Zigarette rauchen und zwangen es, zwei Abschiedsbriefe zu schreiben. Dann versuchten sie, Heibach zunächst zweimal mit Elektrokabeln zu erhängen, die jedoch rissen. Schließlich drehten sie aus einem Bettlaken ein Seil und knüpften ihn in der Toilette der Zelle auf. Nach eineinhalb Minuten lösten sie den Strick noch einmal und brachten ihr Opfer ein letztes Mal zu Bewusstsein. Schließlich ließen die drei Folterer Heibach qualvoll ersticken – und den Toten ungerührt bis zum Morgen hängen. Erst dann riefen sie die Wärter und behaupteten dreist, ihr Opfer habe sich nachts wohl umgebracht.

Die Tat an sich ist so grauenhaft, dass man als Außenstehender abwechselnd heulen und kotzen möchte. Jedem Insider des deutschen Justizvollzugs aber müsste anschließend auch noch die Schamesröte ins Gesicht steigen; schließlich weiß er um die Zustände in unseren Gefängnissen, die diese Tat überhaupt möglich gemacht haben. Nicht zufällig ereignete sich das Grauen an einem Wochenende. Samstags und sonntags wird in Deutschlands Gefängnissen fast überall auf äußerster Sparflamme vollstreckt. In der JVA Siegburg waren für siebenhundertfünfzehn Gefangene ganze vier (!) Aufseher zuständig. Ihr Abendbrot, in Plastikbeuteln abgefüllt, erhielten die Häftlinge wie immer schon beim Frühstück. So hockten sie, während die meisten Bediensteten der Haftanstalt gemütlich daheim bei ihren Familien saßen, fast ununterbrochen in ihren Zellen.

Dass in diesem konkreten Fall vier Leute in einem offiziell nur für zwei Gefangene ausgelegten Raum eingesperrt waren, ist eigentlich weder rechtlich noch menschlich akzeptabel. Aber in Siegburg ist es, wie in vielen Gefängnissen unseres Landes, keine wirkliche Ausnahme. Auch diese Haftanstalt ist chronisch überbelegt: Für sechshundertneunundvierzig Insassen ausgelegt, sitzen dort – wie gesagt – siebenhundertfünfzehn Menschen ein, zehn Prozent zu viel. Und da jedes Gefängnis eigentlich zehn Prozent seiner verfügbaren Plätze für Notfälle, Verlegungen, Durchgangsgefangene oder Renovierungsarbeiten vorhalten muss, platzt die JVA Siegburg de facto aus allen Nähten.

Nicht zuletzt das sollte Hermann Heibach zum Verhängnis werden.

Ein zweites schweres Versagen der Anstaltsleitung kam hinzu: Unter den verschärften und peinigend monotonen Einschlussbedingungen am Wochenende kann selbst eine Zusammenlegung von zwei Häftlingen, die ja selten zu den besonders friedliebenden, toleranten und umgänglichen Zeitgenossen zählen, eine tickende Zeitbombe sein. Die Belegung der Zelle von Hermann Heibach dagegen war nicht nur viel zu hoch, sie war auch in ihrer Zusammensetzung eine totale Katastrophe.

Heibach selbst war eher ein typisches Opfer trostloser Lebensumstände als ein krimineller Täter. Reporter der Zeitschrift *Stern* erzählten im November 2006 seine Geschichte: Als er noch ein Säugling war, trennte sich seine Mutter vom Vater. Mit der Erziehung ihrer beiden Söhne und einer Tochter aus früherer Ehe bald überfordert, ließ sie das Sorgerecht an ihn übertragen. Der Vater jedoch kümmerte sich kaum um seine Söhne – und missbrauchte zudem über zehn Jahre seine Stieftochter. Schließlich erstattete die Mutter Selbstanzeige. Dass sie für zweieinhalb und ihr Exmann für dreieinhalb Jahre ins Gefängnis musste, war rechtlich und moralisch vielleicht zwingend, läutete aber für Hermann nur die nächste Runde in seinem existenziellen Teufelskreis ein: Er kam in seiner Heimatstadt Köln in ein Heim. Weil er dort gelegentlich aggressiv wurde, verlegte man ihn nach Münster, von wo aus ihn die Pädagogen bald in ein Resozialisierungscamp nach Andalusien verfrachteten. Als er siebzehn war, lief das Projekt aus. Er kam zurück nach Münster, zog dann zum Vater nach Köln.

Der warf ihn nach dauernden Streitereien hinaus, und Hermann Heibach lebte fortan auf der Straße. Er beging erste kleinere Einbrüche und Diebstähle, selten ging es um mehr als ein paar Flaschen Bier oder einige Lebensmittel. Einmal klaute er – ausgerechnet seinem eigenen Schwager – einen Motorroller. Doch irgendwann überfiel er zusammen mit einem Kumpel einen Kiosk in Leverkusen. Die Beute: drei Flaschen Schnaps und eine Stange Zigaretten. Weil sie den Verkäufer mit einem Messer bedroht hatten, verurteilte ihn ein Jugendrichter zu einer Bewährungsstrafe und achtzig Sozialstunden im Krankenhaus. Nach drei Tagen drückte er sich vor dem Dienst, und der Amtsrichter stellte einen Haftbefehl aus. Anfang Oktober 2006 wurde Heibach am Kölner Hauptbahnhof verhaftet. Nach zwei Wochen in der JVA Köln-Ossendorf wurde er schließlich nach Siegburg verlegt, wo er seine sechsmonatige Strafe verbüßen sollte.

Dort lebte er anfangs nur mit einem seiner späteren Mörder in einer Zelle, dem gleichaltrigen Einbrecher Ralf A., der noch ein Jahr abzusitzen hatte. Das Verhältnis der beiden scheint recht gut gewesen zu sein, und A. sollte später behaupten, er habe sich nur unter Drohungen der anderen an der Folterung seines Zellengenossen beteiligt. Dann mussten in dem aus Kaiser Wilhelms Zeiten stammenden Zuchthausbau mal wieder ein paar Zellen renoviert werden. Den für solche Fälle dringend notwendigen Leerstand aber gab es seit Jahren nicht mehr. Also steckte man Pascal I. und Danny K. einfach zu Heibach und seinem Zellengenossen. Wird schon gut gehen, dachte man vermutlich in der Verwaltung. Dabei war der – bald nach dem tragischen Vorfall in den Behördendienst abgeschobene – Anstaltsleiter

Wolfgang Neufeind ein gefährlicher Versager: Er strich unter anderem die Zahl ehrenamtlicher Helfer zusammen, beschränkte drakonisch die Besuchszeiten am Wochenende – und duldete, wenn man den Aussagen verschiedener Zeugen glauben darf, dass in seiner Anstalt das Faustrecht des Stärkeren herrschte. So erhob etwa der ehemalige Gefängnispfarrer Rudolf Hebeler schwere persönliche Vorwürfe gegen Neufeind: »Der Fisch stinkt vom Kopf. Statt um seine Karriere sollte der Gefängnischef sich um seine Häftlinge kümmern. Es reicht nicht, sie wie Zootiere zu halten.«

Wer Gewalt unter Gefangenen duldet, wer das gar als Beitrag zur Aufrechterhaltung der Ordnung in »seinem« Gefängnis betrachtet, der begeht rechtlich gesehen Körperverletzung im Amt gemäß Paragraf 340 des Strafgesetzbuches. Statt einen solchen Mann nur durch zeitweilige Suspendierung oder Versetzung aus der unmittelbaren Schusslinie zu nehmen, müsste er vielmehr disziplinarisch und höchstwahrscheinlich auch strafrechtlich belangt werden. Bei der Zusammenlegung Heibachs mit seinen späteren Mördern handelte es sich mindestens um ein bodenloses Versagen, wenn nicht um einen sehr vorhersehbaren Anschlag auf die Gesundheit und das Leben eines Schutzbefohlenen.

Denn die beiden zusätzlichen Häftlinge, die in Heibachs Zelle gestopft wurden, waren gefährliche Kriminelle. Dem Jüngsten, Danny K., hatte ein Bottroper Richter schon im Jahr zuvor »ungezügelte Gewaltbereitschaft« attestiert, als er ihn wegen Körperverletzung und Raubes zu zweieinhalb Jahren Jugendstrafe verurteilte. Mit siebzehn galt K. bereits als weitgehend untherapierbarer Intensivtäter. Er war denn auch der Anstifter und Anführer der Folterorgie von Siegburg. Auch Pascal I. hätte niemals mit anderen Häftlingen in einer Zelle zusammengesperrt werden dürfen. Er saß wegen gefährlicher Körperverletzung und verschiedener Drogendelikte in Haft. In der Bottroper Drogenszene war er gefürchtet, weil er schon beim geringsten Anlass zuschlug. Und schon als Kind soll er häufig gestohlen, Spielkameraden gequält und Tiere massakriert haben.

An dieses eklatante Versagen bei der Zellenbelegung reihten sich weitere unglaubliche Versäumnisse. Während seiner Qualen war es Hermann Heibach nämlich einmal gelungen, den Notrufknopf in der Zelle zu betätigen. Doch der daraufhin herbeieilende Wächter ließ sich von den Peinigern zunächst abwimmeln, ohne die Zelle überhaupt aufzuschließen. Die Täter behaupteten einfach dreist, sie hätten den Alarm versehentlich ausgelöst. Als dann später der Lärm und das Gewimmer in der Folterzelle immer heftiger wurden, beschwerten sich andere Häftlinge. Daraufhin bequemte sich ein Wärter immerhin doch einmal in die Zelle hinein. Doch das Opfer war inzwischen viel zu schwach, um auf seine lebensbedrohliche Lage aufmerksam zu machen. Der Wärter nahm den vermutlich bewusstlos auf seiner Pritsche Liegenden auch nicht näher in Augenschein. Stattdessen ließ er sich von den angehenden Mördern mit lächerlichen, fadenscheinigen Beschwichtigungen abspeisen – und schloss das hilflose Opfer zusammen mit ihnen wieder ein.

Was geht im Kopf eines Vollzugsbeamten vor, der mitten in der Nacht eine schon ziemlich ramponierte und verschmutzte Zelle vorfindet, in der ein Gefangener regungslos auf seinem Bett liegt, während die anderen lautstark und grob herumpöbeln? Und das, nachdem sich mehrere Häftlinge über Lärm und Geschrei beschwert haben! Sieht er in der hell erleuchteten Zelle nicht, dass das Opfer bereits schwere Verletzungen aufweist? Oder übersieht er das sogar bewusst? Im ersten Fall wäre er – höflich formuliert – erschreckend arglos oder unfassbar dumm. Im zweiten Fall hätte er sich strafrechtlich mitschuldig gemacht. Detaillierte Ermittlungen müssen klären, ob es sich dabei um unterlassene Hilfeleistung, fahrlässige Tötung, Körperverletzung im Amt oder vielleicht gar um Beihilfe zum Mord handelt. Sollte hier die Notlage eines Gefangenen wissentlich ignoriert worden sein, wäre das zudem ein klares Indiz für die Zustände in der JVA Siegburg. Denn es würde bedeuten, dass Schlägereien und Quälereien unter den Häftlingen öfter vorkommen – und dass die Beamten dies insgeheim oder ganz offen billigen.

Für diese Annahme spricht, dass die Verantwortlichen in Siegburg den grausamen Tod Hermann Heibachs offenbar als Selbstmord vertuschen wollten. Nicht nur, dass sie der infamen Schutzbehauptung seiner Mörder spontan Glauben schenkten – auch der Anstaltsarzt Carl-Thomas Möller wollte an der aufgeknüpft aufgefundenen Leiche keine Spuren von Gewaltanwendung feststellen. Dabei war allein das Gesicht des zwölf Stunden gemarterten Toten von Hämatomen übersät. Doch der entweder völlig unfähige oder vorsätzlich kriminell handelnde Mediziner stellte, ohne mit der Wimper zu zucken, einen Totenschein aus, der einen Selbstmord durch Erhängen attestierte. Nur der Hartnäckigkeit des Bonner Staatsanwaltes Robin Fassbender war es zu verdanken, dass die Leiche Heibachs obduziert, seine schweren inneren und äußeren Verletzungen diagnostiziert und der Foltermord von Siegburg aufgedeckt wurden. Die unmittelbaren Täter, die ihr Verbrechen gestanden haben, werden ihrer gerechten Strafe also nicht entgehen. Zugleich muss die Justiz dafür Sorge tragen, dass es auch den unmittelbar Verantwortlichen in der JVA Siegburg und den mittelbar Verantwortlichen in der nordrhein-westfälischen Justizverwaltung und Landespolitik am Ende nicht gelingt, sich aus der unfassbaren Affäre ungeschoren herauszuwinden.

Der Folterskandal, die Föderalismusreform und die Zukunft des Jugendstrafvollzugs in Deutschland

Der grausame Mord im Gefängnis von Siegburg war ein Extremfall. Er ist gewiss nicht typisch, aber doch symptomatisch für die Zustände in unseren Haftanstalten. Es kommt nämlich zwischen Häftlingen weitaus häufiger zu Schikanen, gewaltsamen Übergriffen und Misshandlungen, als es der Öffentlichkeit bewusst ist. Meistens werden sie nicht entdeckt, weil ihre Opfer aus Angst vor weiterer Unterdrückung durch die Profiteure des Faustrechts schweigen. Man wagt nach dem geschilderten Fall kaum, sich auszumalen, wie oft Aufseher, Anstaltsärzte und Gefängnisleitungen solche Vorkommnisse vertuschen oder zumindest bagatellisieren. Nur wenige Tage später kam jedenfalls ein ähnlicher Fall ans Licht, der sich im Sommer 2006 in der JVA Siegen zugetragen hatte – hier hatte ein Häftling versucht, einen Mitgefangenen in den Selbstmord zu treiben.

Eines ist offensichtlich: Je weniger Aufseher, Sozialarbeiter, Psychologen und Pädagogen für die Gefangenen einer Justizvollzugsanstalt zuständig sind, desto stärker setzen sich in deren Reihen die Regeln einer halb- bis schwerkriminellen Subkultur durch. In dieser Subkultur jedoch herrscht einzig und allein das Recht des Stärkeren. Woher auch sollten Menschen, die aufgrund ihres mangelnden Rechtsbewusstseins ins Gefängnis geraten sind, eine andere Vorstellung vom Umgang der Menschen miteinander haben? »Draußen« hat sie oft genug das Gefühl, zu den Verlierern unserer Gesellschaft zu gehören, in die Kriminalität getrieben. Die Brutaleren unter den Gestrauchelten glauben dann, dass sie sich dafür rächen müssten, jedenfalls besser »durchkommen« könnten, wenn sie noch Schwächere ausplündern und unterdrücken. Lässt man im Vollzug die Dinge schleifen, dann wird sich hinter den Gefängnismauern das Faustrecht der Straße immer nur verschlimmern, niemals aber verflüchtigen.

Statt aber den Gefahren zu wehren, die sich nun einmal ergeben, wenn man junge Straftäter zusammensperrt, wird in unseren Haftanstalten fast überall der Mangel verwaltet. In fünf von sechzehn Bundesländern, nämlich in Berlin, Bayern, Rheinland-Pfalz, Niedersachsen und Thüringen, sind die Gefängnisse überbelegt. In den übrigen Ländern liegt ihre Auslastung bei über neunzig Prozent. Somit fehlen jegliche Reserven, und aus Mangel an Einzelhaftplätzen ist schon knapp ein Drittel unserer Gefangenen in Gemeinschaftszellen untergebracht – Zellen, die wohlgemerkt nicht immer als solche ausgelegt sind. Ein Großteil unserer Haftanstalten ist zudem veraltet. Das gilt nicht nur für die ursprünglich wilhelminischen Zuchthäuser wie Siegburg, sondern auch für viele in den Sechziger- und Siebzigerjahren errichteten Gefängnisse. Und um die fast achtzigtausend Gefangenen in der Bundesrepublik angemessen zu betreuen, verfügt unser Strafvollzug auch nicht über genug Personal. Achtunddreißigtausend Bedienstete, also weniger als ein Aufseher oder Betreuer auf zwei Gefangene – das sind schlicht und einfach drei- bis viertausend Stellen zu wenig.

Für diese Versäumnisse gibt es leicht auszumachende Gründe. Der eine ist gesellschaftspolitischer, der andere finanzpolitischer Natur. Die übergroße Mehrheit der Bürger reagiert höchst empfindlich, wenn sie das Gefühl hat, es werde nicht genug für die innere Sicherheit getan. Mit dem Hinweis, dass viele Bundesländer ihre Polizei und Justiz mit rigiden Sparmaßnahmen an den Rand der Leistungsfähigkeit bringen, lässt sich noch relativ leicht Protest mobilisieren. Doch wenn Straftäter einmal gefasst und verurteilt sind, dann möchte eine ebenso große Mehrheit sie einfach nur noch weggesperrt sehen – je länger, desto besser. Gern werden dann schon Fernsehen, Zeitungen und Zigaretten oder ein gewisses Sportangebot als Verwöhnprogramm denunziert, sozialpädagogische und psychologische Betreuung oder berufliche Bildung gar als romantischer Sozialklimbim abgelehnt. Nachts soll der Gefangene schlafen, tagsüber aber in der Zelle über seine Missetaten nachdenken oder Tüten kleben. Bei karger Kost und strenger Zucht wird er sich dann schon bessern. Und wenn nicht, dann verschwindet er halt irgendwann lebenslang hinter schwedischen Gardinen.

So oder ähnlich denkende Menschen vergessen gern, dass die Resozialisierung straffällig gewordener Menschen keine naive Utopie, sondern gesetzlich erklärtes Ziel unseres Strafvollzugs ist. Ganz unabhängig von seinem faktischen Erfolg beruht dieses Ziel auch nicht auf wolkiger Nächstenliebe. Es beruht auf der simplen Einsicht, dass fast jeder Täter eines Tages wieder freikommt. Jedenfalls solange man nicht zwei eherne Grundsätze eines jeden Rechtsstaates aufgibt: dass eine Strafe erstens immer in angemessenem Verhältnis zur Schwere der Schuld stehen muss und sie zweitens die Würde auch des straffällig gewordenen Menschen nicht verletzen darf. Deshalb muss er in die Lage versetzt werden, nach seiner Haft ein eigenverantwortliches Leben zu führen, bei dem er möglichst nicht mehr mit dem Gesetz in Konflikt kommt. Wer aber dafür plädiert, Gefangene bloß »wie Zootiere« aufzubewahren, der straft nicht nur inhuman, er würde unsere Gefängnisse in leistungsfähige Brutstätten immer neuer Kriminalität verwandeln. Für dieses Risiko ist der Siegburger Skandal ein besonders extremes Warnsignal.

Die zweite, finanzpolitische Ursache der Misere unseres Strafvollzugs ist weitaus banaler. Die Justiz – und mit ihr der Strafvollzug – ist einer der wenigen Bereiche, in denen die Bundesländer weitgehende Ausgabenhoheit haben. Angesichts der allgegenwärtigen Sparzwänge werden so gerade die Gefängnisse zum idealtypischen Opfer des überall regierenden Rotstifts. Denn die Bediensteten im Strafvollzug selbst sind – ganz im Gegensatz zur größeren und gewerkschaftlich straff organisierten Polizei und der politisch relativ einflussreichen Justiz – keine Lobby, die ein Finanzminister sonderlich fürchten müsste. Und die eigentlich Betroffenen, die Strafgefangenen, haben schlicht und einfach überhaupt keine Lobby.

Angesichts der relativ hohen Kosten, die ein einzelner Gefangener pro Jahr verursacht, ist er also leider eine erstklassige Quelle für Einsparungen. Und da im Zuge der großen Föderalismusreform neben der finanziellen auch die gesamte gesetzliche und organisatorische Ausgestaltung des Strafvollzugs in die Hoheit der Länder gegeben wurde, muss man hier Schlimmstes befürchten – nämlich das Ende einer halbwegs einheitlichen Strafpraxis in der Bundesrepublik Deutschland. Einige Länder haben schon signalisiert, dass sie dabei auch ans Eingemachte herangehen und etwa das Strafziel der Resozialisierung aufweichen oder relativieren wollen. Und so warnt etwa der Kriminologe Christian Pfeiffer angesichts überall grassierender Haushaltsprobleme vor »unwürdigen Billiggefängnissen«, in denen die einstmals halbwegs einheitlichen und vor allem hohen deutschen Haftstandards aus rein finanziellen Erwägungen heruntergefahren werden.

Natürlich gehören Kriminelle entsprechend der Schwere ihrer Tat für kürzere oder längere Zeit ins Gefängnis. Und eine Strafanstalt ist gewiss auch kein Sanatorium. Doch nicht nur die Allgemeinheit hat ein Recht, vor Straftätern geschützt zu werden. Auch Straftäter sind umgekehrt dem Schutz des Staates unterstellt. Er muss sie vor sich selbst, vor ihren Mitgefangenen und selbstredend auch gegen willkürliche Übergriffe seiner eigenen Vertreter wirksam schützen. Das gilt umso mehr im Jugendstrafvollzug, bei dem der Staat eine zusätzliche, besondere Fürsorgepflicht hat. Doch gerade hier sind bis heute nicht einmal die rechtlichen Grundlagen der Haft vernünftig geklärt.

An sich müssen Jugendstrafen ausnahmslos in eigenständigen, vom normalen Vollzug vollständig getrennten

Jugendstrafanstalten verbüßt werden. Angesichts der Zustände in vielen Jugendgefängnissen und der explosiven, übermäßig testosterongeladenen Atmosphäre, die in ihnen herrscht, geht man in Einzelfällen aber schon dazu über, Jugendliche in den normalen Erwachsenenvollzug zu verlegen. Lieber, so denkt man sich mancherorts wohl, teilt ein junger Autoknacker eine Zelle mit einem älteren Scheckbetrüger als mit einem ähnlich impulsiven Altersgenossen. So verschiebt man das Problem der Überbelegung jedoch nur von einer Anstalt in die nächste.

Noch bedauerlicher, ja eigentlich ein ausgemachter Skandal ist es, dass es für den Jugendstrafvollzug bis heute keine dem Strafvollzugsgesetz entsprechende gesetzliche Grundlage gibt. Auch dieses Bundesgesetz existiert übrigens erst seit 1976. Damals eines der Kernstücke der sozialliberalen Justizreform, war es zustande gekommen, weil das Bundesverfassungsgericht eine gesetzliche Regelung angemahnt hatte. Auch wenn man es heute kaum noch glauben mag: Bis vor dreißig Jahren wurden die Zustände in unseren Gefängnissen von einer Strafvollzugsordnung aus dem Jahr 1934 (!) bestimmt. Der Jugendstrafvollzug wird dagegen vom Jugendgerichtsgesetz nur ansatzweise geregelt, im Übrigen finden die Bestimmungen des allgemeinen Strafvollzugs sinngemäß Anwendung. Dieser Zustand ist im Grunde verfassungswidrig – eine Auffassung, der sich im Mai 2006 endlich auch das Bundesverfassungsgericht angeschlossen hat. In einem richtungweisenden Urteil verlangte es eine eigenständige gesetzliche Regelung bis Ende 2007.

Nun bereiten verschiedene Bundesländer zurzeit zwar entsprechende Landesgesetze vor. Doch nachdem die umstrittene Föderalismusreform die gesetzliche Justizhoheit der Länder auch im Strafvollzug wieder eingeführt hat, ist das leider eine Entwicklung, die eher mit Sorge als mit Hoffnung beobachtet werden muss. Denn es steht zu befürchten, dass es vor dem Hintergrund mehr oder weniger leerer Länderkassen künftig in Deutschland höchst unterschiedliche Praxen des Jugendstrafvollzugs geben wird. Dass in armen Bundesländern die entsprechenden Gefängnisse schlechter ausgestattet und personell dünner besetzt sind, dass therapeutische, pädagogische oder Ausbildungsangebote nur nach Haushaltslage eingerichtet werden oder dass gar der Jugendstrafvollzug je nach politischer Couleur einer Landesregierung ausgestaltet wird, muss schlicht als Horrorvision bezeichnet werden.

Die intensive öffentliche Diskussion, die wir zurzeit über die Probleme von Jugendgewalt und Jugendkriminalität führen, könnte da nur allzu leicht zum Spielfeld populistischer Scharfmacher werden, die beim nächsten spektakulären jugendlichen Amoklauf sofort nach härterem Vollzug rufen. Immer wieder wird zum Beispiel die Heraufsetzung der maximalen Strafdauer auf fünfzehn Jahre gefordert, auch wenn Experten das fast einhellig ablehnen, da so der Zweck des Jugendstrafrechts eindeutig hin zur (offen rechtswidrigen!) allgemeinen Abschreckung, zumindest aber deutlich hin zur Vergeltung und weg vom Erziehungsziel verschoben würde. Wie eine Studie des Bundesjustizministeriums aus dem Jahr 2004 gezeigt hat, ist die Rückfallquote bei jugendlichen Straftätern im Übrigen umso höher, je länger ihre Strafe andauert. Die höchsten Rückfallquoten wurden gerade bei hohen Jugendstrafen ohne Bewährung festgestellt. Schließlich wäre eine Erweiterung des Strafrahmens Symbolpolitik der übelsten Sorte, liegt doch der Anteil mehrjähriger Jugendstrafen in Deutschland insgesamt eher im Promillebereich.

Immer wieder werden im Zusammenhang mit jugendlichen Intensivtätern wie dem türkischen Jungen »Mehmet« in München auch Straflager nach dem Vorbild der paramilitärisch organisierten Bootcamps in den USA ins Gespräch gebracht – eine Entwicklung, vor der unser weltweit einmal beispielhafter Jugendstrafvollzug dringend bewahrt werden muss. In solchen teils vom Staat, teils privat betriebenen Lagern werden die jungen Straftäter geschunden, getriezt und gedrillt; hier kommt eine martialische Erziehungs-»Philosophie« zum Tragen, die das US-Militär selbst aus guten Gründen allmählich zu überwinden versucht: Indem man den Willen eines jungen Menschen bricht, mag man ihn kurzfristig gehorsamer oder harmloser machen – aber ein echtes gesellschaftliches Verantwortungsbewusstsein kann nur entwickeln, wer auch echtes Selbstbewusstsein aufbaut. Für Selbsterkenntnis, sittliche Nachreifung sowie den Aufbau einer gewissen Selbstachtung und Lebensperspektive bieten Bootcamps gewiss keinen geeigneten Rahmen.

Statt weiter nach Einsparmöglichkeiten zu suchen, müssten die Länder vor allem im Jugendvollzug endlich Geld in die Hand nehmen. Zunächst einmal muss überall in Deutschland – vom reichen Bayern bis zum bettelarmen Bremen – garantiert sein, dass jugendliche Strafgefangene grundsätzlich in Einzelzellen untergebracht werden. Das erfordert natürlich zugleich, dass tagsüber die sozialpädagogische Betreuung, die berufliche Qualifizierung und die gemeinschaftsfördernden Freizeitangebote ausgeweitet werden. Denn der Sinn der Einzelunterbringung ist es ja, jedem Gefangenen eine minimale Privatsphäre zu ermöglichen und ihn nachts vor Übergriffen zu schützen. Dagegen ist es *nicht* ihr Sinn, die Leute in Einzelhaft veröden zu lassen. Beides, garantierte Einzelunterbringung während der Ruhezeiten und eine umfassende Betreuung in der übrigen Zeit, ist aber nur für Geld, nicht für gute Worte zu haben.

Eine Politik, die solche Investitionen weiter systematisch verweigert, beschwört damit nicht nur unhaltbare Verhältnisse wie in Siegburg, im Extremfall also Mord und Totschlag herauf. Sie verrät auch die besondere Verantwortung des Staates gegenüber jugendlichen Straftätern an schnödeste finanzielle Interessen. Ein Staat aber, der aus kurzsichtigen Interessen so handelt, ist nicht mehr in der Lage, jungen, vom rechten Weg abgekommenen Menschen die Hilfen zu gewähren, die sie brauchen, um sich wieder in die Sozialgemeinschaft einzugliedern. Und Bürger, die das zulassen, sägen an einem Ast des Baumes, auf dem sie selbst sitzen: Die Zukunft unserer Jugend ist auch unser aller Zukunft.

3. »Erziehung ist Beispiel und Liebe«

Warum Ehe und Familie nicht zu ersetzen sind

Ich erinnere mich noch recht gut an Zeiten, in denen vor deutschen Gerichten ganz unbefangen von »gewohnheitsmäßigen Verbrechern«, von »krimineller Veranlagung« oder von »geistiger Abartigkeit« gesprochen wurde. Mit solchen Begriffen, die ihre zumindest sprachliche, wenn nicht gar gedankliche Nähe zur finsteren Tradition der nationalsozialistischen Erblehre nie ganz verleugnen konnten, versuchte man, die Motive hinter wiederholter, schwerer und besonders schockierender Kriminalität zu erklären. Nachdem die amerikanischen Wissenschaftler James Watson und Francis Crick 1953 die Molekularstruktur des menschlichen Erbguts, der Desoxyribonukleinsäure (DNA), entschlüsselt hatten, konnte diese Ergründung menschlichen Verbrechens sogar in wissenschaftlich weit besser gesicherte Richtungen weiterentwickelt werden. Statt nach »schädlichen Veranlagungen« suchte man jetzt nach »genetischen Dispositionen«. Und seit hoch differenzierte bildgebende Verfahren wie die Magnetresonanztomografie (MRT) nicht nur die Medizin, sondern auch die Hirnforschung revolutioniert haben, suchen die modernen Neurowissenschaften unter anderem nach Belegen dafür, dass der freie Wille eher eine Illusion, das Denken, Fühlen und Handeln des Menschen vielmehr physiologisch determiniert sei. Damit rücken Moral und

Recht aus der Perspektive der Naturwissenschaften quasi in die Position gesellschaftlicher Konstrukte. Diesen Konstrukten wird zwar eine gewisse Nützlichkeit zugesprochen, aber letztlich wird der durch Gene und Hirnstruktur unbewusst gelenkte Mensch auf neuer, wesentlich verfeinerter wissenschaftlicher Grundlage gleichsam wieder zum *homme machine* der Aufklärung erklärt: zum zwar unendlich diffizilen, aber doch nach festen und messbaren Regeln tickenden Uhrwerk.

Während man in den Sechziger- und Siebzigerjahren des vergangenen Jahrhunderts am liebsten auch noch den Wetterbericht soziologisch oder psychoanalytisch hergeleitet hätte, ist die Einsicht, dass der Mensch in wesentlichen Aspekten seines Lebens ein Produkt seiner Umwelt, seiner individuellen, familiären und gesellschaftlichen Lebensbedingungen ist, seitdem etwas in die Defensive geraten. Doch während die erklärende Kraft philosophischer, soziologischer oder politologischer Großtheorien nachgelassen hat, lenken gerade heute die Lern- und Verhaltensdefizite vieler Jugendlicher den Blick wieder zurück auf eine soziale Institution, die vielen lange als Hort spießiger Ressentiments, seelischer Abgründe und sozialer Repression gegolten hat: die Familie.

Dabei macht das Verhalten vieler Kinder und Jugendlicher, vor allem solcher, die aus sozial benachteiligten Schichten stammen oder die durch problematische bis kaputte Familienverhältnisse belastet sind, mehr als je zuvor deutlich, dass intellektuelle, emotionale und habituelle Defizite, die in den ersten Lebensjahren entstehen, später kaum oder jedenfalls nur unter größten Mühen zu kompensieren sind. Wo Eltern ihrem Erziehungsauftrag nicht oder nur unzureichend gerecht werden, da häufen sich zum Teil schon im Kindergartenalter geistige und seelische Entwicklungsrückstände auf, die oft erst bei der Einschulung mit sechs oder sieben Jahren bemerkt werden und den weiteren Lebens- und Bildungsgang der betroffenen Kinder schwer beeinträchtigen.

Die öffentlichen Institutionen wiederum, die dann im Zusammenwirken mit den Eltern für die weitere Bildung und Erziehung von Kindern und Jugendlichen zuständig sind, zunächst die Kindergärten, dann die Schulen, später die Stätten beruflicher und akademischer Ausbildung, sind im Grunde heillos damit überfordert, das früh Versäumte nachzuholen. Selbst die besten Erzieherinnen und Erzieher, Lehrerinnen und Lehrer, ja selbst Heerscharen von Sozialpädagogen, Psychologen und Betreuern können nämlich Kindern nicht geben, was nur leibliche Eltern ihnen entgegenzubringen vermögen: ständige Sorge und Aufmerksamkeit, uneingeschränkte und persönliche Zuwendung, bedingungsloses Verständnis, Vertrauen, Nähe und Herzenswärme – mit einem Wort: Liebe.

Engagierte Pädagogen mögen sich für ihre Schüler zerreißen. Auf all ihre individuellen Bedürfnisse und Eigenheiten, auf ihre ganz persönlichen Stärken und Schwächen, Neigungen und Abneigungen können sie aber nicht andauernd eingehen. Qualifizierte Sozialarbeiter könnten, gäbe es denn je genug von ihnen, ganze Tage für jeden ihrer »Fälle« aufwenden – am Ende müssen sie sich immer noch um viele andere kümmern. Im Übrigen sollten sie, wenn sie in ihrer Arbeit nicht untergehen wollen, wenigstens ein Mindestmaß an professioneller Distanz wahren. Und weil sie verständlicherweise auch ein eigenes Leben haben, müssen sie weit mehr von ihrer Kraft und Energie für sich reservieren, als es Eltern in Konflikten und Krisen ihrer eigenen Kinder tun würden. Man könnte es sehr einfach sagen: Eltern dürfen ihre Kinder hemmungslos bevorzugen. Alle anderen Bezugspersonen dürfen gerade das nicht tun.

Nur Eltern sind, wenn sie ihren Erziehungsauftrag denn ernst nehmen und ihre Kinder lieben, praktisch immer für sie da. Wenn der eigene Nachwuchs plötzlich krank wird, dann werden selbst gestresste Workaholics morgens um drei zur Notaufnahme fahren oder eine Nachtapotheke suchen. Hat der Sohn Probleme in der Schule, dann wird ein sorgender Vater berufliche Probleme wenigstens für ein paar Stunden zurückzustellen versuchen. Und wenn die Tochter ihren ersten Liebeskummer durchmacht, dann wird eine gute Mutter erst einmal ihr zuhören, bevor sie die nächste Runde im eigenen Ehezwist einläutet. (Beides gilt natürlich auch umgekehrt, das heißt, wenn die Mutter berufliche Probleme hat oder der Sohn unglücklich verliebt ist.)

Doch gute Eltern sind nicht nur prinzipiell immer da für ihre Kinder. Sie stellen für ihre Aufmerksamkeit, ihre Zuwendung und ihre Unterstützung auch keine Bedingungen. Natürlich können, ja sollten Vater und Mutter ihre Kinder zum Beispiel ab einem gewissen Alter auffordern, sich an der Hausarbeit zu beteiligen. Aber den Müll hinunterzubringen oder Teller abzutrocknen ist eben keine Voraussetzung für das Abendbrot oder die Hilfe bei den Schulaufgaben. Selbstredend haben Kinder innerhalb der Familie nicht nur Rechte, sondern auch Pflichten. Aber wenn sie diese nicht, nur unzureichend oder unter ständigem Protest erfüllen, dann wäre es unverantwortlich – ja: eine der Todsünden der Erziehung –, seinem Kind daraufhin Liebesentzug zu signalisieren.

Nicht anders verhält es sich, wenn Kinder sich völlig inakzeptabel benehmen, statt nur ein wenig zu bocken: Jegliche Art von Fehlverhalten erfordert gewiss Kritik, Zurechtweisung, notfalls auch Strafe – wobei man von der aus gutem Grund unzulässigen körperlichen Züchtigung allerdings absehen sollte. Ebenso müssen Eltern bisweilen klare Verbote aussprechen. Aber bei alldem muss immer klar sein, dass sich Kritik, Strafe oder Verbot auf konkrete Verhaltensweisen oder Taten des Kindes beziehen, keinesfalls auf seine Person als Ganzes. Keine Frage, dass auch ein Kind zu Hause für einen Diebstahl scharf zurechtgewiesen und bestraft werden muss. Aber auch oder gerade ein Kind, das klaut, braucht Liebe – zumal Eltern gut daran tun, die Ursachen solcher Fehltritte mindestens ebenso sehr bei sich wie bei ihrem Kind zu suchen. Die meisten Probleme von und mit Kindern treten auf, wenn sie das Gefühl haben, als Person nicht anerkannt, angenommen und geliebt zu werden. Dann ist das problematische Verhalten nämlich ein paradoxer, oft vergeblicher und gerade deshalb ständig wiederholter Versuch, genau das zu bekommen, was ihnen fehlt: Anerkennung, Zuwendung, Liebe.

Natürlich muss auch ein Lehrer bei seinen Schülern zwischen deren Verhaltensweisen im Einzelnen und ihrer Person als Ganzes unterscheiden. Es sollte stets klar sein, dass ein Eintrag ins Klassenbuch einzig und allein ein konkretes Fehlverhalten tadelt, nicht aber den Charakter des Kindes insgesamt. Eine Fünf in Mathe deutet nicht auf einen mangelhaften Menschen hin, sondern besagt nur, dass er die gestellten Aufgaben diesmal mangelhaft gelöst hat. Aber der Unterschied zu elterlichen Sanktionen, Lob wie Tadel gleichermaßen, liegt auf der Hand: Aufseiten des Lehrers erfolgen die Urteile erstens aus professioneller Distanz, und zweitens haftet ihnen immer und notwendig etwas Amtliches an. Nicht jeder Tadel und jede schlechte Note lässt sich durch verständnisvolle Erklärungen und tröstende Worte abfedern. Zudem kann der Mathelehrer – ganz anders als Eltern, die stets das Kind als Ganzes im Blick haben – sie meist kaum durch Lob und Ermutigung an anderer Stelle kompensieren.

Im Übrigen dürfte die größtmögliche Objektivität der Noten zugleich ihre größte Hypothek sein. Kinder und junge Menschen beziehen die Dinge nun mal viel stärker auf sich als Person als auf isolierte Fakten. Es fällt ihnen schwer zu begreifen, dass Noten weniger über sie selbst als vielmehr über ihre Leistung richten – nicht einmal über ihre Leistungs*fähigkeit*, sondern nur über ihre konkrete Leistung, bezogen auf die jeweilige Anforderung. Wo eine Note objektiv eher sagen will: »Im Verhältnis zur gestellten Aufgabe (und zu anderen Schülern) stehst du in etwa so«, da hören Kinder häufig bloß: »Ich bin schlecht.« Das stellt sich natürlich umso dramatischer dar, als etwas vergleichsweise Kühles und Rationales wie Zensuren in unserem Schulsystem schon sehr früh, vermutlich sogar *zu* früh über künftige Lebenswege entscheidet.

»Erziehung«, so sagte einmal der große deutsche Pädagoge Friedrich Wilhelm August Fröbel, »ist Beispiel und

Liebe.« Doch so wie Pädagogen oder andere Bezugspersonen Kinder gewiss schätzen, gern haben, aber eben nicht lieben können, ja nicht einmal lieben *sollten*, so können auch nur Eltern ihren Kindern in einem umfassenden Sinne ein Beispiel sein. Andere als sie können das weder menschlich noch zeitlich leisten – und sie müssen es auch nicht. Die ungeheure lebensgeschichtliche Bedeutung des elterlichen Vorbilds lässt sich denn auch an nichts besser ablesen als an den Folgen seiner Schwäche, seines Scheiterns oder gar seines völligen Ausfalls.

Falsch ernährte Kinder bekommen zu Hause nicht bloß ungesundes Essen vorgesetzt, sofern sie nicht gleich mit Geld für Süßigkeiten in die Schule geschickt werden. Vor allem ernähren sich auch ihre Eltern fast immer schlecht. Selbst wenn sie ihren Kindern Obst und Vollkornmüsli ans Herz legen – solange sie selbst vorzugsweise Weißbrot und Bratwurst futtern, wird die Predigt wenig fruchten. Wer sich nach langen Bürotagen regelmäßig schnell eine Fertigpizza reinschiebt, der muss sich nicht wundern, wenn die Kinder nach der Schule lieber bei McDonald's als daheim essen. Seine Sprösslinge gespreizt vor den Gefahren von Alkohol und anderen Drogen zu warnen, aber selbst jeden Samstag zwei Kisten Pils aus dem Getränkemarkt zu schleppen, birgt nicht nur die Gefahr, dass die zweite der widersprüchlichen Botschaften die Oberhand behält; es untergräbt auch die eigene Respektabilität. Und wo die Aschenbecher immer gut gefüllt sind, da wachsen sicher kaum die Nichtraucher von morgen heran.

Kinder, die in der Schule nur unter größten Mühen lesen und schreiben lernen, leiden nicht allein darunter, dass ihre Eltern ihnen im Vorschulalter nichts oder zu wenig vorgelesen haben. Auch eine allabendliche Gutenachtgeschichte nützt nämlich wenig, wenn die Vorleser selbst neben Autoatlas und Campingführer ausschließlich Nippes im Wohnzimmerschrank stehen haben und so signalisieren, was sie von Büchern halten. Die meisten Eltern, die ihren Nachwuchs bei Stress vorzugsweise vor der Glotze parken, sehen übrigens selbst zu viel fern. Und Jungen, die schon im Grundschulalter gern brutale Actionfilme anschauen, haben ihre Prägung auf *Stirb langsam 2* et cetera oft auch nicht bei Freunden oder in einer Videothek, sondern durch ein Werk aus Papis Privatsammlung erfahren.

Diese nur scheinbar banalen Beispiele für die immense Vorbildfunktion von Eltern ließen sich beliebig fortsetzen – bis hin zu extremen kriminellen Fällen. So fällt es etwa auf, dass im Elternhaus jugendlicher Amokläufer der ursprüngliche Waffennarr meist nicht der Sohn, sondern der Vater war – aus dessen Schrank häufig auch die Tatwaffen stammten. Wie denn überhaupt nirgendwo die Folgen verfehlter elterlicher Erziehung augenfälliger und dramatischer sind als da, wo Eltern den überkommenen Begriff der Erziehungsgewalt bis heute wörtlich verstehen. Dabei ist weniges in der Diskussion um Jugendgewalt und Jugendkriminalität so unumstritten wie die Tatsache, dass junge Gewalttäter ursprünglich fast immer selbst *Opfer* von Gewalt waren. Und das heißt in der erdrückenden Mehrzahl der Fälle leider: Opfer von elterlicher Gewalt.

»Elterliche Sorge« statt »Erziehungsgewalt«

Juristisch ist die umgangssprachliche Erziehungsgewalt sogar ein Unwort. Unser Grundgesetz nennt in Artikel sechs, also bereits in jenem vordersten Abschnitt der Verfassung, in dem die grundlegenden Menschen- und Bürgerrechte definiert werden, ausschließlich die »Pflege und Erziehung der Kinder« – als »das natürliche Recht der Eltern und die zuvörderst ihnen obliegende Pflicht«. Und Paragraf 1626 des Bürgerlichen Gesetzbuches (BGB), der innerhalb des Buches zum Familienrecht die Grundsätze des juristischen Verhältnisses von Eltern und Kindern regelt, verwendet nicht umsonst den Begriff der »elterlichen Sorge«. Mit ihm werden Eltern sogar ausdrücklich verpflichtet, »die wachsende Fähigkeit und das wachsende Bedürfnis des Kindes zu selbstständigem verantwortungsbewusstem Handeln« in ihrer Erziehung zu berücksichtigen. Man sieht: Wenn es ans Eingemachte geht, kann sogar Juristendeutsch ganz klar, einfach und unmissverständlich sein.

Ebenso unmissverständlich ist seit November 2000 deshalb auch das seit Urzeiten geltende elterliche Züchtigungsrecht abgeschafft worden. Seitdem heißt es in Paragraf 1631 BGB: »Kinder haben ein Recht auf gewaltfreie Erziehung. Körperliche Bestrafungen, seelische Verletzungen und andere entwürdigende Maßnahmen sind unzulässig.« Schließlich findet auch das Strafgesetzbuch (StGB) hierzu bemerkenswert klare Worte. Im Prinzip seit 1975 und verschärft seit 1998 kennt es mit Paragraf 225 StGB nämlich den Straftatbestand der »Misshandlung von Schutzbefohlenen«, der nicht nur grobe körperliche und seelische Misshandlung verbietet, sondern auch die »böswillige Vernachlässigung« der elterlichen Sorgepflicht mit Gefängnis zwischen sechs Monaten und zehn Jahren bedroht. Führt eine solche Misshandlung oder Vernachlässigung zum Tode, zu »einer schweren Gesundheitsschädigung« oder zu »einer erheblichen Schädigung der körperlichen oder seelischen Entwicklung«, dann sieht das Gesetz sogar eine Mindeststrafe von einem Jahr vor – ganz abgesehen davon, dass Paragraf 225 nicht im Mindesten die Straftatbestände von Körperverletzung, Totschlag oder Mord tangiert, vor denen Kinder selbstredend wie alle natürlichen Personen von der Sekunde ihrer Geburt an geschützt sind.

Es gibt nicht viele Fragen, in denen das Recht so wenige Unklarheiten lässt wie bei den Grundlagen der Kindererziehung. Erstens: Das Sorgerecht ist pflichtgebunden. So weit es Eltern gegenüber ihren Kindern Befugnisse einräumt, dürfen diese ausschließlich zum Besten und zum Wohl des Kindes ausgeübt werden. Zweitens: Das Sorgerecht muss gewaltfrei ausgeübt werden. Und das heißt nicht, dass es Eltern bloß verboten wäre, ihre Kinder brutal zu prügeln. Schon das Austeilen von Ohrfeigen ist seit etlichen Jahren vom Gesetz im Grunde nicht mehr gedeckt. Auch seelische Qualen, Demütigungen und die Vernachlässigung des Kindes sind klare Verletzungen und keine Maßnahmen zur Ausübung des Sorgerechts. Drittens – ein Punkt, auf den ich noch zu sprechen kommen werde: »Zum Wohl des Kindes gehört in der Regel der Umgang mit beiden Elternteilen«, so noch einmal Paragraf 1626 des Bürgerlichen Gesetzbuches.

Tod durch Totalversagen – von Eltern und Behörden

Wie sehr Eltern willentlich oder aus einer totalen Unfähigkeit zur Pflege und Erziehung heraus ihre Sorgepflicht verletzen können, das haben uns in den letzten Monaten und Jahren etliche dramatische bis tragische Fälle gezeigt. Beinahe schon regelmäßig lesen wir in der Zeitung von Fällen, in denen Kinder unterernährt und chronisch krank aus völlig vermüllten, verdreckten, dunklen, stickigen, mangelhaft beheizten Bruchbuden förmlich befreit werden müssen.

Beinahe starr vor Schock war die Nation im Sommer 2005 angesichts eines Falls, der sich in der Nähe von Frankfurt an der Oder zugetragen hatte. Dort brachte eine Mutter zwischen 1988 und 1999 ohne fremde Hilfe und wohl meist in volltrunkenem Zustand insgesamt neun Kinder zur Welt, die sie allesamt unmittelbar nach der Geburt tötete. Die verwesten Leichen fand man erst nach Jahren im Garten ihrer Behausung – verscharrt in Blumenkästen.

Nicht minder schockierte der Fall der dreijährigen Karolina aus dem bayerisch-schwäbischen Weißenhorn, die von ihren Eltern im Januar 2004 über vier Tage bestialisch zu Tode gequält und schließlich sterbend auf einer Krankenhaustoilette abgelegt worden war. Ihr Vater: ein drogensüchtiger, mehrfach wegen schwerer Gewaltdelikte verurteilter und psychisch schwer gestörter Deutschtürke. Ihre Mutter: eine polnische Striptease-Tänzerin, die illegal in Deutschland lebte und ihr Kind am Ende wohl aus Angst vor der Abschiebung ihrem sadistischen Partner opferte.

Dass der vermeintlich durch nichts außer Kraft zu setzende Mutterinstinkt durch eigene Leidenserfahrungen sehr wohl verkümmern, ja völlig ausgelöscht werden kann, das mussten wir im März 2005 auch aus dem Schicksal der siebenjährigen Jessica lernen, die von ihrer Mutter jahrelang in einem völlig verdunkelten und ungeheizten Raum wie ein Tier gehalten worden war. Als sie starb, war sie etwas über einen Meter groß und wog neuneinhalb Kilogramm. Ihr Hunger muss am Ende so verzweifelt gewesen sein, dass sie Haare und Teppichfasern aß – Gerichtsmediziner fanden die Überreste in ihrem Magen.

Jessica starb in einer trostlosen Hochhauswohnung im Hamburger Problemstadtteil Jenfeld, in dem es ganze Straßenzüge gibt, wo das Leben von Sozialhilfe und Schnaps eher die Regel denn die Ausnahme ist. Auch Jessicas Eltern waren arbeitslos und alkoholabhängig. Die fünfunddreißigjährige Mutter war selbst als Kind misshandelt und vernachlässigt worden und zeitweise in wechselnden Pflegefamilien aufgewachsen. Aufsehen erregte dieser Fall auch wegen anderer Begleitumstände: Die Behörden hatten die Existenz des gemarterten Mädchens über die Jahre fast vollständig »vergessen«. Wenn einmal Vertreter des Jugendamts an der Wohnungstür klingelten, dann genügte es schon, dass niemand öffnete, damit der Sozialstaat auf den Hacken kehrtmachte. Als Jessica nicht zur Einschulung erschien, da reichte es gerade einmal für einen Bußgeldbescheid: Auch dies war kein Anlass, endlich einmal persönlichen Kontakt zu den Eltern und dem Kind zu suchen.

Schließlich das unfassbare Behördenversagen im Fall des zweijährigen Kevin aus Bremen, den die Polizei am 10. Oktober 2006 tot aus dem Kühlschrank seines drogensüchtigen, kriminellen Vaters bergen musste. Im Januar 2004 geboren, war der Junge bereits nach wenigen Wochen zusammen mit seiner ebenfalls drogenabhängigen Mutter zur Entgiftung in eine Klinik eingewiesen worden. Im August verdächtigte die Polizei die Eltern erstmals der Kindesmisshandlung, im Oktober stellten Ärzte einer Kinderklinik Knochenbrüche fest. Daraufhin kam Kevin im November für einige Tage in ein Kinderheim, anschließend kümmerte sich der Familienkrisendienst noch sechs Wochen um die Familie. Doch dort kam man – aus zur Zeit dieser Niederschrift noch ungeklärten Gründen – zu dem befremdlichen Ergebnis, die Eltern besäßen die nötige Erziehungskompetenz.

Im März 2005 stellte das Jugendamt erneut eine positive Prognose, und ab Oktober nahm Kevin an einem Angebot zur Frühförderung, seine Mutter an einem Elternkurs teil. Im November 2005 jedoch starb die Mutter an den Folgen ihrer Heroinsucht; möglicherweise traf den Vater daran zumindest eine Mitschuld. Daraufhin kam Kevin für knapp drei Wochen erneut in ein Kinderheim, der Vater wurde vorübergehend in die Psychiatrie eingewiesen, und das Jugendamt übernahm endlich die Vormundschaft. Doch schon eine Woche später entschieden die Behörden, dass Kevin wieder beim Vater wohnen solle – vermutlich bloß, weil es keinen freien Heimplatz für ihn gab.

Im Januar 2006 teilte die Bewährungshelferin des Vaters dem Jugendamt mit, dass sie dessen Erziehungsfähigkeit bezweifle, ab März sollte Kevin deshalb auf Anweisung des Sozialzentrums eine Tagesmutter bekommen. Weil der Junge dort kaum auftauchte, wurde jedoch – man mag es kaum glauben! – die Tagespflege abgebrochen. Im April sahen Mitarbeiter des Sozialzentrums den Jungen zum letzten

Mal lebend und ordneten erneut Frühförderung an. Noch einmal dauerte es bis Mitte September, bis die Sozialbehörden amtlich feststellten, dass der Vater sich allen Hilfsangeboten entziehe und sein Sohn ihm deshalb weggenommen werden müsse. Am 2. Oktober 2006 beschloss endlich auch das Vormundschaftsgericht, Kevin aus der Wohnung des Vaters herauszuholen. Noch einmal vergingen acht Tage, bis Polizei und Jugendamt zum Vollzug anrückten. Diese letzte Verzögerung war freilich längst bedeutungslos. Denn als die kleine, ausgemergelte und geschundene Leiche im Kühlschrank gefunden wurde, da war Kevin bereits seit Wochen, vielleicht gar seit einigen Monaten tot.

Bremens Sozialsenatorin, persönlich sichtlich ebenso betroffen wie am Lauf der Ereignisse schuldlos, übernahm die politische Verantwortung für das Versagen ihrer Dienststellen und trat zurück. Das Behördenversagen trägt makabere Züge: Wie sich zeigte, hatte sogar Bremens Bürgermeister Jens Böhrnsen bei einer Visite des involvierten Heims persönlich vom Fall Kevin erfahren und auf dem kurzen Dienstweg um dessen Überprüfung nachgesucht. Gleichwohl schätzten alle beteiligten Stellen in Bremen die Lage in diesem Fall zunächst falsch ein, um es dann für rund ein Jahr nicht fertigzubringen, vernünftig miteinander zu kommunizieren und zügig zu entscheiden.

Der Staat und die Erziehung – Hilfe oder Zwang?

Vor allem deshalb hat der gewaltsame Tod des kleinen Kevin sofort eine heftige Debatte über die Strukturen und Entscheidungswege, aber auch über die Personalausstattung unserer Jugend- und Sozialbehörden ausgelöst, in denen allzu oft der Rotstift regiert. Wie kann es sein, dass sich sogar *unter den Augen* verschiedener Beamter über einen so langen Zeitraum eine derart unfassbare Katastrophe anbahnt? Die Bundesfamilienministerin Ursula von der Leyen engagiert sich seitdem für ein Frühwarnsystem bei der behördlichen Beobachtung solcher Familien und Kinder, die im Prinzip als Problemfälle bekannt sind. Und wie so oft macht auch hier die neumodische Worthülse von der Vernetzung die Runde. Die Frage muss aber erlaubt sein, ob das reicht.

Es mag ja sein, dass es in Deutschland für alle denkbaren Notfälle im Zusammenhang mit misshandelten oder vernachlässigten Kindern sowie mit deren sozial wie psychisch meist am Abgrund entlangtaumelnden Eltern eine zuständige Stelle gibt. Ebenso steht außer Zweifel, dass es in unseren Ämtern, in denen immer noch eher die Akte als der Mensch im Mittelpunkt steht, an effektiver Kommunikation und kurzen Entscheidungswegen mangelt. Das kann man verbessern. Das *muss* man verbessern. Aber die grundlegende Frage ist eine ganz andere: Wenn offensichtlich eine bedrohlich wachsende Zahl von Eltern nicht einmal mehr in der Lage ist, ihre Kinder wenigstens elementar zu versorgen, geschweige denn angemessen zu erziehen – wie weit darf, besser gesagt: wie weit *muss* der Staat dann in die Rechte von Eltern eingreifen?

Laut Grundgesetz, Artikel sechs, stehen Ehe und Familie nicht nur »unter dem besonderen Schutze der staatlichen Ordnung«; über die elterliche Erziehung »wacht« zudem »die staatliche Gemeinschaft«. Doch wie weit reicht dieses

Wächteramt? Wie stark dürfen Behörden in die Intimsphäre der Familie hineinregieren? Solange es um den völligen Entzug des Sorgerechts geht, ist das Grundgesetz klar: Wenn »die Erziehungsberechtigten versagen oder wenn die Kinder aus anderen Gründen zu verwahrlosen drohen«, dann dürfen und müssen staatliche Stellen in die Vormundschaft der Eltern eintreten. Doch wann wird die Grenze zum Versagen oder zur Verwahrlosung erstmals überschritten? Und muss der Staat nicht intervenieren, bevor das sprichwörtliche Kind in den Brunnen gefallen ist? Wo aber ist hier wiederum die Grenze zwischen Hilfe und Zwang zu ziehen? Wie lange bietet der Staat überforderten – oder auch völlig unfähigen – Eltern freiwillige Unterstützung an, und wann zieht er die Reißleine behördlicher oder gerichtlicher Intervention auch gegen den Widerstand dieser Eltern?

So stimmte etwa der CDU-Parteitag Ende November 2006 für verpflichtende Vorsorgeuntersuchungen bei Kindern bis zum Alter von fünfeinhalb Jahren. Im Saarland ist das sogar bereits Gesetz: Versäumen dort Eltern einen der Pflichttermine beim Kinderarzt, der seinerseits einer Mitteilungspflicht unterliegt, wird dies dem Jugendamt gemeldet. Familienministerin von der Leyen favorisiert dagegen freiwillige Vorsorgeuntersuchungen. Ebenso tobte vor einiger Zeit eine kontroverse Debatte über freiwillige oder verpflichtende Elternkurse durch die Gazetten.

Gewiss neigen gerade Eltern in sozial besonders prekären Lebens- und Familienverhältnissen dazu, sich allem zu entziehen, was nach staatlichem Zwang riecht. Aber das ist bei freiwilligen Angeboten oft nicht anders. Vonnöten sind wohl Projekte mit möglichst niedriger Hemmschwelle und möglichst hohem, leicht erkennbarem Nutzwert. Sie müssen leicht erreichbar, das heißt möglichst nah vor Ort angesiedelt sein, sie dürfen – auch wenn das heutzutage natürlich leichter gesagt als getan ist – nichts kosten, und sie sollten bloß nicht den Geruch von Behördenfluren verströmen. Das aber heißt: Sie dürfen nicht wie integrierte Aufsichtsämter für Kindererziehung wirken, sondern müssen den Eltern, vor allem den Müttern, attraktiv erscheinen. Nicht die Kontrolle dürfte im Mittelpunkt stehen, sondern Beratung und Hilfe. Denn wer glaubwürdig Unterstützung anbietet, lange bevor es zu familiären Katastrophen kommt, der bekommt zugleich viel besser mit, wann sich dennoch solche Katastrophen anbahnen – besser jedenfalls als Beamte und Sozialarbeiter, die sich von Anfang an der Bevormundung verdächtig machen oder aber viel zu spät auf den Plan treten. Den drohenden Notfall rechtzeitig zu erkennen ist nicht nur der beste Weg zur entschiedenen Vorbeugung, sondern zugleich unabdingbar, um ihn im Extremfall auch mit Zwangsmaßnahmen abwenden zu können.

Wie solche Einrichtungen aussehen könnten, zeigt eines der international sicher innovativsten Konzepte der letzten Jahre: die britischen *Early Excellence Centres*, von denen es bereits rund fünfhundert gibt, vor allem in sozialen Brennpunkten. Bis 2010 plant die Regierung weitere dreitausend dieser Zentren, die eine Mischung aus Kindergarten und Elterntreffpunkt sind. In ihnen ist für je drei Kinder im Schnitt ein Lehrer, ein Erzieher oder eine pädagogische Hilfskraft zuständig. Und da auch in Großbritannien viele Familien mit sozialen Problemen Immigranten sind, stammen viele dieser Mitarbeiter selbst aus Einwandererfamilien. Im Gegensatz zu den Erzieherinnen und Erziehern hierzulande haben ihre britischen Kollegen zudem häufig einen Hochschulabschluss. Denn ähnlich wie das Schulwesen unterliegt jenseits des Kanals auch die Früherziehung klaren pädagogischen Vorgaben. So bieten die *Early Excellence Centres* nicht nur betreutes Spielen und Basteln an, sie beschränken sich nicht auf gemeinsames Musizieren oder Lesen. Ebenso gibt es Sprachförderung, erste naturwissenschaftliche Lektionen, Computerkurse und Sportangebote. Und selbst so einfache Prinzipien wie jenes, dass Spinde und Handtuchhaken nicht mit Häschen oder Blümchen gekennzeichnet werden, haben einen klaren pädagogischen Sinn: Kinder tragen Namen, und diese Namen sollen sie so früh wie möglich lesen und schreiben können. Die individuellen Fortschritte jedes Kindes werden von den Pädagogen denn auch penibel protokolliert – und einmal pro Quartal mit deren Eltern in langen, persönlichen Terminen durchgesprochen. Schon bevor ein Kind ein solches Zentrum besucht, schauen seine künftigen Erzieher zudem im Elternhaus vorbei, um sich von seiner Entwicklung und seinen konkreten Lebensumständen ein Bild zu machen.

Zugleich sind die *Early Excellence Centres* so etwas wie Stadtteilzentren für Familien. Eltern können dort zum Beispiel Spiele, Bücher und Videos für ihre Kinder ausleihen, womit die vergleichsweise hohe Hemmschwelle, eine reine Bibliothek zu betreten, elegant abgesenkt wird. Dazu gibt es ein umfangreiches Kursprogramm: von der Babymassage oder der Bewegungstherapie über Koch- und Nähkurse bis hin zu Computer- und Englischlehrgängen. Und nebenbei kann man einfach auf eine Tasse Tee vorbeischauen und mit anderen Menschen aus der Gegend plaudern. Zu echten Bürgerzentren werden die Superkindergärten aber dadurch, dass dort mittlerweile auch das Arbeitsamt und verschiedene Sozialbehörden ihre Dienste anbieten, etwa Kinderpsychologen oder Logopäden. Während auf den traditionellen Ämtern oft nur die Hälfte der »Kunden« zu den verabredeten Terminen erscheint, ist die Quote in den Zentren auf bis zu neunzig Prozent gestiegen. In Deutschland sitzen viele Betroffene auch nach der Zusammenlegung von Sozial- und Arbeitslosenhilfe immer noch montags bei der Arbeitsagentur, dienstags auf dem Sozialamt, mittwochs auf dem Jugendamt und den Rest der Woche in der Kneipe. In England finden sie all das unter dem Dach des örtlichen Kindergartens – nur dass die Teestube eben kein Bier ausschenkt.

Kinder sind unsere Zukunft

Kein denkender Mensch kann bestreiten, dass Kinder und junge Menschen die Zukunft eines Landes sind. Ohne ausreichenden Nachwuchs, der einigermaßen hoffnungsfroh in die Zukunft blicken kann, vergreist ein Volk – und zwar vor allem geistig und seelisch. Doch gerade wir Deutschen lieben es, den endlos durchdeklinierten demografischen Wandel hauptsächlich als Problem von Pflegeversicherung und Rentenfinanzierung zu betrachten. Wo wir im Kern drohen, ein Volk ohne neue Ideen und mutige Visionen, ohne Initiative, voller Risikoscheu und mit einem krankhaften Sicherheitsfimmel zu werden, da hat man angesichts unserer öffentlichen Debatten den Eindruck, dass wir nur Angst haben, künftig ein Volk ohne Beitragszahler zu sein. Dazu passt, was eine Studie der Robert-Bosch-Stiftung im Auftrag des Bundesinstituts für Bevölkerungsforschung im Sommer 2006 an den Tag brachte: Zwei Drittel der Deutschen zwischen zwanzig und vierzig glauben vor allem, dass Kinder ihre persönlichen Chancen auf dem Arbeitsmarkt und ihre finanzielle Situation dramatisch verschlechtern würden. Faktisch entscheiden sich deshalb heute schon ein Viertel der Männer und ein Siebtel der Frauen für ein Leben ohne Kinder. Und fatalerweise geben einige Daten diesen nur mehr potenziellen jungen Eltern auch noch recht: Über zehn Millionen Menschen in Deutschland, gut dreizehn Prozent unserer Bevölkerung, gelten als armutsgefährdet. Dazu zählen allein 1,7 Millionen Kinder unter sechzehn Jahren. Das Armutsrisiko steigt hierzulande ebenso verlässlich mit der Kinderzahl, wie das soziale Ansehen einer Familie mit ihr sinkt. Am schlimmsten steht es finanziell für alleinerziehende Eltern und ihre Kinder: Dreißig Prozent von ihnen leben in Armut oder sind von Armut bedroht. Finanziell am besten gestellt sind dafür in Deutschland – wer hätte das gedacht! – kinderlose Paare mit doppeltem Einkommen.

»Wir haben die Erde von unseren Kindern nur geborgt«, hieß es einmal so schön in der grünen Bewegung. Heute scheint es, als arbeiteten wir mit aller Kraft an der möglichst weit gehenden Abschaffung unserer Schuldner. Statt die Schöpfung für kommende Generationen zu bewahren, zerstören und verbrauchen wir sie hemmungslos im Hier und Jetzt. Nicht nur dass wir die Luft verpesten, die Meere verschmutzen und die Atmosphäre aufheizen, indem wir alle fossilen Energien, die sich über Milliarden von Jahren im Schoß der Erde gebildet haben, in weniger als zehn Generationen abfackeln. Wir holzen die Wälder schneller ab, als sie nachwachsen können, stecken in eine Kalorie Schweineschnitzel bedenkenlos bis zu zwanzig Kalorien Schweinefutter hinein und werden es vermutlich sogar schaffen, den letzten Fisch zu fangen, bevor wir merken, dass man Geld nicht essen kann. Diesen rasenden Verbrauch von Zukunft zugunsten der Gegenwart finanzieren wir zu allem Überfluss auch noch lustig auf Kredit.

Der in allen westlichen Wohlstandsgesellschaften mehr oder weniger, bei uns freilich besonders stark ausgeprägte Unwille, noch Kinder zu bekommen, hat letztlich wohl eine sehr tief liegende Ursache: Wir produzieren unseren Wohlstand mit immer weniger arbeitenden Menschen; zugleich entfällt mit diesem Wohlstand die traditionelle Rolle der Kinder als individuelle Altersversorgung. An diesem langfristigen Trend kann natürlich keine Regierung und keine Moralpredigt der Welt etwas ändern. Allerdings hat dieser Trend Folgen, über die wir uns ernsthaft Gedanken machen müssen. Ich rede nicht davon, dass Menschen in anderen Regionen und aus anderen Kulturen nach wie vor sehr viel mehr Kinder bekommen als wir. Die daraus entstehenden Ängste, irgendwann überrannt zu werden, finde ich eher dümmlich, engstirnig, im Kern sogar rassistisch. Ich spreche von den Folgen für das Wertegefüge unserer Gesellschaft.

Denn noch stärker und schneller als das Streben nach Nachwuchs, das heißt nach einem Weiterleben in seinen Kindern und Kindeskindern, verkümmert die Bereitschaft der Menschen, sich zu binden. Jede dritte Ehe in Deutschland wird heute geschieden, in den Ballungsräumen ist es zum Teil schon jede zweite. Im Westen Deutschlands entfällt mittlerweile jede fünfte Geburt auf eine unverheiratete Mutter. Im Osten ist es jede zweite: eine Kluft, die sich bereits in den Siebzigerjahren des vorigen Jahrhunderts auftat, die also mindestens zur Hälfte eine lupenreine Folge des DDR-Sozialismus ist, sich allerdings nach der Wiedervereinigung noch einmal erheblich verbreitert hat. Zugleich beziehen momentan über sechshunderttausend Alleinerziehende Arbeitslosengeld II.

So droht vielen der gut sechshundertachtzigtausend Kinder, die in unserem Land jährlich immerhin noch geboren werden, entweder der soziale Verlust des Vaters oder der Mutter durch eine Trennung, oder sie haben von vornherein nur ein Elternteil gehabt. Mit einem Elternteil, zumal wenn dieser berufstätig ist, findet aber praktisch kaum noch eine sinnvolle Erziehung statt. Das gemeinsame Leben und Erleben von Eltern und Kind kommt fast immer zu kurz. Wenn Alleinerziehende arbeitslos sind, droht dagegen die materielle und soziale Verelendung. In seinen Konsequenzen dürfte beides ähnlich fatal sein.

Wo dagegen Ehen Bestand haben, kommt der Druck auf die Familien fast immer aus der Arbeitswelt. Die einen werden durch zunehmend unsichere Beschäftigungsverhältnisse über Nacht von Zwickau nach Aachen verpflanzt, die anderen – die es sich noch aussuchen können – jagen oft aus eigenem Antrieb dem vermeintlich besseren Job nach und hetzen von Kiel nach Konstanz. Ist nur ein Partner berufstätig, müssen der andere und die Kinder hinterher, ob sie nun wollen oder nicht. Verfolgen hingegen Mann *und* Frau ihre Karrieren, dann haben sie entweder gleich auf Kinder verzichtet, oder deren Betreuung wird irgendwie zwischen Terminen, Tiefkühlkost und Tennisplatz abgewickelt. Was solche Turboeltern freilich gern vergessen: Die geduldige Erziehung seiner Kinder nimmt einem kein Pizzataxi und kein Partyservice ab. Kinder sind nicht effizient, straff organisiert und kostenoptimiert zu verwalten. Kindererziehung verlangt Opfer, erfordert Umwege und kostet Nerven. Und vor allem benötigt sie zwei Dinge, an denen in unserer schnelllebigen Arbeits- und Konsumwelt immer Mangel herrscht: Zeit und Stetigkeit.

Kinder passen im Grunde nicht in eine »kapitalistische Campinggesellschaft«, wie der ehemalige CDU-Generalsekretär Heiner Geißler unsere moderne Lebensform einmal genannt hat. Sie leiden, wenn sie im Leben ihrer Eltern nicht mehr die Hauptrolle spielen. Und sie leiden, wenn man sie bei jeder sich bietenden oder erzwungenen Gelegenheit wie Balkonblumen umpflanzt. Denn Familien gedeihen nicht etwa dann am besten, wenn sie besonders wohlhabend sind, sondern dann, wenn ihr soziales Netz stabil und eng geknüpft ist. Dazu gehören Freunde, Verwandte und Nachbarn, die man nicht alle paar Jahre nach Belieben austauschen kann. Dazu gehören die Kirchengemeinde oder meinethalben die Yogagruppe, der Sportverein, die Schule, die freiwillige Feuerwehr oder der Schützenverein, ebenso der Haus- und der Zahnarzt – und irgendwie auch der Bäcker, der Metzger, der Friseur und der Klempner des Vertrauens.

Doch tatsächlich sind wir dazu übergegangen, selbst den uns am nächsten stehenden Menschen, unseren Partner, wie ein langlebiges Konsumgut zu betrachten, das man ähnlich einem Auto oder einer Schrankwand allmählich abschreibt und nach ein paar Jahren austauscht: Das mit Abstand höchste Scheidungsrisiko besteht nach sechs Jahren Ehe. Wo materielle Zwänge oder soziale Normen und Tabus Mann und Frau nicht mehr lebenslang aneinander binden, da bleibt anscheinend nur noch der Wohlfühlfaktor als Kitt von Beziehungen – so das funktionalistische Unwort, das Begriffe wie Liebe, Partnerschaft und Ehe bezeichnenderweise fast vollständig verdrängt hat. Und wohl fühlen zwei Menschen sich heute dann am ehesten miteinander, wenn sie sich »gut verstehen« oder »über alles reden können« – und wenn es perfekt im Bett klappt. Dass Letzteres, die Leidenschaft, ein eher flüchtiger Duft ist, von diesem leider ziemlich wahren Klischee lebt die Belustigung über die Idee lebenslanger Treue schon seit der Antike. Zu allen Zeiten gab es Menschen, die sich deswegen lieber gleich hemmungslos in zahlreiche, flüchtige Abenteuer stürzten. Neu ist höchstens, dass sich heute auch Frauen und auch Menschen aus der Mitte der Gesellschaft dieses Recht nehmen können, das früher den (biologischen und sozialen) Herren sowie zweifelhaften Existenzen am Rande der Ständegesellschaft vorbehalten war.

Überbordende Promiskuität, wie wir sie heute zweifellos erleben, ist zu allen Zeiten ein Zeichen von Dekadenz gewesen. Den Menschen des zwanzigsten Jahrhunderts ist es allerdings zum ersten Mal gelungen, Pornografie und Prostitution von einem sehr speziellen, das Tageslicht scheuenden Gewerbe zu einem an jeder Ecke präsenten, buchstäblich alltäglichen Treiben zu steigern. Nie zuvor ist der in der Natur stets überbordende Sexualtrieb so sehr seiner eigentlichen Funktion – der Fortpflanzung – beraubt und dafür zu einem käuflichen wie verkaufsfördernden Freizeitvergnügen verwandelt worden wie in der Konsum- und Spaßgesellschaft des zwanzigsten und einundzwanzigsten Jahrhunderts. Und weil die eher überschaubare Zahl gängiger Praktiken auf diesem Felde deren übersättigte Bürger irgendwann zu langweilen begann, werden in den dunkleren Ecken des riesigen Marktes der Lüste inzwischen auch die abwegigsten Varianten zum Kauf und zur Betrachtung feilgeboten. All das kann man beklagen, doch solange sittliche und juristische Grenzen wie die zum Kindesmissbrauch, zur Vergewaltigung oder zur offen sadistischen Quälerei nicht überschritten werden, wird man es kaum ändern können. Was erwachsene Menschen freiwillig miteinander treiben, ist am Ende nun einmal ihre Privatsache. Wahrscheinlich wäre schon viel gewonnen, wenn es gelänge, den inzwischen allgegenwärtigen Exhibitionismus und Voyeurismus rund um die menschlichen Körperfunktionen wieder ein wenig einzudämmen.

Viel wichtiger wäre es freilich, in Bezug auf unser Privatleben endlich wieder zu verstehen, dass zwei Menschen eine wirklich schicksalhafte Verbindung nur dann eingehen, wenn sie ihre jeweils einmaligen Anlagen zu einem seinerseits einmaligen neuen Leben verbinden. Gemeinsame Kinder sind die wahre und einzige Zukunft der sterblichen Lebewesen, die Mann und Frau letztlich nur sind. Sehen wir vom geistigen Schaffen der wenigen herausragenden Menschen einer jeden Zeit einmal ab, so ist fast alles, was wir treiben, was wir hervorbringen und was wir unterlassen, noch vergänglicher als wir selbst. Als dreiundachtzigjähriger

Mann, der vor nicht allzu langer Zeit seine Tochter im Alter von nicht einmal fünfzig Jahren verloren hat, weiß ich, was ich sage. Das Beste, was die meisten von uns sich im Hinblick auf eine fernere Zukunft erhoffen dürfen, ist schlicht und einfach, dass unsere Enkelinnen und Enkel ihren Kindeskindern noch von uns erzählen können. Aus dieser tiefen Bedeutung der Elternschaft, nicht so sehr aus religiöser oder kultureller Tradition, schon gar nicht aus frömmlerischer Prüderie, begründet sich letztlich auch die lebenslange Verbindung von Mann und Frau in der Ehe. Sie ist der Garant für jene Verlässlichkeit, Stetigkeit, Geduld und Liebe, die Kinder so dringend brauchen, wenn sie zu vernünftigen, friedfertigen und halbwegs kultivierten Mitgliedern einer Gesellschaft heranwachsen sollen.

Eine angemessene Sozialisation ist in unserer komplizierten Welt schwieriger als je zuvor – und sie benötigt deshalb auch eine größere Zeitspanne als je zuvor. Zeit aber wird zur Mangelware, wenn unsere Gesellschaft den materiellen wie den kulturellen Druck auf die Familie immer weiter erhöht. Ich halte es für einen tragischen Irrtum, dass immer mehr Bürger dem Glauben zuneigen, die Familie sei im Grunde ein überkommenes Relikt vergangener Zeiten, dessen Funktionen sich ganz wunderbar an staatliche Einrichtungen, an privatwirtschaftliche Dienstleister, an allerlei soziale Netzwerke oder an beliebig kombinierbare Patchwork-Familien delegieren ließen. Die Kosten dieses Irrtums könnten am Ende schneller unfinanzierbar werden als die Renten von morgen.

4. »Ich bring euch alle um, ihr Dreckschweine!«

Der Fall des Bad Reichenhaller Amokläufers Martin Peyerl

Wenn ein Mensch andere Menschen tötet, vor allem ein junger Mensch, der sein ganzes Leben noch vor sich hat, dann ist das stets ein tragischer Einzelfall. Wohlfeile Allgemeinplätze machen ihn nicht verständlicher; seine ganze Tragik lässt sich nur vor dem Hintergrund konkreter, nicht selten verzweifelter Umstände ermessen; ein unbegreiflicher Rest bleibt selbst dann fast immer. Mit Einzelfällen haben wir es übrigens auch insofern zu tun, als die Zahl der von Jugendlichen begangenen Morde keineswegs gestiegen, geschweige denn dramatisch in die Höhe geschnellt ist, wie es die öffentliche Wahrnehmung einiger besonders spektakulärer Fälle nahelegen mag. Doch in den letzten Jahren hat eine Reihe von Amokläufen junger Täter die Öffentlichkeit schockiert. Mehr noch, sie hat eine tief sitzende Angst vor der scheinbar grenzenlosen Verrohung unserer Jugend geschürt. Nicht so sehr die Zahl, vor allem die beispiellose Brutalität und Kaltblütigkeit jener Taten ist für diesen Eindruck verantwortlich.

Die Amokläufe scheinen einem Schema, einem albtraumartigen Drehbuch zu folgen. Leider wissen wir nicht, ob dieser Film nur im Kopf der jeweiligen Täter abgelaufen ist oder ob er mittlerweile zur Vorstellungswelt vieler Jugendlicher in der westlichen Welt gehört. Anders gesagt:

Wir können den Film zwar in groben Zügen beschreiben, aber wir kennen die Zahl der umlaufenden Kopien nicht. Und wir wissen nicht, wann und wo das nächste Mal jemand versuchen wird, seine finsteren Fantasien mit der Wirklichkeit kurzzuschließen.

Den Bildercocktail für dieses wahnhafte Kopfkino liefern Horrorvideos, brutale Computerspiele wie *Doom*, *Counter-Strike* oder *Grand Theft Auto* und die Albtraum-Ästhetik mancher Varianten einer Musikrichtung namens Heavy Metal. Seine Requisiten – Militaria aller Art, Accessoires verschmockter Graf-Dracula-Romantik, sadomasochistische Fetische und obskure Nazisymbole – werden ebenso beliebig wie bedenkenlos aus der Rüstkammer abendländischer Todesverliebtheit zusammengeklaut. Die Grundhaltung dieses virtuellen Films ist der Hass, sein Held ein Krieger oder Gangster, seine Idee im Kern immer gleich: Die Welt und das Leben sind sinnlos und verachtenswert. Die Menschen haben nichts weiter im Sinn, als den Täter herabzuwürdigen, zu verfolgen und zu peinigen. Dabei hat er den Eindruck, ihnen grenzenlos überlegen zu sein; hängen die anderen doch im Gegensatz zu ihm an ihrem erbärmlichen Dasein. Deshalb sind sie feige und zögerlich. Hass dagegen macht entschlossen und rücksichtslos. Daraus ergibt sich ein Handlungsmuster, das so simpel und brutal ist wie die Videos und Computerspiele, denen es entstammt: Die anderen, das sind die Feinde, die Monster, die Aliens. Der potenzielle Amokläufer, das ist der einsame Kämpfer, der die richtigen Waffen besitzt, um sie auszuschalten.

So beginnt das Gemetzel im Kopf. Ein subjektiver Eindruck andauernder Zurücksetzung und Kränkung durch

Familienmitglieder, Freunde, Mitschüler, Kollegen, Lehrer oder Vorgesetzte lädt den Killerinstinkt mit destruktiver Energie auf, die durch diffuse Fantasien allein nicht mehr abgebaut werden kann. Dann reifen konkretere Rachepläne heran, die irgendwann in praktische Vorbereitungen münden. Eine permanent sich selbst verstärkende private, schulische oder berufliche Entwurzelung des potenziellen Täters endet in nahezu vollständiger sozialer und psychischer Isolation – bis schließlich der nichtigste Anlass die Explosion auslösen kann. Der längst Vereinsamte wird zum einsamen Rächer seiner selbst.

Einer der bislang Letzten, die dieser Film in den Irrsinn eines Amoklaufes trieb, hieß Kimveer Gill. Am 13. September 2006 stürmte der fünfundzwanzigjährige Kanadier in die Cafeteria des Dawson College im Zentrum Montreals und eröffnete ohne jede Vorwarnung das Feuer auf die dort Versammelten. Er tötete eine achtzehnjährige Schülerin und verletzte neunzehn weitere Menschen zum Teil schwer. Im Anschluss an ein Feuergefecht mit der Polizei jagte er sich schließlich selbst eine Kugel in den Kopf. Auf einer finsteren Internet-Seite namens *vampirefreaks.com* hatte Gill zuvor einen Blick in die Hölle seiner Fantasien gewährt. Neben einem Foto, auf dem er mit Irokesenschnitt, schwarzem Trenchcoat und Stiefeln sowie einem großkalibrigen Gewehr posierte, benannte er auch ganz offen die Wahnvorstellung, der er unterstand: »Das Leben ist ein Videospiel, irgendwann musst du sterben.« In einem Internet-Forum hatte er zuvor großes Interesse an einem blutigen Massaker bekundet, das Jahre zuvor Amerika und die Welt erschüttert hatte.

Es war einer der grausamsten Amokläufe, die jemals von jungen Menschen begangen wurden. Am 20. April 1999 hatten in Jefferson County, einer Kleinstadt nahe Denver im US-Bundesstaat Colorado, der damals achtzehnjährige Eric Harris und sein ein Jahr jüngerer Kumpan Dylan Klebold ein Blutbad angerichtet. Mit eiskalter Brutalität erschossen sie an der Highschool zwölf ihrer Mitschüler und einen Lehrer, vierundzwanzig weitere Menschen verletzten sie schwer. Nach den Morden töteten sie sich selbst.

Die Bluttat und ihre Vorgeschichte wurden von den Polizeibehörden des Bezirks in einem ausführlichen Bericht minutiös rekonstruiert. Neben zahlreichen Indizien und Zeugenaussagen wertete man dafür auch die umfangreichen, bizarren Aufzeichnungen von Harris aus. Anders als man vielleicht zunächst vermuten würde, waren beide Täter sehr gute Schüler aus durchaus wohlhabenden Familien. Anlass, wenn auch gewiss nicht Ursache ihres Amoklaufes war das Cliquenwesen an der scheinbar so normalen amerikanischen Provinz-Highschool. Die Schulleitung hatte diese Zustände viel zu lange ignoriert.

An der Spitze einer rücksichtslosen Hackordnung standen die Jocks, zu denen vor allem die Sportasse der Schule zählten und die alle anderen Schüler permanent schikanierten. Die Underdogs dagegen sammelten sich in der Trenchcoat-Mafia, trugen bevorzugt schwarze Kleidung und begeisterten sich für die Musik und den Stil der sogenannten Gothic-Szene. Deren Anhänger pflegen für den Normalmenschen irritierende Vorlieben, in deren Mittelpunkt ein pseudoästhetischer Kult rund um Gräber, Skelette, Vampire, Folterwerkzeuge, Ketten und andere Todessymbole steht.

Mit schwarzer Lack- und Lederkluft, vorzugsweise leichenweißer Schminke und häufig extremen Piercings sind diese Jugendlichen zwar furchterregend anzusehen, doch mehrheitlich keineswegs gemeingefährlich: Was am Gothic-Kult Sorge machen muss, sind weniger seine aggressiven als vielmehr seine ausgeprägt selbstdestruktiven Züge.

Harris und Klebold selbst gehörten zu keiner der Cliquen, die an ihrer Highschool ihr Unwesen trieben. Allerdings waren sie mit einigen Mitgliedern der Trenchcoat-Mafia befreundet und wurden wie diese häufig von den Jocks schikaniert – offenbar so sehr, dass ein Schüler das Leben an der Schule als »reine Hölle« beschrieb. Unter dem Einfluss gewalttätiger Computerspiele und einer manifest nazistischen Ideologie haben Harris und Klebold dann über ein Jahr lang ihr Blutbad vorbereitet. Während dieser Zeit haben sie sich an ihren Tötungsfantasien geradezu berauscht. Ursprünglich planten sie, zunächst die Familien zweier Mitschüler, danach mindestens weitere fünfhundert Schüler zu ermorden. Anschließend wollten sie eine nahe gelegene Wohnsiedlung angreifen und schließlich ein Flugzeug entführen, um es in New York zum Absturz zu bringen – womit sie den Albtraum des 11. September 2001 gedanklich um mehr als zwei Jahre vorwegnahmen.

In seinem Tagebuch beschrieb Harris seine Allmachtsfantasien so: »Das wird 'ne Mischung aus den Unruhen in L. A., dem Bombenanschlag in Oklahoma, dem Zweiten Weltkrieg, Vietnam, *Duke* und *Doom*. Vielleicht zetteln wir auch 'ne nette kleine Revolution an, um die ganze Scheiße hochzujagen. Ich will der Welt einen bleibenden Eindruck hinterlassen. Das ist ein Krieg von zwei Männern gegen den

Rest der Welt.« Und weiter: »Bis an die Zähne bewaffnet werde ich HERUMBALLERN, um zu TÖTEN, und ich werde verdammt noch mal ALLES töten. Ich bin das Gesetz, und wenn euch das nicht passt, sterbt ihr. Wenn ich euch nicht mag, oder wenn mir nicht gefällt, was ihr von mir wollt, dann sterbt ihr. Das ist der einzige Weg, um die Diskussionen mit euch Arschlöchern da draußen zu lösen, euch einfach abzumurksen! Mein Gott, ich kann es kaum abwarten, euch Säcke zu killen.«

Im Vorfeld ihrer Tat bastelten Harris und Klebold über hundert Sprengsätze, von denen sie dreißig tatsächlich am Tatort zur Explosion brachten. Zwei Zehn-Kilo-Bomben deponierten sie in der Schulcafeteria, um sie zur Hauptpausenzeit mit einem Zeitzünder hochzujagen. Die Überlebenden dieses Anschlags – tatsächlich hielten sich zum Tatzeitpunkt rund fünfhundert Schüler in der Cafeteria auf – wollten sie dann bei deren Flucht aus dem Schulgebäude erschießen. Eine weitere Zeitbombe, deponiert in ihrem Fahrzeug, sollte die erwarteten Polizeikräfte töten. Nur das Versagen der Zünder verhinderte noch Schlimmeres.

Zunächst erschossen Harris und Klebold zwei Schüler auf deren Schulweg. Danach stürmten sie in das Gebäude und eröffneten wahllos das Feuer auf ihre Mitschüler. Schließlich gingen sie in die Schulbibliothek, wo sich zweiundfünfzig Schüler und die Lehrerin Patti Nielson bereits starr vor Angst unter den Tischen versteckt hatten. Dem siebzehnjährigen Cassie Bernall presste Harris den Lauf seiner Schrotflinte direkt ins Genick; er machte sich noch über ihre Panik lustig – und drückte ab. Innerhalb weniger Minuten töteten die beiden Amokläufer in der Bibliothek zehn Schüler und verletzten zwölf weitere. Aus einem Fenster der Bibliothek eröffneten sie dann das Feuer auf die inzwischen angerückte Polizei und auf die Sanitäter, die verwundete Schüler zu retten versuchten. Schließlich zündeten sie noch einen Molotowcocktail – und töteten sich dann durch Kopfschüsse selbst.

In den Täterprofilen offenbart sich ein ganzes Bündel von seelischen, sozialen und ideologischen Zerrüttungen, wie sie uns auch in anderen Fällen begegnen. Harris war bereits seit Längerem psychisch labil und nahm regelmäßig Antidepressiva ein. Wegen seiner Medikamentenabhängigkeit war er denn auch fünf Tage vor seinem Amoklauf vom US Marine Corps abgelehnt worden – offenbar eine schwere Kränkung für den Sohn eines Marineoffiziers, der früh eine Faszination für Krieg und Waffen entwickelt hatte. Zu seiner ausgeprägten Gewaltneigung und einem krankhaften Allmachtswahn gesellte sich eine manifest nazistische Einstellung. Sowohl Harris als auch Klebold waren an ihrer Schule bereits mit dem Nazigruß und Rufen wie »Sieg Heil!« und »Heil Hitler!« aufgefallen. Harris trug öfter ein Eisernes Kreuz und ein T-Shirt mit dem Aufdruck »Natural Selection«, das er auch am Tag der Mordtat anhatte. Damit spielte er auf seine ebenfalls offen geäußerte Begeisterung für den nationalsozialistischen Völkermord an den europäischen Juden an: »Sieh dir die Geschichte an«, schrieb Harris, »die Nazis hatten diesen Einfall mit der ›Endlösung‹ für das Judenproblem: Bring sie alle um. Also, falls ihr es bis jetzt noch nicht mitgekriegt habt, ich sage sogar: ›Tötet die Menschheit.‹ Niemand sollte überleben.« Der Gipfel seines zynischen und wahnhaften Wortschwalls: »Man muss die

Nazis einfach lieben. Sie sind so unglaublich effizient.« So war es denn auch alles andere als ein Zufall, dass Harris und Klebold für ihre Horrortat einen 20. April, also Hitlers Geburtstag, ausgewählt hatten.

Schwere narzisstische Persönlichkeitsstörungen, ein teilweise schon wahnhaftes Weltbild, militaristische und rechtsradikale Einstellungen, fatale Waffennarretei, persönliche oder schulische Probleme, dazu ein fast völliger Rückzug in die virtuelle Welt von Gewaltvideos und brutalen Computerspielen – fast alle diese Elemente finden wir auch in einem Fall, in den ich persönlich involviert war. Es handelt sich um den Amoklauf des damals sechzehnjährigen Schlosserlehrlings Martin Peyerl aus dem oberbayerischen Bad Reichenhall.

Am 1. November 1999 hatte Peyerl mit einem Colt und einem Selbstladegewehr aus dem Besitz seines Vaters von verschiedenen Fenstern der elterlichen Wohnung aus zunächst wahllos Personen beschossen, die sich vor dem gegenüberliegenden Städtischen Krankenhaus aufhielten, und auf Autos gefeuert, die dort vor- beziehungsweise vorbeifuhren. Dabei tötete er drei Menschen, sechs weitere verletzte er schwer. Mit einer Repetierbüchse, Kaliber .44-40, ermordete er eines der Opfer sogar durch einen gezielten Kopfschuss, was bewies, dass es sich bei Peyerl um einen geübten, absolut zielsicheren Schützen handelte. Ebenfalls wie ein professioneller Schütze trug er während der Tat Ohrstöpsel. »Ich bring euch alle um, ihr Dreckschweine!«, soll er Zeugen zufolge während der Schießerei gerufen haben. Nach drei ihm völlig fremden Menschen erschoss Peyerl mit dem Colt auch seine achtzehnjährige Schwester Daniela und mit einer Schrotflinte schließlich sich selbst.

Alle vier beim Amoklauf verwendeten Waffen stammten aus dem Waffenschrank des Vaters, der diese völlig legal besaß. Den Schrank hatte Martin Peyerl kurz zuvor einfach aufgebrochen. Nun mag man über den väterlichen Waffenbesitz an sich noch denken, wie man will. Seine erhebliche Mitverantwortung für die Tat lag allerdings darin, dass er seinen Sohn von Kindesbeinen an mit dem Anblick von und dem Umgang mit Waffen vertraut gemacht hat. Mehrere Zeugen berichteten, dass Vater und Sohn im Keller des Hauses regelmäßig an Waffen herumgebastelt sowie im Keller, in der Garage und auf verschiedenen Schießplätzen auch Schießübungen veranstaltet haben. Ständig lagen im Hause Peyerl Waffenzeitschriften und Waffenkataloge herum, die der Sohn nicht nur durchlesen, sondern aus denen er sich auch eine täuschend echt aussehende Pistole zum Verschießen von Plastikmunition bestellen durfte. Dass hier ein gefährliches Hobby mit fast fanatischer Hingabe gepflegt wurde, belegt auch die Tatsache, dass Vater und Sohn einmal ein ferngesteuertes Modellboot mit Sprengstoff präpariert hatten, um es auf einem nahe gelegenen See zu versenken.

Solche Waffennarretei ist schon bei Erwachsenen schlimm genug. Doch in der Erlebniswelt eines Kindes, das weder wirklich versteht, welchem Zweck Waffen dienen, noch sittlich beurteilen kann, welch schreckliche Wirkungen sie haben können, hat der ständige und scheinbar völlig selbstverständliche Umgang mit ihnen noch ganz andere, sehr schnell abartig sich auswachsende Auswirkungen. Dies hat der Vater zumindest fahrlässig ignoriert, wenn nicht gar billigend in Kauf genommen. Und weil die Eltern die Verstörung und den zunehmenden Rückzug des Sohnes in seine ganz eigene Welt aus Angst, Wahn, Hass und Gewalt nicht bemerkten, geschweige denn dem in irgendeiner Weise gegensteuerten, war ihnen wohl nicht einmal im Ansatz bewusst, dass unter ihrem Dach eine menschliche Zeitbombe tickte.

Auch die Behörden konnten im Fall Peyerl von schweren Versäumnissen nicht freigesprochen werden. Denn bereits 1997 hatte Martin Peyerl aus der elterlichen Wohnung heraus mit einem Luftgewehr auf gegenüber tätige Bauarbeiter geschossen. Auf eine entsprechende Anzeige hin wurde der Vater zwar befragt, er leugnete den Besitz von Luftgewehren allerdings ab, um seinen Sohn zu schützen. Nicht allein daraus, sondern auch aus der Tatsache, dass ihm die Eltern wegen dieser nur vermeintlich harmlosen Ballerei niemals ernste Vorhaltungen machten, musste der Junge natürlich schließen, das alles sei nicht so schlimm. Nach Martins Amoklauf wurden dann im Haus sogar zwei Luftgewehre gefunden. Hätten die Behörden 1997 gründlicher ermittelt, dann wäre ihnen wohl nicht nur aufgegangen, dass es hier ein Nest von Waffenfreaks auszuheben galt. Höchstwahrscheinlich wäre ihnen auch der schwere Alkoholismus des Vaters nicht verborgen geblieben. Und der wiederum hätte eine hinreichende Handhabe geboten, dessen Waffenbesitzkarten und ergo auch dessen Waffen einzuziehen.

Weitere Hinweise auf die explosive Situation im Hause Peyerl hätte im Übrigen selbst eine oberflächliche Inspektion von Martins Zimmer erbracht. Denn der ansonsten kahle, lieblos gestaltete Raum war übersät mit nazistischen

Symbolen. Ähnlich wie im Fall der Waffennarretei von Vater und Sohn galt es im Elternhaus ganz offenbar als unbedenkliches Jugendhobby, dass das Zimmer des Sohnes von einem übergroßen Hitlerbild dominiert wurde, neben dem sich weitere Bildchen mit Hakenkreuzen und SS-Runen sowie Unmengen von Kriegsspielzeug fanden, darunter Flugzeug- und Panzermodelle mit Nazisymbolen. Da auch im Zimmer der Schwester ein Konterfei des Gröfaz hing, muss man wohl annehmen, dass ein zumindest diffuser Rechtsradikalismus zum geistigen Mobiliar des Hauses Peyerl gehörte.

In diese Bruthöhle eines fanatischen Weltbildes zog sich Martin Peyerl dann auch zurück, um seinen einzigen echten Hobbys neben dem Schießen zu frönen: dem Computerspielen und dem Videokonsum. Nach seinem Amoklauf fanden die Ermittler in seinem Zimmer zahlreiche Horrorstreifen und harte Actionfilme, ferner auch einige pornografische Machwerke, die er sich auf einer eigenen Videoanlage ansehen konnte. Auf seinem Computer waren mehrere gewalttätige und deswegen indizierte Ballerspiele installiert, zudem fanden sich Leihscheine einer örtlichen Videothek für weitere Spiele und Filme. Peyerls Kollektion von Nazibildern schließlich fand ihre akustische Entsprechung in mehreren Kassetten mit faschistischem Liedgut und rechtsradikaler Rockmusik.

Doch die mit dem Todesermittlungsverfahren betraute Staatsanwaltschaft hielt all diese Dinge für nebensächlich. Weder Peyerls Nazikult noch dessen Videospielsucht wollte sie in einen ursächlichen Zusammenhang mit dem Amoklauf bringen. Ebenso wenig wurde eine Mitschuld des waffenvernarrten Vaters an Martin Peyerls Absturz in den psychotischen Wahn in Betracht gezogen. Stattdessen begnügten die Behörden sich mit einer rein rhetorischen Abfertigung als tragischer Einzelfall.

Den Eltern waren natürlich weder seine manifest rechte Gesinnung noch seine Computerspielsucht verborgen geblieben. Die Mutter beschrieb ihren Sohn als regelrecht spielsüchtig. Jede freie Minute habe er am Computer verbracht, im letzten Jahr vor seiner Bluttat sei er fast nur noch zum Essen herausgekommen. Und auch Martins einziger Freund bestätigte, dass Computerspiele ihre nahezu ausschließliche gemeinsame Freizeitbeschäftigung gewesen seien. Doch die psychischen Folgen dieser Spielsucht wurden ignoriert oder in skandalöser Weise verharmlost.

Das Gleiche galt für das offen geäußerte Unbehagen, ja die Furcht der Schwester: Mehr als einmal bezeichnete Daniela Peyerl ihren Bruder gegenüber einer Lehrerin als verrückt. Er verhalte sich oft nicht normal, habe sie sogar mehrfach mit einer Waffe bedroht. Diese Lehrerin bestätigte später ihren Eindruck, dass die Schwester sehr unter der Situation gelitten habe, während Martins Eltern dessen Probleme leugneten und mehrere Gesprächsangebote sowie Versuche einer Vermittlung therapeutischer Hilfe zurückgewiesen hätten. Ein Nachbar der Familie bezeichnete den Jungen ebenfalls als verschlossenen, verklemmten Typen. Und selbst jener Freund, mit dem zusammen er seiner Neigung zu brutalen PC-Spielen nachgegangen war, beschrieb ihn als abgekapselten Einzelgänger, der sich zu Hause wie in einem Bunker isoliert habe, der große Angst vor Menschen und vor der Öffentlichkeit gehabt und der häufig völlig abwesend, ja erstarrt gewirkt habe.

Der Waffenfetischismus von Vater und Sohn, dazu ein permanenter, regelrecht suchtartiger Konsum von Gewalt verherrlichenden Medien aller Art, ein rechtsextremes Weltbild – suchte man eine Laborsituation zur Erforschung der Verrohung und seelischen Störung von Jugendlichen durch solche Faktoren, man hätte sie im Hause Peyerl fast in Reinform vorgefunden.

Überregionale Beachtung fand der Fall nicht nur aufgrund seiner Brutalität, die für den sonst so beschaulichen Kurort Bad Reichenhall beispiellos war, sondern auch wegen der Prominenz eines der Opfer: Zu den sechs Verletzten zählten der Schauspieler Günter Lamprecht – einem breiteren Publikum vor allem bekannt durch seine Rollen als Berliner *Tatort*-Kommissar Franz Markowitz und als Franz Biberkopf in Fassbinders Döblin-Verfilmung *Berlin Alexanderplatz* – sowie seine Lebensgefährtin. Lamprecht wurde von insgesamt acht Kugeln an beiden Armen verletzt, seine Partnerin erlitt zwei schwere Lungentreffer und ebenfalls einen Durchschuss am Arm. Bis heute leiden die beiden an den physischen und psychischen Folgen des Anschlags. Ungeheuerlichkeit am Rande: Alle Opfer mussten ausgerechnet vor dem Krankenhaus über fünfzig Minuten auf den Rettungsdienst warten.

Dass ich damals im Auftrag des Schauspielers und seiner Partnerin Anzeige gegen den Vater und die Mutter Martin Peyerls wegen Beihilfe zum versuchten Totschlag erstattete, hatte mehrere Gründe. Am allerwenigsten zielten wir auf die förmliche Eröffnung eines Strafverfahrens gegen die vom Schicksal wahrlich schon genug gepeinigten Eltern ab.

Vielmehr schien es uns dringend geboten, zum einen deren Mitverantwortung, zum anderen die beinahe haarsträubenden Ermittlungsversäumnisse der Behörden rechtsöffentlich aufzuarbeiten. Die Peyerls hatten in ihrer Erziehung und Sorge auf das Gröbste versagt. In ihrem Hause herrschte völlige Gleichgültigkeit gegenüber Martins offensichtlichen Gewalttendenzen und angesichts seiner totalen Abkapselung gegenüber der Umwelt. Von »Beispiel und Liebe« keine Spur; stattdessen eröffneten die Ermittlungen trotz ihrer Oberflächlichkeit den Blick in einen Abgrund aus dumpfem Alkoholismus, häuslicher Gewalt, Rechtsradikalismus und gefährlicher Waffennarretei. Das alles beunruhigte uns umso mehr, als weitere, erschreckend ähnlich gelagerte Fälle unmittelbar vor und nach dieser Tat befürchten ließen, solche durch junge Menschen verübten Massaker könnten auf ein sich verfestigendes Generationenproblem hindeuten.

Nur eine Woche nach der Tat von Bad Reichenhall, am 9. November 1999, hatte im sächsischen Meißen ein fünfzehnjähriger Gymnasiast die vierundvierzigjährige Lehrerin Sigrun Leuteritz vor den Augen seiner Klassenkameraden mit zweiundzwanzig Messerstichen getötet. Was diesen Mord zusätzlich so bedrückend machte: Er war angekündigt. Mehrfach hatte der Täter Klassenkameraden erzählt, er wolle seine verhasste Geschichtslehrerin töten, weil er ihre Haltung ihm gegenüber als feindlich empfand. Angeblich hatte er mit Mitschülern sogar Wetten auf seine Tat abgeschlossen. Und am Tag des Mordanschlags hatte Andreas S. auf der Zugfahrt zur Schule einem Freund gestanden, dass er einen Schlafsack und mehrere Messer dabeihabe. »Mach's nicht«, soll der Mitschüler noch gesagt haben, »du versaust dir dein Leben.« Aber niemand aus dem Umfeld des Täters vertraute sein Wissen Lehrern oder Eltern an. Denn Andreas, ein typischer netter Junge von nebenan, war beliebt, ein regelmäßiger Kirchgänger, stellvertretender Klassensprecher und ein fleißiger Schüler. Doch wie Peyerl konsumierte auch er regelmäßig brutale Computerspiele. Das Gleiche hatte jener neunzehnjährige Gymnasiast getan, der Ende Oktober 1999 in der Nähe von Koblenz seine Eltern und seine achtjährige Schwester mit einem Beil und mit Messern tötete.

Ein schockierend ähnliches Muster wies schließlich ein vierter Fall auf, der sich ebenfalls im Oktober 1999 in der bayerischen Dreitausendfünfhundert-Einwohner-Gemeinde Metten im Landkreis Deggendorf zutrug. Dort hatten drei zuvor bereits als notorische Gewalttäter aufgefallene vierzehnjährige Hauptschüler geplant, das Massaker an der amerikanischen Columbine High School quasi zu kopieren, um ebenfalls als Massenmörder berühmt zu werden. Zunächst wollten sie ihre Klassenlehrerin und die Leiterin ihrer Schule qualvoll ermorden, dann einen Amoklauf gegen ihre Mitschüler starten. Auch hier bildete paranoider Hass das Tatmotiv, unter anderem ausgelöst durch die Androhung eines Schulverweises gegen einen der Beteiligten. Auch hier waren die Täter durch intensiven Konsum von Gewalt- und Sexvideos aufgestachelt worden. Auch hier obwalteten Allmachtsfantasien, und es wurden extrem gewalttätige Pläne geschmiedet – so wollte man etwa in München eine Bank überfallen und mit dem erbeuteten Geld massenweise Handgranaten und Minen beschaffen. Auch hier fand die Polizei bei einem Täter nazistisches Propagandamaterial. Auch hier hatten die Jugendlichen Zugang zu zwar legal gemeldeten, aber völlig sorglos verwahrten elterlichen Waffen. Und auch hier wussten mehrere Mitschüler von den Mordplänen des Trios, ohne Eltern oder Lehrer vor ihnen zu warnen. Nur ein anonymer Hinweis konnte den Anschlag schließlich gerade noch rechtzeitig verhindern. Die auch in Metten gern gehegte Gewissheit, die niederbayerische Provinz sei eine heile Welt, in der so etwas nicht passieren könne, war freilich für immer dahin.

Dabei hätte es damals, zumindest was die Wirkung von Horror- und Gewaltfilmen anbetrifft, wohl gereicht, sich an einen kaum minder aufsehenerregenden Fall aus Passau aus dem Jahr 1996 zu erinnern. Damals hatte ein vierzehnjähriger Schüler seine zehnjährige Cousine und eine neunundsechzigjährige Nachbarin mit einem Beil schwer verletzt. Vorbild seiner Bluttat war ein Gruselstreifen mit dem Titel *Freitag der 13.*, in dessen Mittelpunkt ein Serienkiller namens Jason steht. In dessen Verkleidung war der Junge, der von einem fünfunddreißigjährigen Onkel regelmäßig mit solchen Horrorvideos versorgt wurde, bereits seit längerer Zeit öffentlich herumgelaufen. Das Landgericht Passau hat den gerade einmal Strafmündigen Ende Juli 1997 zu einer Freiheitsstrafe von zwei Jahren auf Bewährung verurteilt und eine Therapie zur Auflage gemacht. Zugleich stellten die Richter fest, dass die Strafe eines Kindes, das unter Einfluss Gewalt verherrlichender Horrorvideos eine Körperverletzung begehe, wegen verminderter Schuldfähigkeit zu mildern sei. Damit stellten sie solche Machwerke zu Recht auf eine Stufe mit psychischen Defekten oder gefährlichen

Drogen. Außerdem werteten sie das schwere Erziehungsversagen der Eltern als strafmildernd.

Die Häufung brutaler Gewalttaten durch Jugendliche innerhalb weniger Wochen, die alle einem zumindest vergleichbaren Muster folgten, hat mich damals – wie wohl alle Menschen in unserem Land – maßlos schockiert. Und obwohl die Akten im Fall Peyerl längst geschlossen sind, hat mich dieser Schrecken seitdem nicht wieder verlassen. Im Gegenteil: Weitere Mordtaten haben sowohl meine Sorge wachgehalten, dass sich hier gravierende Fehlentwicklungen in Familie und Gesellschaft offenbaren, als auch meinen Eindruck bestätigt, dass unsere Gesetze fatale Lücken aufweisen.

Kein halbes Jahr nach Martin Peyerls Amoklauf in Bad Reichenhall, am 16. März 2000, hat nämlich im oberbayerischen Brannenburg der sechzehnjährige Schüler Michael F. auf den Leiter des örtlichen Internats geschossen und danach einen Selbstmordversuch unternommen. Der siebenundfünfzigjährige Pädagoge Rainer G. erlag sechs Tage nach dem Anschlag seinen schweren Schussverletzungen. Weil der Täter bis heute ein schwerer Pflegefall ist, werden seine Motive wohl nie vollständig aufgeklärt werden. Aber der unmittelbare Auslöser war auch hier eine Disziplinarmaßnahme: Wegen seines permanent unflätigen und aggressiven Verhaltens und wegen Drogenmissbrauchs war Michael F. am Tag vor seiner Mordtat von ebenjenem Internat verwiesen worden, dessen Leiter er tötete. Auch ein zweites Tatmuster ließ bei mir alle Alarmglocken schrillen: Seine Waffe – ein Colt, Kaliber .45 – stammte aus dem häuslichen Arsenal des Vaters, abermals ein gefährlicher Waffennarr. Über siebzig Pistolen, Gewehre und Messer entdeckte die Polizei nach der Bluttat bei einer Hausdurchsuchung in dessen Keller, darunter mehr als vierzig Flinten, eine großkalibrige Pumpgun und je zwei Maschinenpistolen und -gewehre. Fast schon unglaublich mutet an, dass nur die letzteren, vollautomatischen Waffen illegal erworben worden waren. Ohne sich ein einziges Mal Gedanken über dessen bürgerkriegstaugliche Ausrüstung zu machen, hatten die Behörden dem Vater, Mitglied dreier örtlicher Schützenvereine, seine Waffenbesitzkarten offenbar gleich bündelweise ausgestellt.

Gewiss wäre es unsinnig zu behaupten, hinter jedem Sportschützen verberge sich ein potenzieller Amokläufer – oder wenigstens ein möglicher Lieferant von dessen Waffen. Aber alle genannten Fälle weisen zumindest darauf hin, dass die einschlägigen Vereine eine magische Anziehungskraft auf Waffennarren, politisch zwielichtige Gestalten und latent schießwütige junge Männer ausüben. Der Zugang zu Schusswaffen, bei uns im Gegensatz zu den USA immerhin gesetzlich relativ streng geregelt, ist durch die Hintertür des Sportschießens und der Jagd offensichtlich doch zu leicht, und die Vereine scheinen bei der Auswahl ihrer Mitglieder nicht immer die gebotene Sorgfalt walten zu lassen. Ganz zu schweigen von der Unmenge Schreckschusswaffen oder Gaspistolen, die hierzulande frei verkauft werden dürfen: Mit ihnen lässt sich zum Teil schon im Originalzustand verheerender Schaden anrichten; außerdem können entsprechend Kundige sie mit wenigen Handgriffen »aufbohren«, das heißt, zu scharfen Tötungsinstrumenten umbauen.

Mit einer solchen Gaspistole hantierte denn auch ein weiterer Amokläufer: Am 19. Februar 2002 tötete der zweiundzwanzigjährige Adam Labus in einer Dekorationsfirma in Eching bei München zwei ehemalige Arbeitskollegen und anschließend den Direktor seines ehemaligen Wirtschaftsgymnasiums in Freising. Der Amokschütze war von seiner Firma kurz zuvor entlassen worden, und auch aus der Wirtschaftsschule war er 1995 hinausgeflogen. Vor seinen Rachemorden war Labus bereits durch Diebstähle und einen Raubüberfall aufgefallen, zudem galt auch er als ausgeprägter Waffenfetischist mit einer besonderen Vorliebe für *Gotcha*, ein Kampfspiel, bei dem die Teilnehmer sich gegenseitig mit Farbbeutelgewehren abschießen. Darüber hinaus war er für seine rechtsextreme und militaristische Ideologie bekannt. Da Labus neben seiner illegal erworbenen Pistole auch Handgranaten und selbst gebaute Rohrbomben mit sich führte, provozierte sein Amoklauf in Freising über Stunden bürgerkriegsähnliche Zustände. Mehrere Schulen mussten evakuiert werden, über dreihundert Polizeibeamte riegelten das gesamte Stadtgebiet ab, Hubschrauber kreisten über der Gemeinde.

Dass der offenbar allzu leichte Zugang zu Schusswaffen ein ernsthaftes Problem darstellt, lehrte uns nicht zuletzt das grausame Massaker, das der Schüler Robert Steinhäuser am 26. April 2002 in Erfurt anrichtete. Seine sechzehn Opfer, dreizehn Lehrer und zwei Schüler des örtlichen Gutenberg-Gymnasiums sowie ein Polizist, tötete Steinhäuser mit einer Pistole, die er als Sportschütze legal von einem Vereinskameraden erworben hatte. Eine besonders bittere Ironie liegt darin, dass es sich bei diesem Verein ausgerechnet um den Erfurter Polizeisportverein handelte. Neben der eigentlichen Tatwaffe führte Steinhäuser auch eine sogenannte Pumpgun mit sich, eine Repetierflinte, die durch Zurückziehen des Vorderschaftes nachgeladen wird und die aufgrund dieser recht martialisch wirkenden Bewegung gern in brutalen Actionfilmen verwendet wird. Rein technisch sind diese Gewehre zwar nicht gefährlicher als andere Langwaffen auch, und so ist ihre Verwendung als Jagdwaffe bislang auch legal. Aber ihr Image ist durch solche Filme geprägt: Sie sind das Markenzeichen des einsamen Rächers à la *Rambo*. Allein deshalb ist es dringend an der Zeit, sie kategorisch zu verbieten.

Zum Zweiten, auch das zeigte dieses unfassbare Verbrechen, müssen die Kontrollen von Waffenbesitzern erheblich verschärft werden. Seine Pumpgun hatte Steinhäuser nämlich zusammen mit einer Waffenbesitzkarte erworben; der Vorbesitzer hatte die Behörden von dem Verkauf ordnungsgemäß informiert. Was diese freilich übersahen: Als Sportschütze hätte der spätere Amokläufer so ein Gewehr überhaupt nicht besitzen dürfen. Später fand man in seinem Elternhaus zudem neunzehn weitere Waffen – siebzehn davon hatten die Behörden dem Vater auch hier anstandslos genehmigt.

Dass es für den privaten Waffenbesitz keine vernünftigen Obergrenzen gibt, ist deshalb ein weiterer Missstand, der dringend abgestellt gehört. Vor allem aber muss die Ausstellung der sogenannten Waffenbesitzkarten – nicht zu verwechseln mit dem Waffenschein, der das Tragen einer Schusswaffe in der Öffentlichkeit erlaubt – unbedingt erschwert werden. Neben einer peniblen Prüfung des konkreten Interesses am Besitz von Pistolen und Gewehren – von einer Notwendigkeit wird man außerhalb der Polizei und des Militärs kaum sprechen wollen – sollte auch die charakterliche Eignung des Antragstellers strenger unter die Lupe genommen werden. Dass ein Antragsteller geistig und körperlich gesund, nicht vorbestraft und nicht drogen- und alkoholabhängig ist, reicht als Kriterienkatalog bei Weitem nicht aus. Es kann nicht angehen, dass man sich zur Führung eines Kraftfahrzeugs einer anspruchsvollen praktischen und theoretischen Prüfung unterziehen muss, es für die Ausstellung einer Waffenbesitzkarte aber ausreicht, mit Personalausweis und Führungszeugnis mal eben bei der Polizei oder der Gemeinde vorstellig zu werden. In meinen Augen wäre ein standardisierter Persönlichkeitstest das Minimum. Immerhin wurde das Waffengesetz im Jahr 2003 aufgrund der Vorfälle in Erfurt in diesem Punkt verbessert: Anwärter unter fünfundzwanzig Jahren werden nun tatsächlich fachpsychologisch begutachtet.

Ferner muss das Problem der Kontrolle gelöst werden. Erstens ist im Gegensatz zum Waffenschein die Ausstellung einer Waffenbesitzkarte nicht zeitlich befristet – ein grober Mangel. Und zum Zweiten enthält zwar das Waffengesetz recht strenge Vorgaben zur sicheren Aufbewahrung scharfer Schusswaffen und ihrer Munition, doch vor Ort wird deren Einhaltung ohne konkreten Verdacht so gut wie nie kontrolliert. Kein Wunder also, dass in Deutschland jedes Jahr Tausende von Waffen einfach »verschwinden«.

Zum Dritten sollte uns der Fall Steinhäuser gelehrt haben, dass Sportschützenvereine stärker auf die Geisteshaltung und das Umfeld ihrer Mitglieder hin überwacht werden müssen. Denn sein Vater war nicht allein Mitglied eines solchen Vereins, sondern gehörte auch dem Deutschen Soldaten- und Kameradschaftsbund an, einem stark rechtslastigen Klub, in dem nur zu gern »scharf geschossen« wird. Nicht zuletzt in diesem dubiosen Umfeld führten Vater und Sohn regelmäßige Schießübungen in den Wäldern rund um Erfurt durch. Diese Praxis und das auch von Robert Steinhäuser exzessiv genutzte Computerspiel *Counter-Strike*, in dem es gilt, aus der subjektiven Perspektive eines Schützen möglichst viele feindliche Kombattanten abzuschlachten, waren somit zwei Seiten derselben Medaille: Was solche brutalen Simulationsspiele lehren, ist die abgestumpfte Routine des Tötens. Was sie nicht spürbar machen, ist die physische Kraft, deren es beim Schusswaffengebrauch bedarf. Wo aber virtuelle und reale Herumballerei zusammenkommen, da ist bei entsprechender psychischer Disposition die Schwelle zum Amoklauf nur allzu schnell überschritten.

Noch einmal: Jede der geschilderten Taten war und bleibt ein Einzelfall. Ich will nicht mit leichtfertigen Verallgemeinerungen über die persönliche Tragik von Tätern und Opfern hinwegreden. Und dass ich die konkreten Motive, die individuellen seelischen, familiären und sozialen Verstrickungen der genannten Täter hier nicht in allen – mir im Übrigen auch nicht immer bekannten – Einzelheiten gewürdigt habe, bedeutet nicht, dass ich die jeweils besonderen Umstände schlechterdings ignorieren würde. Aber die Parallelen in den Tathintergründen, Tatmustern und Tatverläufen fallen überdeutlich auf, und es muss kritisch beleuchtet werden, was

Eltern, Schulen, Behörden und Gesetzgeber tun können, um solchen Taten so weit wie möglich vorzubeugen.

Dass Menschen durchdrehen und zur Waffe greifen, das wird es immer geben. Aber wo Familien als Auffangnetze seelisch verkrüppelter Kinder versagen, da brauchen sie Hilfe und Unterstützung, notfalls auch behördliche Intervention. Wer für Kinder und Jugendliche Verantwortung trägt, der muss die medialen Risiken, denen sie sich oft nur allzu gern aussetzen, genau kennen – und er muss ermutigt, notfalls auch gezwungen werden können, seinen Nachwuchs vom PC und vom Fernseher wegzubringen. Die Forderung nach Ganztagsschulen ist unter anderem darin begründet, den überbordenden Medienkonsum unserer Kinder und Jugendlichen einzudämmen. Denn vor allem unsere modernen Medien – Fernsehen, Film, Computer, Internet – geben möglichen Gewalttätern ihre Handlungsmuster an die Hand. Die individuelle Psychose wird durch sie gleichsam mit einer Folie hinterlegt, die potenzielle Amokläufer in eine Art Serienmodell verwandelt.

Nicht vergessen werden darf, dass Massenmedien Nachahmungseffekte provozieren. Hochgeschwindigkeitsmedien zeitigen diese immer schneller. Bildmedien machen ihre geistige Ausgestaltung immer konkreter. Wenn in den Nachrichten gemeldet wird, Jugendliche hätten Kanaldeckel oder Pflastersteine von einer Autobahnbrücke auf fahrende Autos geworfen, dann wird – so lehrt uns die schlimme Erfahrung – dieser tödliche Unsinn schon deshalb irgendwo nachgemacht, weil er in den Nachrichten vermeldet wurde. Die dramatischen Bilder völlig zerstörter Fahrzeuge werden die Fantasie gestörter Nachahmer dann eher anregen, als sie zur Räson zu bringen. Der eigentliche Tötungswunsch speist sich gewiss aus anderen Quellen, aber wer diesen Drang mit Wunschbildern aus Filmen und Computerspielen hinterlegen, ihn so vielleicht überhaupt erst konkretisieren kann, der wird angesichts des überbordenden einschlägigen Angebots unter Umständen Massaker anrichten, die ein jugendliches Gemüt allein gar nicht ersinnen könnte.

Dass junge Menschen sich an Vorbildern orientieren, ist völlig normal – und dass den Erwachsenen diese nur selten gefallen, wohl auch. Dass Eltern, Lehrer oder Vorgesetzte nur noch selten als Identifikationsfiguren akzeptiert werden, kann man beklagen, doch man wird auch fragen müssen, inwieweit diese selbst dafür verantwortlich sind. Auch Politiker, Wirtschaftsführer oder andere Personen des öffentlichen Lebens vermitteln nur noch in den seltensten Fällen Leitbilder.

Dass Jugendliche auf der Suche nach Orientierung mit teils befremdlichen Identitäten experimentieren, ist uns seit mindestens fünfzig Jahren vertraut. Aber das Problem sind auch nicht die Mädchen, die partout wie Britney Spears aussehen wollen, nicht einmal die Jungen, die sich proletenhaft wie Rapper gebärden. Problematisch wird es erst, wenn unsere Gesellschaft ihre schlimmsten Nachtmahre als Supermarktware produziert und konsumiert – und die ungefestigten Charaktere ihrer Kinder dann mit diesen Unmassen von Gewalt, Horror, Pornografie und seelenlosem Stumpfsinn allein lässt. Bei vielen jungen Menschen mag das nur dazu führen, dass sich ihre Gemüter zeitweise verfinstern. Aber bei einigen, denen keinerlei menschliche Bindung mehr Halt zu geben vermag, führt diese Reise bis ans bittere Ende der Nacht. Steht dann eine Knarre im elterlichen Schrank, so sind alle Elemente beisammen, um aus Albträumen grausame Wirklichkeit werden zu lassen. Dass dies häufiger geschieht, als es eine menschliche Gesellschaft hinnehmen darf, zeigen uns die hier geschilderten Fälle. Am Ende sind sie zwar insofern wirklich tragische Einzelfälle, als sie individuell gewürdigt und bewältigt werden müssen, aber zur rhetorischen Beruhigungspille darf die floskelhafte Rede vom Einzelfall auf keinen Fall verkommen.

5. Von *Counter-Strike* zum Amoklauf

Wie Gewalt verherrlichende Computerspiele aus Kindern Killer machen

In fast allen Fällen der letzten Jahre, in denen Jugendliche zu mehrfachen brutalen Mördern wurden, haben Killerspiele wie *Counter-Strike* oder *Doom* eine verhängnisvolle Rolle gespielt. Über Monate, ja Jahre haben sie die Täter in die soziale Isolation, in paranoide Seelenzustände und brutale Allmachtsfantasien getrieben, sie am Ende gar in narzisstische und depressive Monster verwandelt – und ihnen zu allem Überfluss auch noch als Trainingssimulatoren für ihre Amokläufe gedient.

Die Ursachen des Wahns dieser jungen Männer lagen gewiss tiefer. Aber die Spiele, denen sie verfallen waren, haben diesem Wahn eine konkrete Gestalt gegeben. Während das für die beiden Mörder an der Columbine High School noch eine »Mischung aus dem Bombenanschlag in Oklahoma, dem Zweiten Weltkrieg, Vietnam, *Duke* und *Doom*« war, konnte der Kanadier Kimveer Gill bereits auf ein Kondensat jener Horrortat zurückgreifen: Als sein Lieblingsspiel hatte er im Internet nämlich ein Computerspiel bezeichnet, das seiner Intention nach wohl als Gipfel virtueller Gewaltperversion gelten darf. Titel des Machwerks: *Super Columbine Massacre*!

Das Kriminologische Forschungsinstitut Niedersachsen (KFN) wird von Christian Pfeiffer geleitet, dem wohl renommiertesten deutschen Experten für Jugendgewalt und Jugendkriminalität. Im Herbst 2006 hat eine Studie des KFN erneut schlagend belegt, wie verbreitet brutale Computerspiele unter männlichen Jugendlichen sind – und welche verheerenden Folgen ihre ständige Nutzung hat. Die Wissenschaftler befragten über zwanzigtausend Schüler vierter und neunter Klassen in ganz Deutschland. Ergebnis: Jeder zweite Zehnjährige hat bereits Erfahrung mit Computerspielen, die offiziell erst ab sechzehn Jahren freigegeben sind. Ein Fünftel von ihnen nutzt solche Spiele sogar regelmäßig. Unter den Vierzehn- bis Fünfzehnjährigen bilden die Computerspiel-Abstinenzler dann bereits eine kleine Minderheit: Achtzig Prozent dieser Altersgruppe vergnügen sich nämlich zumindest gelegentlich mit den Brutalospielen, ein Drittel der Neuntklässler sind Exzessivspieler. Dabei handelt es sich fast ausschließlich um Jungen; die Zahl der Mädchen, die nicht altersgemäße Computerspiele nutzen, lässt sich praktisch vernachlässigen.

Das heißt: Das beinahe totale Monopol des männlichen Geschlechts auf Gewalt beginnt bereits auf der virtuellen Ebene. Und die Buben bevorzugen nicht nur deutlich gewalthaltige Medien, sie verbringen auch unsäglich viel Zeit mit ihnen: In der Spitzengruppe sitzen die Jugendlichen fast tausendfünfhundert Stunden pro Jahr vor dem Fernseher, dem Computer oder ihrer Playstation – deutlich länger als in der Schule, wo sie gerade einmal gut elfhundert Stunden zubringen.

Die schlimmen Folgen dieser Medienverwahrlosung legt die Studie ebenfalls schonungslos offen. Die Tatsache, dass brutale, nicht altersgemäße Computerspiele Aggression und

Gewalt nachhaltig fördern, wird dabei heute kaum noch ernsthaft bestritten. Natürlich wird der, der seinen PC fast ausschließlich zum virtuellen Ballern und Boxen benutzt, nur in den seltensten Fällen zum Amokläufer oder zum exzessiven Schläger. Aber bereits in jenen Raufereien, die ohne ernsthafte Verletzungen abgehen, lässt sich beobachten, woher die betreffenden Jungen etwa Kampftechniken wie Karate oder Kickboxen haben. Wer ein Gewaltspiel wie *Grand Theft Auto* mag und seine Popidole in der Gangster-Rap-Szene sucht, für den werden Kriminelle und Zuhälter zu kaum mehr heimlichen Vorbildern. Und wer virtuell mit Schusswaffen, Schwertern, Flammenwerfern, Kettensägen, Bohrmaschinen oder Kantenschneidern andere tötet und foltert, der hält Mitleid mit wehrlosen Menschen früher oder später auch in der Wirklichkeit nur noch für sentimentales Weibergewäsch. Er findet Frauenhass cool. Und er sieht in Gewalt das einzig normale Verhalten zur Lösung von Problemen. Schlussendlich darf man nicht übersehen, dass auch die erschreckende Zunahme verbaler Gewalt bei Jugendlichen eine ihrer Wurzeln im übermäßigen Konsum von Killerspielen und hirnlosen Fernsehsendungen hat.

Womit wir bei der zweiten, im Endeffekt wahrscheinlich noch viel schlimmeren Folge des fortgesetzten und gewalttätigen Daddelns und Glotzens unserer Jungen wären: Sie verblöden. »Fernsehen«, so brachte es unsere Familienministerin Ursula von der Leyen einmal auf den Punkt, »macht Kinder dumm, dick und gewalttätig.« Dabei ist das Fernsehen ein Zerstreuungsmedium, das Kindern eine vergleichsweise niedrige Aufmerksamkeitsschwelle abverlangt. Computerspiele dagegen erfordern ein extrem hohes Maß an Konzentration, und als Gegenleistung bieten sie ein überaus intensives emotionales Erlebnis. Mehr noch, sie versetzen ihre Nutzer praktisch in eine rauschhafte, aggressive Dauererregung. Damit aber funktionieren sie, so die eindeutigen Ergebnisse von Pfeiffers Team, praktisch wie ein Löschprogramm für schulische Lernerfolge. Wer sich nach dem Unterricht vor einen Bildschirm hockt, um Krieger zu killen, Aliens auszulöschen oder Feinde zu foltern, der hätte im Grunde gleich zu Hause bleiben können. Sollte beim morgendlichen Schulbesuch irgendetwas hängen geblieben sein, beim nachmittäglichen Computerspiel wird es todsicher aus dem Zwischenspeicher verdrängt. Und wenn die überforderten Eltern ihre Söhne dann abends endlich zur Erledigung der Hausaufgaben drängen, ist deren Hirn nicht weniger ausgebrannt als etwa jene Autowracks, die sie beim Spielen massenweise am virtuellen Wegesrand zurückgelassen haben.

Seit längerer Zeit bereitet den Pädagogen das Auseinanderdriften der schulischen Leistungen von Jungen und Mädchen Sorge. So lag der Verdacht natürlich nahe, dass der zunehmende Abstand zwischen den Lernerfolgen der Geschlechter nicht nur zufällig mit ihrem so ausgeprägt unterschiedlichen Medienkonsum zusammenhängt. Bleiben Buben also häufiger sitzen und landen sie öfter auf der Hauptschule, weil sie so viel Zeit mit Ballerspielen verbringen? Ja, sagen die Forscher des KFN und belegen das sehr eindeutig mit Einzelergebnissen: So lagen Jugendliche, die eine eigene Spielkonsole besitzen, in den Fächern Deutsch, Mathematik und Sachkunde eine halbe Note unter dem Klassendurchschnitt. Und je häufiger sie brutale, für ihr Alter nicht freigegebene Computerspiele nutzten, umso größer wurde dieser Abstand. Ein ernstes Bildungs- und Sozialproblem wird aus dieser Verblödungsgefahr nun deshalb, weil *Counter-Strike* & Co. vor allem in den Kinderzimmern ärmerer und bildungsferner Familien gespielt werden.

Die Dichte von Fernsehern und Spielkonsolen nimmt nämlich mit dem Einkommen und Bildungsniveau der Eltern nicht etwa zu, sondern ab. Während in einer Stadt mit hoher Arbeitslosigkeit und überdurchschnittlich vielen sozialen Brennpunkten wie Dortmund fast zwei Drittel der Zehnjährigen ein eigenes TV-Gerät und fünfundfünfzig Prozent eine Spielkonsole besitzen, liegen die entsprechenden Werte im wohlhabenden München gerade einmal halb so hoch. Wer wirtschaftlich und sozial ohnehin schon deutlich schlechtere Bildungschancen hat, verschlechtert sie also selbst noch weiter, indem er seine Kinder lieber reichlich mit Unterhaltungselektronik als mit Büchern ausstattet. Diese Abwärtsspirale ist derart evident, dass man fast auf die Idee kommen möchte, den Kauf von Konsolen und Computerspielen von der Vorlage möglichst imposanter Einkommensnachweise, Bibliotheksausweise und Zeugnisse abhängig zu machen.

In Wahrheit ist die Frage, was gegen die epidemische Verbreitung von Gewaltspielen unter Jugendlichen getan werden kann, viel ernster. In den letzten Jahren ist immer deutlicher geworden, dass die Altersfreigaben der von der Industrie getragenen Unterhaltungssoftware Selbstkontrolle (USK) eine völlig stumpfe Waffe gegen Mediengewalt sind. Schlimmer noch: Sie sind indirekte Werbung. Findet die USK nämlich erst einmal, dass ein Computerspiel extrem brutal oder in anderer Weise jugendgefährdend sei und deshalb nur an Erwachsene ab achtzehn verkauft werden dürfe, dann lesen Fans solcher Spiele den entsprechenden roten Aufdruck gleichsam als »Prädikat: besonders blutig!« – und geben sich erst recht Mühe, an ein Exemplar oder eine Raubkopie des Spiels zu gelangen. In welchem Warenhaus oder Elektrofachmarkt die Verkäufer lasche Alterskontrollen durchführen, spricht sich deshalb schneller herum als die aktuellen Fußballergebnisse. Besonders leicht zu überlisten sind ansonsten Online-Händler wie Amazon. Und da heute ein DVD-Brenner oft weniger kostet als ein frisch auf den Markt geworfenes Spiel, kursieren Raubkopien bisweilen schon in großer Zahl, bevor die Originalversion überhaupt im Laden liegt. Wer dann noch keine Version des aktuellsten virtuellen Massakers besitzt, der besorgt sie sich halb- oder illegal über das Internet. Kurz: Wer immer ein brutales Computerspiel haben will, der kann es sich ohne größeren Aufwand auch besorgen.

Darüber hinaus verhindern die kontraproduktiven Altersfreigaben jeden auch nur ansatzweise wirksamen Jugendschutz. Wurde ein Spiel nämlich durch die USK geprüft, dann sind der Bundesprüfstelle für jugendgefährdende Schriften die Hände gebunden: Sie darf es nicht mehr auf den Index setzen. Könnte sie das gleichwohl tun, dann dürfte ein solches Spiel, ähnlich wie harte Pornografie, nicht mehr im normalen Handel verkauft werden. Und da die Entwicklung technisch und gestalterisch zeitgemäßer Computerspiele riesige Etats verschlingt, wäre die Produktion solcher Bückware für die Hersteller nicht mehr sonderlich attraktiv – der Markt würde das Problem vermutlich zu großen Teilen erledigen.

Bestünde darüber hinaus noch die Möglichkeit, besonders widerliche Machwerke völlig zu verbieten, also auch ihre Herstellung und ihren Verkauf unter Strafe zu stellen sowie entsprechende Ware zu beschlagnahmen und zu vernichten, dann würde dem gesamten Gewerbe der ökonomische Boden entzogen. Entwickler bluttriefender Ego-Shooter befänden sich nämlich alsbald in der Gesellschaft der Produzenten von Kinderpornografie und Splatter-Filmen: ein Stigma, das die im Grunde kreativen Köpfe der Computerszene scheuen würden wie der Teufel das Weihwasser. Deshalb ist der Ruf nach dem Gesetzgeber in diesem Fall auch keineswegs nutzlos oder rein rhetorisch gemeint. Die Legislative könnte dem Spuk der Gewaltspiele tatsächlich leicht ein Ende bereiten – nicht indem sie deren Konsumenten kriminalisiert, sondern indem sie den Produzenten die wirtschaftliche Luft zum Atmen nimmt. Und weil »gute« Spiele sich auch nicht illegal und auf die Schnelle in schmuddeligen Hinterzimmern produzieren lassen, würden die Hersteller wohl sehr bald auf sinnvollere Produkte umsatteln.

Gewalttätige Computerspiele als Kampftraining

Da die Ermittlungen der Polizei im Fall des Bad Reichenhaller Amokläufers Martin Peyerl damals schnell ergaben, dass der Täter gewalthaltige Computerspiele exzessiv genutzt hatte, bat ich den Augsburger Medienpädagogen Professor Dr. Werner Glogauer im Jahr 2000 um ein ausführliches Gutachten über diese Spielgattung. Denn die zuständige Staatsanwaltschaft war weder in dem automatisch angelaufenen Todesermittlungsverfahren noch im Zuge unserer Anzeige gegen Peyerls Eltern wegen Anstiftung und Beihilfe zum versuchten Totschlag an Günter Lamprecht und seiner Lebensgefährtin bereit, in diesem Umstand ein wesentliches Motiv für die schreckliche Bluttat zu sehen.

Professor Glogauer vertritt bezüglich der Risiken von Computerspielen im Besonderen wie auch der Gewalt in den Medien im Allgemeinen einen sehr dezidierten Standpunkt. Er setzt bewusst die Schwelle sehr niedrig an, ab der er gewalttätige Inhalte von Spielen, aber auch von Filmen, Fernsehsendungen, Hörkassetten oder Comics für tendenziell jugendgefährdend hält. Entsprechend deutlich empfiehlt er denn auch Eltern, die einschlägige Mediennutzung ihrer Kinder möglichst einzuschränken und im Falle von Gewaltspielen auch vor klaren Verboten nicht zurückzuschrecken. Sein Standpunkt ist in der Wissenschaft durchaus kontrovers; Hersteller und Nutzer von Computerspielen sowie einschlägige Fachzeitschriften und Fanmagazine greifen ihn bisweilen sogar offen an. Nun mag man über einzelne seiner Wertungen ruhig geteilter Meinung sein. Aber in der Tendenz weist Professor Glogauer in seinem Gutachten wie in seiner gesamten Arbeit Risiken auf, deren Bedeutung man in meinen Augen gar nicht überschätzen kann.

Daran ändert im Übrigen auch die Tatsache nichts, dass die technische und gestalterische Entwicklung solcher Spiele in den vergangenen sechs Jahren dramatisch vorangeschritten ist. Im Gegenteil: Brutale Computerspiele sind immer besser, ihre Anmutungen immer realistischer, ihre Darstellungen also noch brutaler geworden. Deshalb (und weil ich selbst kein Experte für Computerspiele bin und es auch gewiss nicht mehr werden will) gebe ich das im Juli 2000 verfasste Gutachten Professor Glogauers im Folgenden mit tiefem Dank an den Autor wieder. Im Sinne der besseren Lesbarkeit habe ich lediglich seine wissenschaftlichen Quellenangaben in den Text eingearbeitet und diesen um einige für ein breiteres Publikum zu spezielle Ausführungen gekürzt.

Computerspiele als Suchtphänomene

Nach Aussage seiner Mutter und eines Freundes war Martin Peyerl spielsüchtig. Studien, unter anderem an unserem Lehrstuhl, haben gezeigt, dass süchtige Nutzer von Computer- und Videospielen wöchentlich einundzwanzig bis fünfzig Stunden und mehr vor ihren Geräten verbringen. Diese Unfähigkeit, dem Computerspielen zu widerstehen, ist schon bei Grundschülern zu beobachten. Sechzig Prozent der für eine amerikanische Studie befragten Kinder berichteten, dass sie mehr Zeit mit ihren Spielen verbringen, als sie eigentlich beabsichtigen. Der Kinderarzt Jonathan Shifrin von der amerikanischen Akademie für Kinderheilkunde bezeichnet das Computer- und Videospielen deshalb als »klare Drogenreaktion«: »Wenn Kinder in Videospiele einsteigen, ist ihr Ziel der Nervenkitzel. Allmählich steigt ihre Toleranzschwelle für diese Art von Nervenkitzel. Damit zeigt das Kind ein ähnliches Verhalten wie Drogensüchtige. Anfangs experimentiert es noch, um den Grad der Erregung zu erhöhen, dann stellt sich Gewöhnung ein, sodass mehr von der Droge notwendig ist, um diese erregenden Gefühle zu erzeugen.«

Unter Sucht versteht man klassisch eine stoffgebundene Abhängigkeit der Vitalfunktionen, bei der die bekannten Entzugserscheinungen auftreten. Bei der Spielsucht handelt es sich um eine nicht stoffgebundene Abhängigkeit. Nach der Definition der American Psychiatric Association von 1980 gilt in den USA Spielen als Sucht, wenn

1. ein erheblicher zeitlicher und finanzieller Aufwand betrieben wird,

2. der Spieler sich chronisch unfähig zeigt, dem Spieldrang zu widerstehen und

3. die typischen Folgen der Sucht, vor allem entsprechende physische und psychische Störungen, aber auch Beschaffungskriminalität zu beobachten sind.

In einer Studie aus dem Jahr 1995 kommt der britische Wissenschaftler Mark Griffith zu dem Ergebnis, dass Computerspiele »aus Kindern Junkies machen können«: »Sie werden so süchtig wie ein Abhängiger, der Heroin oder Alkohol braucht.« Computerspielsüchtige Kinder, auch das hat er bestätigt, »beschaffen sich häufig Geld für neue Spiele durch Diebstahl, oder sie geben ihr Essensgeld dafür aus«.

Suchtartiges Computerspielen führt zu psychosozialen Veränderungen und Störungen. Sie betreffen die Stimmungslage, die Wahrnehmungsprozesse und das Verhalten des Spielers. Durch fortgesetztes Spielen gewalthaltiger Computerspiele wird die Umwelt insgesamt als bedrohlich erlebt. Intensive Beschäftigung mit den fiktiven Spielwelten führt schließlich zu Realitätsverlust, Angstzuständen und Depressionen. Angesichts unangenehmer und kritischer

Situationen oder bei Enttäuschungen bieten diese Spiele zugleich eine Fluchtwelt. Suchtartiges Spielen führt in die Vereinzelung und schließlich die totale Isolation. Entsprechend steigt die Zahl überwiegend oder ausschließlich allein spielender Computernutzer mit dem Alter rasant an. Spielen von den Zehn- bis Zwölfjährigen noch knapp dreißig Prozent allein, so liegt dieser Wert im fünfzehnten und sechzehnten Lebensjahr bereits bei fünfundvierzig Prozent, wie wir 1994 in einer Studie festgestellt haben. Untersuchungen des Pädagogen Friedemann Schindler, Leiter der länderübergreifenden Stelle für Jugendschutz im Internet, haben gezeigt, dass der Anteil allein spielender älterer Schüler fast doppelt so groß ist wie der Anteil derjenigen, die zusammen mit Freunden am Computer spielen.

Brutale Gewaltdarstellungen

Zu seiner Konfirmation, also mit vierzehn Jahren, kaufte sich Martin Peyerl eine Sony-Playstation. Von da an steigerte er seinen zeitlichen Aufwand für Videospiele kontinuierlich. Auf der unvollständigen Ausleihliste seiner Reichenhaller Videothek waren Videospiele verzeichnet, die zwar nicht indiziert oder illegal waren, jedoch teilweise gewalthaltige und furchterregende Inhalte und Darstellungen enthielten, so etwa *Air Combat*, *Vergessene Welt: Jurassic Park*, *Fighting Force* oder *Twisted Metal 2 – Worldtour*.

Wie verschiedene Untersuchungen immer wieder gezeigt haben, bevorzugt der weitaus größte Teil der Viel- und Exzessivspieler jedoch indizierte und illegale Computerspiele, also jene, die gemeinhin als Killerspiele bezeichnet werden. Es sind dies Spiele, die ihre Nutzer zur Vernichtung menschlichen beziehungsweise menschenähnlichen Lebens auffordern, motivieren und anleiten. Verletzungen, Quälereien und Tötungshandlungen werden dabei vom Spieler in allen Einzelheiten und unter Einsatz einer großen Zahl und Bandbreite tödlicher Waffen vollzogen. Die Detailfreude der Vernichtungsszenen sowie Belohnungen in Form von Punktegewinn und Spielspaß führen dazu, dass der Spieler extrem brutale Verhaltensweisen akzeptiert.

Die im Indizierungsbeschluss zum Computerspiel *Half-Life*, einem der Vorläufer des berüchtigten *Counter-Strike*, von 1998 vorgenommene ethische Bewertung gilt deshalb für alle diese Spiele gleichermaßen: »Blutige Splatter-Darstellungen offenbaren eine rücksichtslose, menschenverachtende Gesinnung, die Vergnügen und Spaß bereiten soll.« Der Kick komme gerade aus dem Bewusstsein, »mit einem ethischen Minimalkonsens der Unantastbarkeit des menschlichen Lebens zu brechen und dabei Spaß und Vergnügen zu empfinden. Nicht Distanzierung, sondern Identifikation mit diesem Normenverstoß ist im Spiel angelegt. Ein etwaiger empathischer Mitvollzug des Leidens der Opfer ist ausgeschlossen«.

Auffällig ist, dass sowohl die an den Massakern in Arkansas, Oregon oder Colorado beteiligten Todesschützen als auch jene Jugendlichen, die bei uns zu Amokläufern wurden, über längere Zeit die gleichen Computer- und Videospiele benutzt hatten: *Quake* und *Quake II* (»Beben«), *Doom* (»Verhängnis«), *Mortal Kombat* (»Tödlicher Kampf«), *Half-Life* (»Halbwertszeit«), *Blood* (»Blut«), *Resident Evil 2 – Das Grauen kehrt zurück*, *Counter-Strike* (»Gegenschlag«) und zahlreiche andere. Die betroffenen Jugendlichen haben meist nicht nur eines, sondern mehrere dieser Spiele regelmäßig gespielt. So wurden bei dem Jugendlichen aus Meißen, der seine Lehrerin mit einundzwanzig Messerstichen tötete, zum Beispiel siebzehn derartige Computer- und Videospiele gefunden.

Wirkungspsychologisch ist es besonders gravierend, dass einzelne Spiele über längere Zeit immer wieder genutzt werden und dadurch eine ständige Verstärkung der immer gleichen Gewaltmodelle stattfindet. Dadurch zeigen die Nutzer auch außerhalb ihrer Spielwelt zunehmend aggressive Verhaltensweisen.

Bei den angeführten Spielen spritzt ständig Blut; der Spieler erledigt Menschen oder menschenähnliche Wesen, die bluttriefend oder in Blutlachen liegend elend ihr Leben aushauchen. Im Videospiel *Mortal Kombat* reißt der siegreiche Kämpfer etwa seinem Feind den Kopf ab und schwenkt ihn triumphierend durch die Luft, während aus der enthaupteten Leiche Blut auf die Kamera – also den Bildschirm – spritzt. Im Indizierungstext zu *Blood* von 1997 heißt es: »Die Inszenierung der Tötungsakte präsentiert sich in einer für Computerspiele auf dem deutschen Markt nie da gewesenen Weise. Blut spritzt bei Treffern fontänenartig durch die Luft, Leiber werden zerfetzt und zermatscht, in Brand gesetzte Leiber rennen schreiend als lebende Fackeln auf den Spieler zu, bevor sie leblos zusammensinken oder durch einen Gnadenschuss erledigt werden. Die besonders hartleibigen ›Zombies‹, die trotz massiver Verletzung sich ein weiteres Mal erheben, werden regelrecht geschlachtet.«

Beispiel 1: Resident Evil

Unter anderem wurde im Zimmer von Martin Peyerl das Computerspiel *Resident Evil 2 – Das Grauen kehrt zurück* sichergestellt. Es wurde von der Bundesprüfstelle für jugendgefährdende Schriften 1998 auf den Index gesetzt. Bereits kurze Zeit nach seinem Erscheinen war das »bisher furchteinflößendste Computerspiel«, so das britische Magazin *The Face*, weltweit vier Millionen Mal verkauft worden. Die Zeitschrift *Fun Generation* schrieb im Mai 1998: »Kein Spiel verkaufte so viele Exemplare am Erstverkaufstag, kein Titel faszinierte mehr Spieler quer durch alle Altersschichten.«

Der Spieler muss sich bei *Resident Evil* für einen von zwei Hauptakteuren entscheiden und dessen Rolle übernehmen. Als Leon läuft er dabei etwa durch die Straßen einer Stadt und wird von zahlreichen Zombies angegriffen, gegen die er sich mit verschiedenen Waffen wehren muss. Mit einem einzigen Schuss kann keiner der Zombies getötet werden, vielmehr muss man so lange auf sie einschießen, bis Blut spritzt. Erst dann fallen sie um und liegen zuckend in ihren Blutlachen, in denen sie schließlich röchelnd verenden. Einige der Zombies können sich jedoch wieder erheben; sie greifen den Spieler erneut an, bringen ihm Bisswunden bei oder reißen ihm laut schmatzend Fleischstücke aus dem Körper. Neben männlichen tauchen auch weibliche Zombies auf, die ebenfalls ausgeschaltet werden müssen und die besonders laut stöhnen, wenn sie getroffen werden. In eingestreuten Szenen fallen die Zombies ihrerseits Menschen an, um sie zu verschlingen.

Die Grausamkeiten werden im Verlauf des Spiels unter anderem dadurch gesteigert, dass der Spieler immer wirksamere Waffen erwerben kann. Setzt er etwa eine Schrotflinte ein, werden die Körper der getroffenen Zombies regelrecht zerfetzt, wobei fontänenartig Blut herausspritzt. Trifft er exakt die Körpermitte, wird das Opfer in zwei Hälften zerrissen. Der Oberkörper des Zombies kann sich dann auf dem Boden weiterbewegen. Reagiert der Spieler nicht schnell genug, wird er von einem solchen Kadaver gefressen und so im Spiel zurückgeworfen. Viele Spieler begeistern sich gerade für die akustische und grafische Perfektion, mit der unter anderem zerplatzende Köpfe oder durchlöcherte Eingeweide in Großaufnahmen gezeigt werden.

Auch im Fall Peyerl erscheint es unwahrscheinlich, dass *Resident Evil* das einzige von ihm genutzte indizierte Videospiel war. Darauf deutet auch eine fragwürdige Liste seiner Videothek hin, die an etlichen Stellen die verdunkelnde Angabe »Mietgegenstand nicht mehr im Verleih« enthält.

Unbegrenzte Waffenarsenale

Der von seinem Vater zum Waffennarr erzogene Täter fand in solchen Computer- und Videospielen entsprechend riesige Arsenale zur Befriedigung seines Hungers nach neuster Waffentechnik und seiner Schießfreude vor. Im Verlauf von Killerspielen gelangt der Spieler immer wieder an neue Waffen, aus denen er nach Belieben auswählen kann – und zwar jeweils jene, von denen er sich die schnellsten und wirkungsvollsten Tötungsattacken verspricht. Es gehört durchgehend zur Strategie solcher Spiele, dass das erfolgreiche Ausschalten eines Gegners oder einer feindlichen Gruppe umgehend mit noch wirksameren Waffen belohnt wird, die wiederum ein erfolgreiches Weiterkommen garantieren. Im Indizierungsbeschluss der Bundesprüfstelle von 1996 zum Computerspiel *Quake* heißt es: »Eine voluminöse, blutbesudelte Axt, eine Shotgun, eine doppelläufige Schrotflinte, jeweils eine Nail- und eine Super-Nail-Gun, jeweils ein Granat- und Raketenwerfer sowie eine Stromstöße aussendende Thunderbolt stehen dem Spieler zur Verfügung.« Das Töten des Gegners ist in solchen Spielen deshalb auch nicht Höhepunkt oder Abschluss des Geschehens, sondern ein fortgesetzter, überwiegend reflexartig ausgeübter Vorgang.

Im Videospiel *Resident Evil 2* betritt der Spieler gleich zu Beginn einen Waffenladen. Dort sammelt er die in den Regalen liegende Munition ein. »Erledigt die Zombies und denkt daran, dass sie erst endgültig liegen bleiben, wenn die rote Blutlache erscheint. Nehmt dem Ladenbesitzer die Shotgun aus der Hand. Verlasst den Laden und schnappt euch die Munition aus dem Lieferwagen«, so die Spielanleitung im Magazin *Fun Generation.* Das Sammeln von Waffen und Munition zieht sich durch das ganze Spiel hindurch, was angesichts des großen Verbrauchs durch den Spieler kaum wundert. »Geht zurück in den Raum, in dem ihr euren verwundeten Kollegen zurückgelassen habt, und blast ihm nach seiner Mutation die Rübe weg … Erleichtert den toten Polizisten um seine Munition … In einem der Spinde findet ihr eine Maschinenpistole … In einem Spind findet ihr Munition und auf dem Nachttisch eine Magnum … In einem

Spind dahinter findet ihr einen Flammenwerfer. Benutzt ihn, um die Pflanzen wegzubrennen ... Auf dem Tresen in der Rezeption findet ihr den Granatwerfer ... Geht in den kleinen Gang und sagt dem ›Licker‹ mit dem Granatwerfer ›Guten Tag‹ ... Zückt den Granatwerfer, geladen mit Säuremunition, und erteilt den üblen Burschen eine Lektion ... Sammelt neben der Leuchtkanone wieder den Schlüssel für den Waffenschrank auf.«

Fazit: Der Spieler wird immer wieder aufgefordert, Waffenschränke zu öffnen, was schließlich zur Routine wird. So war der »Kurzschluss« Martin Peyerls zwischen seiner monotonen virtuellen Spielerfahrung und dem sehr realen Waffenschrank des Vaters wohl leider ebenso simpel wie folgenschwer. Der ständige Umgang mit massenhaft vorhandenen Computerspielwaffen hatte nicht nur seine allgemeine Vernarrtheit in Schusswaffen verstärkt: Bei seinen häuslichen und außerhäuslichen Schießübungen strebte er auch den Einsatz möglichst vielfältiger und wirkungsvoller Waffen an.

Beispiel 2: Grand Theft Auto

Das von Peyerl ebenfalls genutzte Computerspiel *Grand Theft Auto* belegt beispielhaft, dass auch von der Bundesprüfstelle für jugendgefährdende Schriften als »nicht jugendgefährdend« eingestufte Medien durchaus negative Wirkungen auf Kinder und Jugendliche haben können. Die USK, die freiwillige Selbstkontrolle des Verbandes der deutschen Hersteller von Unterhaltungssoftware, gibt als Altersempfehlung für dieses Spiel »geeignet ab sechzehn Jahren« an. Begründet wird das von der USK damit, dass Jugendliche dieses Alters eine ausreichende Distanz zu den im Spiel angebotenen Denk- und Handlungsmustern aufbauen könnten. Das ist eine äußerst fragwürdige These, da jeder Spieler schon in der ersten Spielphase dem Sog reflexartiger Reaktionen, starker emotionaler Beteiligung, großen Erfolgsdrucks und – im Mehrspielermodus – auch wettkampfmäßiger Konkurrenz ausgesetzt ist. Die typischen Spielsituationen verhindern gerade jegliche innere, geistige Distanz. Leider schloss sich die Bundesprüfstelle 1998 in ihrer Entscheidung zur Alterseinstufung der Wertung der USK an.

Grand Theft Auto ist in der Mafia-Szene angesiedelt. Der Spieler übernimmt die Rolle eines Handlangers des Mafia-Bosses Bubby. Zu Beginn des Spiels hat er zwar ein eigenes Auto zur Verfügung, schon bald aber eignet er sich mit Gewalt einen fremden Wagen an. Damit steuert er durch das labyrinthartige Straßensystem New Yorks, um im Auftrag von Bubby verschiedene hochkriminelle Aufträge auszuführen. Nachdem etwa der neue Polizeichef höhere Bestechungsgelder verlangt, muss das Polizeipräsidium mit einer Autobombe gesprengt werden. Als eine konkurrierende Drogenbande gewaltsam in den Besitz des Mafia-Rauschgifts zu kommen versucht, wird diese niedergemacht. Der Ehemann seiner Geliebten ist dem Boss hinderlich, also wird er beseitigt.

Die beschönigende Beurteilung solcher und ähnlicher Spielvorgänge seitens der Bundesprüfstelle ist auffällig wirklichkeitsfremd: »Da die Rollenzuweisung klar ist und die Aufgaben eindeutig mafiatypisch sind, gibt es keine Anhaltspunkte dafür, dass ein jugendlicher Spieler den Spielauftrag als wirklichkeitsnah und – so wie er im Spiel dargestellt wird – als in die Realität umsetzbar verkennt. Mafia-Karrieren werden von *Grand Theft Auto* nicht provoziert oder gefördert.« Tatsächlich leitet das Rollenspiel in großer Zahl zu kriminellen Einzelaktionen an, die von anfälligen Jugendlichen als Anreize für eine Realisierung in der eigenen Lebenswelt erlebt werden können. Das beginnt schon mit der riskanten, jede Verkehrsordnung ignorierenden Raserei und dem brutalen, völlig rücksichtslosen Verhalten des Spielers gegenüber anderen Verkehrsteilnehmern: »Manche werden von dem Wagen erfasst«, stellt selbst die Bundesprüfstelle fest, »und bleiben in einer Blutlache liegen.

Diese zuletzt genannte Spielvariante kann nicht allein durch den Hinweis auf mangelhafte optische Qualitäten als unerheblich vom Tisch gewischt werden. Von der Idee her lässt sich dieser Part sicher beanstanden.« Dass man zwar Bedenken bezüglich der Verkehrsregeln in *Grand Theft Auto* anmeldet, weil Jugendliche vielleicht auf die Idee kommen könnten, nicht nur Mafiosi führen so, die übrigen wilden Schießereien aber als hinreichend fiktiv dargestellt einschätzt, ist nicht nachzuvollziehen. In der Summe wäre eine Indizierung des Spiels mehr als gerechtfertigt gewesen.

Denn der Spieler kommt überhaupt nicht umhin, auf eingreifende Polizeiwagen zu schießen und Polizisten zu töten. Der Spielverlauf ist eindeutig so angelegt, dass man ohne solche Verbrechen nicht weiterkommen, geschweige denn das Ziel erreichen kann. Identifiziert man sich mit der Spielfigur, was bei vielen Jugendlichen der Fall ist, unterliegt man geradezu dem Zwang, andere zu töten. Stattdessen zerbrechen sich die Beamten der Bundesprüfstelle an mehreren Stellen ihres Beschlusses auf recht seltsame Weise den Kopf des Spielers: »Da Werkstätten, in welchen der Spieler sein Auto zur Tarnung ›umlackieren‹ kann, nur selten und schwer aufzufinden sind, bleibt als weitere Möglichkeit, die Polizisten zu erschießen – vorausgesetzt, der Spieler hat vorher eine Pistole eingesammelt. Dieses Spielzug ist jedoch nicht der Weisheit letzter Schluss, da auch das Erschießen von Polizisten weitere Verfolgung durch andere Polizeiwagen nicht verhindert. Das Misserfolgsrisiko bei Gewaltanwendung ist daher relativ groß und zwingt den Spieler, darüber nachzudenken, welche Spielschritte er sich als günstige Strategie zurechtlegt. Ein kluger Spieler wird unnötige Sadismen wie Überfahren von Passanten und Erschießen von Polizisten möglichst vermeiden, weil er andernfalls Gefahr läuft zu scheitern.«

Eine seltsame Formulierung: »Ein kluger Spieler wird unnötigen Sadismus vermeiden.« Wird damit nicht eingeräumt, dass es in diesem Spiel »notwendigen« Sadismus gibt? Und was ist mit den weniger klugen Spielern, die es ja auch gibt? Im Übrigen scheint nach Meinung der Bundesprüfstelle der Spieler bei *Grand Theft Auto* Polizistenmorde einzig deshalb zu scheuen, weil sie sein Vorankommen im Spiel gefährden könnten. Moralisch-sittliche Bedenken und juristische Kriterien werden von den Jugendschützern dagegen überhaupt nicht geltend gemacht.

Dem Spieler in der Rolle des mafiahörigen Kriminellen wird überdies eine Polizei präsentiert, deren Führungsspitze ebenfalls korrupt und verbrecherisch ist. So wird sie deutlich diskreditiert – und das kriminelle Vorgehen der Mafiosi quasi indirekt gerechtfertigt. Da der Spieler außerdem ständig in der Position des von der Polizei Gejagten ist, fördert seine notwendige Identifikation mit der Spielrolle negative bis feindselige Einstellungen, ja Wut und Hass gegen die Polizei. Nicht zuletzt solche negativen Wirkungen werden vom Beschlussgremium vernachlässigt – sie sind dagegen in beiden beschriebenen Spielen so vielfältig und ausgeprägt, dass anstelle einer Indizierung sogar ein Verbot mit anschließender Beschlagnahme der Spiele gerechtfertigt gewesen wäre.

Psychologische und soziale Wirkungen gewalttätiger Computerspiele

Es reicht sicher nicht aus, sich über die gewalttätigen Inhalte, den erschreckenden Pseudorealismus und das stumpfsinnige Spielprinzip der genannten Killerspiele zu empören. Vielmehr muss auch dargelegt werden, welche in seelischer, geistiger und sozialer Hinsicht negativen Wirkungen solche Spiele bei Viel- und Exzessivspielern genau entfalten. Wie noch zu zeigen sein wird, sind die Effekte im Wesentlichen auf drei Ebenen angesiedelt:

1. Die Spielmuster bewirken eine fortschreitende Konditionierung auf und eine dramatische Desensibilisierung gegen gewalttätiges Verhalten.

2. Die Identifikation mit den entsprechenden Spielfiguren verstärkt dissoziale Verhaltensmuster, die im Extremfall schließlich völlig verhärten können.

3. Der zunehmende Realismus von Gewaltspielen birgt die Gefahr, dass sie auch der praktischen Kampf- und Schießausbildung dienen.

Die dramatischste verhaltenspsychologische Wirkung ist in einer spürbaren Konditionierung auf aggressives Verhalten bis hin zur Tötungsbereitschaft zu sehen. Der amerikanische Verhaltenspsychologe B. F. Skinner prägte in den Fünfzigerjahren den Begriff der »operanten Konditionierung« und beschrieb damit eine menschliche Verhaltensweise, die sich als psychologischer Prozess auch bei Computerspielen zeigt. Skinners Gesetz des »programmierten Lernens« besagt, dass eine nachfolgende Belohnung die Stärke einer spontanen Reaktion verändert. Bei diesem grundlegenden Reiz-Reaktions-Prozess baut der Mensch nicht nur Verhaltensweisen auf, er verbessert die Wirksamkeit seines Verhaltens und hält die Intensität seines Erlebens auf einem gleichbleibenden Niveau. So werden etwa – um eine harmlose, ja nützliche Anwendung dieses Schemas zu nennen – Piloten in Flugsimulatoren dergestalt trainiert, dass beim Aufleuchten eines bestimmten Lämpchens (Reiz) ein bestimmtes Verhalten (Reaktion) realisiert werden muss. Durch fortgesetztes Üben wird das richtige und erfolgreiche Reiz-Reaktions-Verhalten verinnerlicht, und es kann bei entsprechenden Ernstfällen spontan, ja sogar unbewusst aktualisiert werden.

Nach dem gleichen Konditionierungsprinzip laufen militärische Schießübungen ab, bei denen menschliche Figuren unvermittelt im Gelände auftauchen und wieder verschwinden. Hat der Soldat getroffen, wird sein Treffer sofort dadurch »belohnt«, dass die Figur umfällt und er von seinem Ausbilder gelobt wird. Die lebensnahe Simulation solcher Kampfsituationen hat bereits im Zweiten Weltkrieg dazu geführt, dass im Ernstfall die Trefferquote von Soldaten auf bis zu neunzig Prozent stieg.

Welche Elemente eines Computerspiels entsprechen nun den sogenannten Verstärkern, den Belohnungen im verhaltenspsychologischen Modell Skinners? Bei den Killerspielen besteht das positiv verstärkend wirkende Erfolgserlebnis zunächst darin, dass der Spieler für Treffer und Tötungserfolge Punkte zugesprochen bekommt. Einen weiteren, weitaus umfassenderen Verstärker stellt jedoch die Spielsituation selbst dar. Per Joystick schlüpft der Spieler quasi in seine Spielfigur hinein. Indem er fortgesetzt die Kontrolle sowohl über die Figur wie auch über das Spielgeschehen insgesamt ausübt, kann er Erfolge, Macht- und Überlegenheitsgefühle erleben, die ihm die Realität häufig nicht bietet. Der Reiz solcher Spiele für entsprechend anfällige Jugendliche besteht gerade im Kontrast zu ihren lebensweltlichen Erfahrungen, die durch Misserfolge, mangelnde Anerkennung oder gar Zurücksetzung, schließlich durch Ohnmacht und Frustration geprägt sind – sei es in der Schule oder in der beruflichen Ausbildung, sei es im Freundes- oder Bekanntenkreis, sei es generell im Umgang mit Erwachsenen.

Der Militärpsychologe Dave Grossman von der Militärakademie West Point beschreibt das Muster einer typischen klassischen Konditionierung, die beim militärischen Training mittlerweile tabu ist, wie folgt: »Ein Teenager sieht, wie Menschen gefoltert und grausam umgebracht werden; gleichzeitig trinkt er seine Lieblings-Cola und schmust mit der Freundin. Intensiver kann die Verbindung zwischen Gewalt und schönen Gefühlen kaum sein.« Einer ähnlichen Konditionierung unterliegen viele Kinder bereits im frühen Alter von drei bis fünf Jahren, wie eine Studie des ZDF festgestellt hat. Kinder wählen sehr früh vor allem solche Fernsehprogramme aus, die ihnen Vergnügen bereiten. »Spaß haben« wird durch den Einfluss des Fernsehens bereits in frühen Jahren zu einer zentralen Erwartungshaltung verstärkt, die von den Inhalten des Fernsehens auf die Wirklichkeit übertragen wird. Dabei werden von Anfang an »auch Spaß und Gewalt in nicht geringer Dosis miteinander verbunden«. Die ZDF-Medienforscher sind sich sicher, dass dieser Trend nicht mehr umkehrbar ist.

Konditionierung ist auch beim Computer- und Videospielen zu beobachten. Jugendliche Nutzer erleben Vergnügen und haben Spaß dabei, wenn sie per Mausklick oder Joystick beziehungsweise mit ihren virtuellen Waffen Körper und Dinge zerfetzen. Wenn dann Körperteile durch die Gegend fliegen oder aus Körpern fontänenartige Blutströme spritzen, sind lobende digitale Stimmen zu hören, die zum Beispiel »Yeah!« oder »Excellent!« rufen. So wird brutales Verhalten letztlich als subjektiv angenehm erlebt, positiv verstärkt und überdies noch in stupider Routine eingeübt.

Moderne Technik lässt Gewalt immer realistischer wirken

Ein erster technologischer Sprung wurde 1993 mit dem Spiel *Doom* erreicht. Von diesem Spiel und seiner Nachfolgeversion *Doom II* gibt es Varianten sowohl für den PC wie auch für die Playstation. Mit beiden Geräten kann man über Internet zudem eine Mehrspielerversion nutzen, in der man nicht gegen computergesteuerte, sondern gegen reale Gegenspieler antritt. *Doom* gehört inzwischen zu den beliebtesten Spielen bei Kindern und Jugendlichen und hat innerhalb kurzer Zeit Kultstatus erreicht. Das Besondere an *Doom* ist die subjektive Kameraeinstellung, durch die der Spieler in die Ich-Perspektive versetzt wird. Man spricht deshalb bei *Doom* und ähnlichen Killerspielen auch von Ego-Shootern. »Der Spieler«, so die Medienforscher Friedemann Schindler und Jens Wiemken 1997, »schlüpft in die Rolle des Helden und betrachtet durch dessen Augen die Szenerie. Er bewegt sich dabei wie in der realen Umgebung: Er läuft vorwärts, dreht sich und weicht nach links oder rechts aus. Die spektakuläre dreidimensionale Grafik wird dabei in Echtzeit berechnet. Das Grafikmodul ist so schnell, dass selbst bei schnellen Dreihundertsechzig-Grad-Drehungen die Computerbilder nicht mehr ruckeln. Der Spieler bekommt so einen Eindruck, der mit der ›realen Bewegung‹ vergleichbar ist.«

Ferner hat der Spieler zahlreiche Möglichkeiten, über das monotone Herumballern hinaus selbst in die Spielgestaltung einzugreifen. So kann er etwa mithilfe sogenannter Cheatcodes – eine Art Passwörter, die in bestimmten Spielsituationen per Tastatur eingegeben werden – durch Wände gehen oder ein unerschöpfliches Reservoir an Munition anlegen. Ebenso können per Tastatur Mitteilungen an andere Spieler gesendet werden. Besonders beliebt ist bei Spielern jedoch das Einbringen selbst gestalteter Spielfiguren und -elemente, etwa neuer Monster und Waffen, ja sogar ganzer Szenarien aus der eigenen realen Umwelt wie Straßenzüge, Gebäude oder auch Personen.

Bei der Playstation von Sony, die Peyerl überwiegend nutzte, war es dem Spieler darüber hinaus auch erstmals möglich, das Ringen des Opfers mit dem Tod unmittelbar körperlich zu spüren. Während des Spiels vibrieren und zucken diese Geräte, beispielsweise wenn die Figur des Spielers einen Gegner würgt oder erschießt oder wenn sie von einem Gegner erschossen wird. Der Spieler ist also einer taktilen Stimulation ausgesetzt; das Spiel wird um eine starke sinnliche Erfahrungsebene erweitert. Nicht zuletzt durch solche interaktiven Komponenten unterscheidet sich das Videospielen vom rein audiovisuellen Medienkonsum.

Ein exzessiver Nutzer von *Doom* hat sich zwei Jahre lang damit beschäftigt, sein eigenes Gymnasium in seine Spielumgebung einzubauen. In der neuesten Version von *Quake* wiederum lassen sich Fotos realer Personen einscannen, natürlich auch von solchen, denen gegenüber man Wut und Hass empfindet oder an denen man Rache nehmen will. Anders gesagt: Der Spieler hat die Möglichkeit, reale Menschen virtuell zu verletzen oder zu töten.

Insgesamt wird deutlich, dass von den Produzenten neuer Technologien für Computer- und Videospiele eine immer stärkere Realitätsnähe angestrebt wird. Virtuelle Inhalte, Handlungen und Darstellungen werden der eigenen Erfahrung des Spielers immer ähnlicher. Damit wächst die Gefahr, dass sich reales und virtuelles Erleben im Bewusstsein des Spielers zunehmend überlagern. Gerade nach Phasen exzessiven Spielens kann es zu einer orientierungslos hingenommenen Vermischung der Ebenen kommen, in denen eben noch virtuell eingeübtes Verhalten plötzlich real umgesetzt wird. Durch die technische Entwicklung der Eingabegeräte wird diese tendenziell schizophrene Wahrnehmung sogar noch gefördert. Was beim virtuellen Autorennen mit realistisch nachgebildeten Lenkrädern, Gas- und Bremspedalen noch als unterhaltsam bis nützlich durchgehen mag, das wird bei Gewaltspielen unter Umständen zum reinen Killertraining. So gibt es mittlerweile Joysticks, die wie Waffen gestaltet sind und mit denen direkt auf den Bildschirm gezielt wird. Der letzte Schrei sind Geräte, die sogar den Rückstoß realer Waffen ansatzweise simulieren. Die Werbung für solch ein Produkt ist von geradezu erschreckender Offenheit: »Psychiater sagen, es sei wichtig, etwas zu fühlen, wenn man tötet. Wenn du ohne Gefühl tötest, bist du nur ein herzloser Soziopath.«

Interaktive Elemente als Risikofaktor

Gegenüber passiv konsumierten Verbreitungsmedien wie Fernsehen oder auch Comics haben wir es bei Computer- und Videospielen mit einer neuen Qualitätsstufe der Mediennutzung zu tun. Denn es kommt fortgesetzt zu Interaktionen zwischen dem visuellen Geschehen auf dem Bildschirm und dem subjektiven Erleben von Kindern und Jugendlichen, die dieses Bildschirmgeschehen mithilfe von Tastatur, Maus oder Joystick aktiv steuern. »Videospiele enthalten die dynamischen visuellen Elemente des Fernsehens; sie umfassen darüber hinaus aber auch interaktive Merkmale. Was sich auf dem Bildschirm abspielt, ist nicht vollständig vom Computer, vom Medium vorherbestimmt, sondern auch Resultat der Handlungen des Spielers«, stellte Patricia Greenfield, Psychologin an der University of California in Los Angeles, schon 1987 fest. Gerade in dieser Interaktivität liegt die besondere Anziehungskraft solcher Spiele für Kinder und Jugendliche. Sie können aktiv sein, Bewegungen initiieren, Veränderungen herbeiführen und Erfahrungen machen, wenn auch nicht in direkter Weise.

Bei gewalttätigen Spielen, besonders aber bei den sogenannten Killerspielen, wird der Spieler selbst zum Akteur, der Waffen der verschiedensten Art einsetzt, Gegner eliminiert, foltert oder in die Luft sprengt. Viele Gewaltspiele zwingen die Spieler geradezu, sich mit den Spielfiguren zu identifizieren, also wie diese zu reagieren und zu handeln, ihren Intentionen und Motiven zu folgen und ihre Emotionen subjektiv nachzuempfinden. Die Ich-Perspektive der nicht umsonst sogenannten Ego-Shooter macht diese Identifikation nachgerade unausweichlich.

Darüber hinaus eröffnen Computer- und Videospiele nahezu unbegrenzte virtuelle Abenteuer- und Fantasiewelten, während die realen spielerischen Freiräume vieler Kinder und Jugendlicher immer weiter eingeengt werden. Gerade in städtischen Ballungsgebieten, besonders ausgeprägt in den trostlosen Hochhausschluchten sozialer Brennpunkte, finden sich oft kaum noch attraktive Spielplätze oder andere Freiräume außerhalb der Wohnungen. Wenn im öffentlichen Raum nicht der Verkehr tobt, dann sind seine Flächen entweder dem Konsum geweiht oder als planierte Einöden gestaltet. Videospiele dagegen »versprechen Kindern eine vollständige Bewegungsfreiheit, die in scharfem Kontrast zu ihrer unmittelbaren Erfahrung der häuslichen Beschränktheit steht. Ebendadurch übertragen sie viele Werte der traditionellen Jugendkultur in diese technologische Umgebung«, so Henry Jenkins, Direktor des

Programms für vergleichende Medienforschung am renommierten Massachusetts Institute of Technology.

Gewaltspiele als Kampftraining

Beim Computerspielen ist ein Viel- oder gar Exzessivspieler über Wochen, Monate, unter Umständen sogar Jahre hinweg täglich stundenlang damit beschäftigt, unter hoher Anspannung die verschiedensten psychomotorischen Bewegungen ständig zu wiederholen. Dabei werden seine Hand- und Augenmotorik eng miteinander gekoppelt. Ständige Wiederholung von psychomotorischen Bewegungen und deren Steuerung durch eine enge Verbindung von Hand und Auge – das ist exakt die Methode, mit der wir Menschen fast alle praktischen Fertigkeiten einüben, die wir im Leben ständig einsetzen müssen. Auf diese Weise erlernen wir etwa die Routinen handwerklicher oder industrieller Tätigkeiten, automatische, häufig sogar unbewusste Bewegungsabläufe beim Sport, aber auch alltägliche Abläufe wie das Autofahren oder das Einräumen einer Spülmaschine.

Wir müssen bei solchen Verrichtungen nicht mehr nachdenken oder bewusst entscheiden. Bei entsprechender Übung gehen sie uns irgendwann wie von selbst von der Hand. Ohne solche quasi automatisierten Fertigkeiten könnten wir viele, auch anspruchsvolle und schwierige Tätigkeiten überhaupt nicht durchführen, jedenfalls nicht sinnvoll und rationell. Die Ausbildungsmethoden für praktische Fertigkeiten zielen deshalb gerade auf ihre Vervollkommnung und ihren automatisierten Ablauf. Im Zuge einer zunehmenden

Automatisierung erfolgt ein Bewegungsablauf immer leichter und flüssiger, sodass wir unsere Aufmerksamkeit ganz den Zielen widmen können, die wir mit unseren Fertigkeiten verfolgen. So denkt der Schreiner etwa an die Form und Gestaltung eines Stuhls, nicht aber an die Bewegungsabläufe beim Hobeln, Sägen oder Bohren.

Solche automatisierten Abläufe und Fertigkeiten werden nun auch beim Spielen am Computer erworben, und zwar sowohl bei Geschicklichkeits- oder Simulationsspielen als auch bei Kampf- und Killerspielen. Hier wie dort vermitteln die zunehmenden Fertigkeiten beim Einsatz der jeweiligen Technologien Befriedigung und Erfolgserlebnisse, nicht zuletzt, weil die Teilziele der Spiele immer leichter erreicht werden: Man erklimmt eine Schwierigkeitsstufe nach der nächsten und sammelt immer mehr Punkte. Das ist ein wesentlicher Grund dafür, dass die gleichen Spiele immer wieder genutzt werden: Befriedigende Erfolgserlebnisse sowie die Überlegenheit gegenüber etwaigen Mitspielern sind umso sicherer, je mehr Routine ausgebildet wurde.

Bei zahlreichen Kampf- und Killerspielen erlernen Kinder und Jugendliche nun indirekt sehr reale Kampftechniken und deren Einsatz bei Kampfhandlungen, so etwa bestimmte Karatetechniken, wie sie in indizierten Spielen wie *Ninja Mission* oder *Ninja Warriors* eine zentrale Rolle spielen. Charakteristisch für diese Art Karate – nicht zu verwechseln mit der gleichnamigen traditionsreichen Sportart – ist eine eiskalte, menschenverachtende Grundhaltung. Diese Haltung wird besonders augenfällig in den technischen Kampfanweisungen. Der Ninja-Kämpfer soll gezielt gegen die empfindlichsten Körperteile des Gegners vorgehen, als da sind: Schläfe, Kinnspitze, Halsschlagader, Kehlkopf, Schlüsselbein, Genick und Unterleib. Mit Handkantenschlägen, Kniestößen, Ellbogenschlägen, Kicktechniken wie Seitwärts-, Rückwärts- und Sprungkick oder doppelten Daumenstößen in die Augen, also mit Techniken, die allesamt zu schwersten Verletzungen führen, soll der Gegner letztlich eliminiert werden. Bei den genannten Computerspielen werden solche brutalen Kampftechniken als Fertigkeiten bis zur Perfektion eingeübt. So setzen Kinder und Jugendliche, wenn es zu realer körperlicher Gewaltanwendung kommt, denn auch solche Kampftechniken tatsächlich ein. Zahlreiche Polizeiberichte und Berichte von Lehrerinnen und Lehrern über Gewalt an Schulen belegen diese Tatsache mit bestürzender Regelmäßigkeit.

Mit brutalen Computerspielen lernen ihre Nutzer aber auch, wie man zielt und schießt, wie die unterschiedlichsten Waffen dabei gehalten werden müssen, wie man sich in tödlichen Kampfsituationen verhält und wie man am wirkungsvollsten tötet, zum Beispiel per Kopfschuss. Daneben erlernen sie regelrechte Foltertechniken und andere Grausamkeiten. Dave Grossman berichtete in der Wochenzeitung *Die Zeit* vom 23. September 1999: »Vor knapp zwei Jahren ging der vierzehnjährige Michael Carneal auf den Schulhof seiner Schule in Paducah, Kentucky. Der Junge hatte noch nie zuvor eine Pistole in der Hand gehabt. Er feuerte achtmal. Acht Schüsse, acht Treffer: fünf in den Kopf, drei in den Oberkörper. Drei Tote, fünf Schwerverwundete. Ich habe gerade Green Berets trainiert. Wenn ich denen das erzähle, glauben sie es nicht. Ein durchschnittlicher Polizist hat eine Trefferquote von eins zu fünf. Wie ist Michael Carneal so ein erstklassiger Pistolenschütze geworden? Durch sein Training mit Gewaltvideospielen wie *Doom* und *Quake*.«

Im Zusammenhang mit einem Prozess gegen die Hersteller jener Videospiele, die bei den Morden von Paducah eine Rolle gespielt haben, bezeugten die Leiter mehrerer nationaler und internationaler Ausbildungsstätten der Polizei, dass die Videospiele mit dem Simulationstraining der Polizei nahezu identisch sind – bis auf die Tatsache, dass dort die Waffen stets gesichert sind. Grossman weist darauf hin, »dass einer der wirksamsten und am meisten eingesetzten Simulatoren, die von der US-Armee in der letzten Zeit entwickelt wurden, MACS, nichts anderes ist als ein abgewandeltes Super-Nintendo-Spiel (es hat tatsächlich große Ähnlichkeit mit dem beliebten *Duck Hunt*, außer dass bei MACS mit einem M-16-Gewehr aus Plastik auf typisch militärische Ziele auf dem Bildschirm geschossen wird). Es ist ein ausgezeichnetes, überall einsetzbares Gerät zur militärischen Schießausbildung. Der FATS-Trainer, der von den meisten Polizeiorganisationen in Amerika benutzt wird, ist mehr oder weniger identisch mit dem extrem gewalttätigen, in Spielhallen verbreiteten Videospiel *Time Crisis*. Beide Spiele lehren den Benutzer oder Spieler, ein Ziel zu treffen, beide helfen dabei, den Tötungsakt zu wiederholen, und beide sind ausgestattet mit Gewehren, die einen Rückstoß haben: Der Schlitten schlägt zurück, wenn der Abzug betätigt wird«, so Grossman und seine Kollegin Gloria DeGaetano 1999 in ihrem Buch *Stop Teaching Our Kids to Kill*.

Computer- und Videospiele bilden ebenso wie militärische Simulationsspiele Fertigkeiten für Gewalttaten und zum Töten aus. Wie die Fälle von Massakern durch Jugendliche in den USA und analoge Fälle bei uns belegen, werden diese in der Realität angewendet, wenn entsprechende Beweggründe bei Jugendlichen vorhanden und langjährige Desensibilisierungsprozesse abgelaufen sind.

Auch viele Rollenspiele sind keineswegs harmlos

Zahlreiche beliebte Computerspiele gehören zur Gruppe der sogenannten Rollenspiele. Wie in Action-, Kriegs-, Ninja- oder Abenteuerspielen agieren auch hier hervorstechende Gestalten und Figuren, mit denen sich Kinder und Jugendliche identifizieren. Vorbild aller mehr oder weniger durch die Fantasy-Literatur inspirierten Rollenspiele ist das Spiel *Dungeons & Dragons* (»Kerker & Drachen«). Solche Fantasy-Rollenspiele sind in den USA in Form von Brettspielen bereits seit Anfang der Siebzigerjahre auf dem Markt und werden dort von etwa vier Millionen überwiegend männlichen Jugendlichen und jungen Erwachsenen gespielt. Seit Ende der Achtzigerjahre gibt es Fantasy-Rollenspiele als Computerspiele, seit Anfang der Neunzigerjahre auch in deutschsprachigen Fassungen. Die Computerzeitschrift *PowerPlay* berichtete im April 1989 von einer regelrechten Rollenspiel-Schwemme. Besonders stark verbreitet war das Spiel *Might and Magic II*, ein »saftiges Fantasy-Rollenspiel um Mieslinge, Monster, Macht und Magie«.

Zum Spiel *Dungeons & Dragons*, das nach Handbüchern mit Anweisungen gespielt wird, finden sich drei und mehr Akteure zusammen. Spielleiter ist ein Dungeon Master, der für die Einhaltung der Spielregeln und den technischen Ablauf des Spiels verantwortlich ist. Als Identifikationsfiguren werden den Spielern Kämpfer, Diebe, Meuchelmörder, Magier, in einigen Varianten auch historische Figuren wie Julius Cäsar oder Napoleon angeboten.

Ziel ist es, möglichst viele Gegner zu töten und möglichst viele Besitztümer zu erbeuten. Gut und Böse sind dabei keine Wertungen mehr, sondern lediglich zwei wertneutrale Handlungsmöglichkeiten. Für den mörderischen Kampf gegeneinander können die Spieler Verfluchungen, Verwünschungen oder Zaubersprüche auswählen, sich Dutzende verschiedener Folterwerkzeuge und über fünfzig verschiedene Kriegswaffen für alle erdenklichen Tötungsvarianten aussuchen. Als Folge dieses Spiels sind in den USA mehrere Fälle von Selbstmord, Mord und Körperverletzung dokumentiert. Pat Pulling, die sich als Aktivistin in der Öffentlichkeit gegen solche Spiele engagierte, seit ihr Sohn durch *Dungeons & Dragons* in den Selbstmord getrieben wurde, charakterisiert das Spiel folgendermaßen: »Die große Mehrzahl der Informationen in den D&D-Anweisungen ist gewaltorientiert. Sie bestehen aus detaillierten Beschreibungen des Tötens, einschließlich teuflischer Menschenopfer, Meuchelmord, Sadismus, vorsätzlichen Mords und Wahnsinns-Verfluchungen. Viele dieser Anweisungen entstammen direkt der Hexerei und dem Okkultismus. Das Spiel unterscheidet zwischen verschiedenen Flüchen, die Gegner in den Wahnsinn treiben sollen, unter anderem zu Selbstmord und Mord.«

Darren Molitor, ein Jugendlicher, der als Folge des Spiels *Dungeons & Dragons* ein Mädchen erwürgte, schrieb als Warnung einen offenen Brief: »Wie ich schon mehrfach wiederholt habe, wird das Spiel ausschließlich im Geiste gespielt. Das Bewusstsein erlebt diese Visionen während des Spiels als Realität … Aus dem ›Fantasie-Spiel‹ wird ein ›Realitäts-Spiel‹. Sie beginnen, es als Realität zu erleben … Sie spielen das Spiel nicht mehr zum Vergnügen. Sie spielen es, weil sie das Gefühl haben, dass sie es tun müssen. Sie müssen spielen, genauso wie ein Drogen- oder Alkoholabhängiger seinen Stoff haben muss. Es ist eine Sucht. Und ihr Gehirn wird von dem Spiel kontrolliert. Es wird von dem Spiel besessen.«

Bei einem Rollenspiel wie *Dungeons & Dragons* nimmt der Spieler zwar im Unterschied zu den reinen Killerspielen beziehungsweise Ego-Shootern wie *Doom* keine optische Ich-Perspektive ein. Auch dreht sich das Spielgeschehen nicht ausschließlich um monotones Schießen und Töten. Dennoch sind Gewalt, Mord und Totschlag ständig gegenwärtige Themen. Und da zudem ein reines Actionspiel wie *Doom* sich wiederum optisch und thematisch aus Motiven der Fantasy-Welt speist, überlagern sich im Bewusstsein vieler Spieler auch die Eindrücke und Emotionen aus den verschiedenen Spielwelten. Deshalb sollten die Gefahren von Rollenspielen, deren Nutzer sich bisweilen gern pseudointellektuell, mystisch interessiert und harmlos geben, keineswegs unterschätzt werden. Sie gehören in dieselbe Welt aus Realitätsflucht, gewalttätigen Allmachtsfantasien und dunkel brütender Paranoia.

Anfang April 2000 ereignete sich im spanischen Alicante ein dramatischer Fall solch einer totalen und tödlichen Rollenidentifikation. Ausgelöst durch das Computerspiel *Final Fantasy III*, wurde ein siebzehnjähriger Jugendlicher zum dreifachen Mörder. Einer der Protagonisten des Spiels ist ein Samurai-Kämpfer, und der Täter hatte zum Geburtstag vom Vater – übrigens gegen den ausdrücklichen Willen der Mutter – ein Samurai-Schwert geschenkt bekommen. Mit diesem Schwert erstach er dann die Mutter, köpfte seinen Vater und schlitzte seine zwölfjährige Schwester in der Badewanne auf. Schon bei den ersten Verhören stellte sich heraus, dass der Junge, der über Monate jede freie Minute vor seiner Playstation zugebracht hatte, sich wahnhaft mit einem der »Helden« des Spiels identifiziert hatte, einem verschlossenen, egoistischen und stolzen Einzelkämpfer, der gegen Monster und Soldaten sowie gegen die Macht von Diktatoren und Unterdrückern kämpft. Ein Freund des jugendlichen Täters sagte aus: »José ließ sich sogar seine Haare wie der Computerheld schneiden, übte sein kühles Grinsen und lernte Kampfsport.« Auf die Frage, weshalb er seine Eltern getötet habe, antwortete jener José: »Für mich waren sie meine Unterdrücker.« Im Zimmer des Amokläufers fanden die Ermittler eine Axt, Schlagstöcke, Zeitschriften über Satanismus und zahlreiche weitere Gewaltspiele.

Warum gewalttätige Computerspiele tatsächlich aggressiv machen

Bis in die Achtzigerjahre hinein kamen zahlreiche US-amerikanische Untersuchungen über den Zusammenhang von Computer- und Videospielen und Aggressivität zu recht widersprüchlichen Ergebnissen. »Zum Teil fand man, dass aggressive Bildschirmspiele tatsächlich Aggressionen hervorrufen und vermehren, zum Teil wurde aber auch eine Verminderung von Aggressionen durch aggressive Bildschirmspiele beobachtet, und in manchen Untersuchungen konnten überhaupt keine Auswirkungen festgestellt werden«, so der Erlanger Pädagoge Werner Sacher 1993 in einem Artikel über Jugendgefährdung durch Video- und Computerspiele.

Die Erklärung für diese Unterschiede in den Ergebnissen ist meines Erachtens darin zu suchen, dass ein Teil der Kinder für entsprechende Spielwirkungen prädisponiert ist, ein anderer hingegen nicht oder nur schwach. Diese Anfälligkeiten sind – ebenso wie bei Wirkungen anderer Medien – im psychischen und/oder im sozialen Bereich begründet. Deshalb ist es wichtig, bei weiteren Forschungen jeweils Spieler mit bestimmten psychischen und sozialen Voraussetzungen auf aggressive Wirkungen hin zu untersuchen. Gerade Arbeiten, die so vorgehen, kommen zu eindeutigeren Ergebnissen. »In sieben Arbeiten wurden Vor- und Grundschulkinder untersucht. Immerhin fünf davon stellten Aggressionssteigerungen durch Bildschirmspiele fest. Es hat den Anschein, dass das Spiel mit aggressiven Bildschirmspielen vor allem bei sehr jungen Kindern zu problematischen Effekten führt. Die Vermutung wird gestützt durch Ergebnisse intensiver Einzelbeobachtungen«, so Sacher weiter.

Seit Beginn der Neunzigerjahre beobachten wir dreierlei: eine differenzierte technologische Entwicklung der Computer- und Videospiele mit dem starken Trend zur Realitätsnähe, eine Steigerung bei ihren menschenverachtenden Inhalten und Gestaltungen sowie die Erweiterung der Möglichkeiten für den Spieler, seinen Interessen und Motiven entsprechend in das Geschehen auf dem Bildschirm einzugreifen – bis hin zur Integration selbst gestalteter Elemente wie Spielfiguren, Waffen oder ganzer Spielszenarien. Dadurch ist das Wirkungspotenzial der Computer- und Videospiele gesteigert worden, besonders was die Darstellung von Gewalt gegen Sachen, was verbale Aggressivität und was den Realismus körperlicher Gewaltausübung anbetrifft. Studien aus den Neunzigerjahren kommen deshalb zu eindeutigeren Ergebnissen hinsichtlich der Entwicklung aggressiven Verhaltens infolge gewaltbelasteter Video- und Computerspiele.

Hier sollen stellvertretend die wesentlichen Ergebnisse zweier deutscher Studien zum Zusammenhang zwischen Gewaltspielen und aggressivem Verhalten dargestellt werden.

Seiner Feldstudie aus dem Jahr 1990 legte Helmut Lukesch, Professor für pädagogische Psychologie und Medienpsychologie an der Uni Regensburg, die Annahme zugrunde, dass durch das Einswerden mit einer aggressiven elektronischen Spielfigur das Risiko der Imitation weit größer ist als bei »normaler« Fernseh- und Videogewalt. Einunddreißig Jungen und Mädchen im Alter zwischen fünf und sieben Jahren spielten jeweils entweder ein Gewaltspiel, bei dem die Opfer getötet werden mussten, oder ein Geschicklichkeitsspiel. Anschließend beschäftigten sich die Kinder mit Spielsachen, die äußerlich an das Computerspiel erinnerten. Ihr dabei gezeigtes Verhalten wurde durch neutrale Beobachter eingeschätzt. Die Kinder, die das Gewaltspiel genutzt hatten, verhielten sich signifikant feindseliger gegenüber anderen Kindern und auch gegenüber Puppen als jene Kinder, die zuvor mit dem gewaltfreien Computerspiel gespielt hatten. Ganz eindeutig imitierten sie dabei die im Computerspiel vorgeführten aggressiven Verhaltensweisen.

An der zweiten deutschen Studie, 1997 von Rita Steckel und Clemens Trudewind an der Ruhr-Universität Bochum durchgeführt, beteiligten sich insgesamt hundertsiebenundsechzig Kinder, davon dreiundachtzig Grundschüler im Alter von sieben bis zehn Jahren und vierundachtzig Schüler im Alter von elf bis vierzehn Jahren. Eingesetzt wurde ein vergleichsweise harmloses Gewaltspiel namens *Street Fighter II*, ein Prügel- und Boxspiel, bei dem zwar körperliche Gewalt ausgeübt wird, aber keine Waffen eingesetzt werden, mit denen getötet werden kann. Als aggressionsfreies Spiel wurde das kindgerechte Geschicklichkeitsspiel *Joshi's Cookie* verwendet, in dem nach Farbe und Form unterschiedene Kekse jeweils in Reihen geordnet werden müssen.

Im Ergebnis zeigten sich deutliche Effekte, die auf langfristige Wirkungen aggressiver Spiele schließen lassen. In Fantasiegeschichten thematisierten besonders jene Kinder starke körperliche Aggressionen, die lange andauernde Erfahrungen mit aggressiven Spielen hatten. Besonders deutlich waren davon jene Kinder betroffen, die vor Testbeginn als tendenziell aggressiv disponiert eingestuft wurden. Bei weniger aggressiven Kindern war der Effekt schwächer bis minimal. Dagegen wurde durchgängig bei allen Kindern, die *Street Fighter* gespielt hatten, eine verminderte Fähigkeit zu mitfühlenden Emotionen festgestellt.

»Langfristig kann diese Herabsetzung der empathischen Reagibilität zu einer emotionalen Abstumpfung führen, die einen wesentlichen Hemm-Mechanismus für das Aggressionsmotiv schwächt. Aus den dargestellten Befunden ist eine langfristige Wirkung des Umgangs mit aggressionshaltigen Spielen ableitbar«, so die Bochumer Forscher. (Eine breiter angelegte Studie von Trudewind und Steckel vom November 2000 hat die Beobachtung, dass Gewaltspiele die Fähigkeit zum Mitleid abstumpfen und aggressives Verhalten fördern, klar bestätigt. Allerdings zeigte sich auch, dass der familiäre Hintergrund dabei eine entscheidende Rolle spielt: »Kinder mit sicherer Eltern-Kind-Bindung zeigten eine geringere emotionale Abstumpfung nach dem Gewaltspiel als unsicher gebundene Kinder«; Anm. R. B.)

Auch eine Reihe von Studien aus den USA seit der Mitte der Neunzigerjahre belegt nachdrücklich die Ausbildung aggressiven Verhaltens durch gewalthaltige Computer- und Videospiele. Eine dieser Untersuchungen ist die Studie *Video Game Violence and Confederate Gender: Effects on Reward and Punishment Given by College Males* von 1999. Zum Zeitpunkt der Studie war *Mortal Kombat* in den USA das meistverkaufte Videospiel; zugleich galt es als das am stärksten mit Gewalt belastete. An der Studie waren hundertneunzehn College-Studenten beteiligt. Verwendet wurden zwei Levels des genannten Spiels, eines mit vergleichsweise geringem, ein anderes mit besonders hohem Gewaltanteil. Zum Vergleich wurde der Einfluss eines Basketball-Simulationsspiels herangezogen. Dabei kamen die Autoren der Studie, Mary Ballard und Robert Lineberger, zu folgendem Schluss: »Unsere Ergebnisse … liefern den Beweis dafür, dass Brutalität in Videospielen sowie das Aggressionsniveau des Spiels auf das Aggressionsverhalten des Spielers, sein Belohnungsverhalten, sein Bewusstsein für Gefühle der Feindseligkeit sowie auf seine Herz-Kreislauf-Aktivität Einfluss nehmen.«

Diese und andere Studien belegen auch, dass durch die Wettbewerbssituation bei Computer- und Videospielen die Aggressivität der Spieler zusätzlich gesteigert wird. Viele Kinder und Jugendliche bevorzugen zumindest zeitweise das Spielen in der Gruppe oder Clique, wobei die einzelnen Spieler über das Internet oder lokale Netzwerkverbindungen gegeneinander antreten. Andere Untersuchungen stellen sowohl einen Anstieg der aggressiven Verhaltensweisen als auch einen Rückgang im positiven Sozialverhalten von Kindern als Folge der Nutzung von Computer- und Videospielen fest. So fanden etwa die beiden Psychologen Craig Anderson (Iowa State University) und Karin Dill (Lenoir-Rhyne College, North Carolina) heraus, dass College-Studenten, die *Wolfenstein 3D* gespielt hatten, mit höherer Wahrscheinlichkeit aggressive Verhaltensweisen zeigten als andere Studenten, die ebenso lange *Myst*, ein gewaltfreies Spiel, gespielt hatten. »Der Zusammenhang ist mindestens so eng wie der Zusammenhang zwischen Rauchen und Lungenkrebs«, so Anderson.

Die in solchen Spielen permanent ausgeführten aggressiven Handlungen sind durchgehend mit negativen Emotionen wie Ärger, Zorn, Wut, Hass oder Rache verbunden und kommen auch in einer aggressiven Sprache, zum Beispiel in digitalisierten Stimmen, zum Ausdruck. Helmut Kampe sieht zu Recht eine Gefahr darin, »dass alltagssprachliche Ausdrucksformen, die allzu häufig einem gewissen Imponiergehabe männlicher Jugendlicher dienlich sind und die einen mehr oder weniger starken aggressiven Nebensinn haben können, erweitert und mit eindeutigen, eindrucksvollen und handlungsanleitenden aggressivbildhaften Vorstellungen verknüpft werden ... Eine ›mediale Sozialisation‹, in der sprachlich-aggressive Ausdrucksformen mit gewalttätigen Bildvorstellungen verknüpft werden, ist geeignet, ... langfristig den Übergang zur physischen Aggression zu erleichtern, insbesondere, wenn in den Spielsituationen kollektiv bestätigende bildhafte Vorstellungen von gewaltsamen Auseinandersetzungen zu einer subjektiv gültigen Realitätsbeschreibung geraten«, so Kampe 1992 in einem Aufsatz über »Das Videospiel im Unterricht«.

Schließlich belegen mehrere Studien einen klaren Zusammenhang zwischen dem hohen Erregungsniveau von Nutzern gewalthaltiger Computer- und Videospiele und deren aggressivem Verhalten. Solch ein höheres Erregungsniveau zeigt sich unter anderem in einer deutlich erhöhten Herzschlagfrequenz, in Schwindelgefühlen und häufiger Übelkeit. Dies weist darauf hin, dass Kinder und Jugendliche, die fortgesetzt, manchmal über Monate und Jahre, gewalthaltige Computer- und Videospiele nutzen, sich in einem Dauererregungszustand befinden. Ihre Aggressivität ist deshalb kein rein psychisches, sondern durchaus auch ein physisch grundiertes Problem.

So weit Werner Glogauer im Jahr 2000. Wie bereits in meiner Einführung zu diesem Gutachten erwähnt, gibt es in der Forscherszene durchaus auch andere Standpunkte zum Thema. Mir war es wichtig, den Lesern mit dieser Expertise ein gewisses Rüstzeug gegen die Verharmlosungsstrategien vieler Spielehersteller, -händler und -nutzer an die Hand zu geben. Was sicher bleibt, ist ein grundlegendes Dilemma solcher Untersuchungen: Es kommt stets darauf an, in welche Richtung man einen Zusammenhang zwischen zwei Größen betrachtet. Einerseits erkrankt bei Weitem nicht jeder starke Raucher an Lungenkrebs; wir alle kennen dieses Argument: »Mein Opa hat gequalmt wie ein Schlot und ist trotzdem fünfundneunzig geworden!«

Andererseits sind aber sehr, sehr viele Menschen, die an Lungenkrebs sterben, starke Raucher gewesen. Übertragen auf die Gewaltspiele-Problematik, meine ich: Wo es um ein so hohes Gut wie die Zukunft unserer Kinder geht, kann und muss der Gesetzgeber die vergleichsweise geringfügige Beeinträchtigung der Freiheit vieler harmloser Spieler durch eine stärkere Kontrolle ihrer »Droge« durchaus in Kauf nehmen, wenn sich so verhindern lässt, dass die diffuse Gewalt-Prädisposition auch nur einiger weniger junger Menschen in fatale Bahnen gelenkt wird.

6. Fernsehen macht dumm

Warum Jugendliche durch übermässigen Medienkonsum verblöden und verrohen

Der Schriftsteller Hans Magnus Enzensberger hat das Fernsehen einmal »das Lagerfeuer des 20. Jahrhunderts« genannt. Was er damit sagen wollte, war Folgendes: Man kann das Fernsehen natürlich kritisieren, weil die Inhalte einzelner Sendungen dumm oder empörend sind. Man kann das Fernsehen kritisieren, weil es zu viel Sex und Gewalt zeigt. Weil es nicht kritisch genug über Politik oder Wirtschaft informiert. Oder weil es Politiker und Wirtschaftsführer zu scharf kritisiert. Weil es lieber seichte Unterhaltung statt hochwertiger Bildungssendungen ausstrahlt. Man sollte darüber, so Enzensberger, aber etwas anderes nicht übersehen: In immer mehr Wohnzimmern läuft die Glotze mehr oder weniger ununterbrochen. Die Zuschauer sitzen nur zeitweise davor, um sich ein laufendes Programm tatsächlich anzusehen. Die meiste Zeit machen sie etwas anderes: essen, sich unterhalten, bügeln, putzen, spielen, Zeitung lesen, manchmal sogar alles zugleich. Bisweilen erleuchtet die Mattscheibe auch bloß ein leeres Wohnzimmer – weil der Vater Bier holt, die Mutter in der Küche steht und die Kinder im Kinderzimmer vor dem Computer hocken. Zugleich steht immer öfter nicht nur im Wohnzimmer, sondern auch in der Küche und im Kinderzimmer ein Fernseher.

Fernsehen betreibt heute also Zerstreuung im wörtlichsten Sinne. Es berichtet – wenn auch nicht notwendig auf demselben Kanal – ebenso über den Irakkrieg wie über die Weltmeisterschaft im Holzfällen, über die angespannten Beziehungen zwischen den USA und Nordkorea wie über den Abbruch der Beziehungen zwischen Dieter Bohlen und seiner Freundin. Die Aufmerksamkeit der Empfänger ist folglich genauso zerstreut wie die der Sender: Mal brennt die Röhre nur als elektrisches Lagerfeuer, mal zappt man fahrig durch die zahllosen Programme. Die meiste Zeit hört und sieht man bestenfalls halb hin, und nur selten folgt man einer Sendung konzentriert. 1975 hatten die Menschen montags morgens im Büro mit den Fernseheindrücken vom Wochenende sofort ein zweites gemeinsames Thema neben dem Wetter. Denn alle hatten denselben Krimi, dasselbe Fußballspiel oder *Einer wird gewinnen* mit Hans-Joachim Kulenkampff gesehen. Heute guckt beinahe jeder etwas anderes – oder alles und nichts zugleich.

Ohne nur ein einziges kritisches Wort über den Inhalt bestimmter Sendungen zu sagen, kann man also schon Folgendes festhalten: In den meisten Haushalten wird die ständige Ablenkung zum Normalfall – nur dass man nicht immer weiß, ob zum Beispiel der Fernseher vom Bügeln oder das Bügeln vom Fernsehen ablenken soll. Im schlimmsten Fall läuft im Kinderzimmer sogar dann die Kiste, wenn das Kind versucht, seine Schulaufgaben zu machen. Nebenbei hört es vielleicht noch Musik und futtert Kekse. Wer will sich da wundern, dass Lehrer immer öfter über die fundamentalen Konzentrationsstörungen ihrer Schüler klagen?

Als das Fernsehen Weihnachten 1952 in Deutschland an den Start ging, gab es ein einziges Programm, das wenige Stunden dauerte. Erst 1963 kam das Zweite Deutsche Fernsehen dazu, 1964 startete die ARD ihre regionalen Dritten Programme. Und über Jahrzehnte konnte man vor achtzehn oder neunzehn Uhr und nach Mitternacht nur das Testbild anstarren. 1984 begann das Zeitalter des Privatfernsehens. Seitdem hat sich die Zahl allein der frei empfangbaren Sender auf knapp fünfzig erhöht. Dass es einmal Zeiten gab, in denen nicht rund um die Uhr auf allen Kanälen gesendet wurde, kommt jungen Menschen heute wohl genauso exotisch vor wie die Tatsache, dass man früher seine Milch mit einer Blechkanne holen ging.

Inhaltlich hat diese Bilderflut, die ausgerechnet mit kräftiger Förderung durch die konservative Regierung Kohl anschwoll, längst alle Tabus hinweggespült. Im ständigen Wettlauf um Zuschauer haben private und öffentlich-rechtliche Anstalten die Messlatte für Dummheit und Seichtheit immer tiefer angelegt.

Für attraktive Sportrechte werden Millionenbeträge gezahlt – weshalb man dann natürlich zweiundzwanzig Stunden Olympiade oder Fußball-WM über sich ergehen lassen muss. Je näher das Wochenende rückt, desto höher wird die Zahl der Volksmusiksendungen. RTL, ProSieben und Konsorten zeigen selbst am Heiligen Abend und zu Ostern drei bis vier brutale Actionfilme hintereinander. Nachmittags beschimpfen sich dort Proleten vor Gericht, und zwar in Sendungen, die mit einer realen Gerichtsverhandlung so viel zu tun haben wie eine Dorfkapelle mit den Münchner Symphonikern. Abends und nachts wird den Menschen dafür in unzähligen Polizei- und Gerichtsmedizinerserien eine Welt vorgegaukelt, die scheinbar nur noch Mord und Totschlag kennt. Wer dagegen – abgesehen von 3sat und ARTE – vor zweiundzwanzig Uhr dreißig eine Bildungs- oder Kultursendung ausstrahlt, der geht heute ein unkalkulierbares Risiko ein.

Zwar erfährt man durch *Tagesschau* und *heute*, mit Einschränkungen auch durch *RTL aktuell*, immer noch das Wichtigste vom Weltgeschehen. Aber schon in den *RTL II News*, die sich ausschließlich an die »werberelevante junge Zielgruppe« wenden, schafft es öfter mal ein Popsternchen auf den ersten Nachrichtenplatz, wenn es eine Platte herausgebracht, einen Liebhaber abgelegt oder einen Sexskandal angezettelt hat. Bei den Privaten ist das Programm dabei ohnehin zur Füllmasse zwischen den Werbeblöcken verkommen, in denen mittags Gummibärchen, Limonade und Klingeltöne, früh am Abend Waschmittel und Kosmetika, später Bier und Autos und nachts alle Abarten von Telefonsex angepriesen werden.

Das Einzige, was unsere Kinder und Jugendlichen bis heute im Fernsehen nicht zu sehen bekommen, ist harte Pornografie. Und selbst dieses letzte Tabu wäre fast schon einmal gefallen. Denn als im Zuge der Pleite des alten Kohl- und Strauß-Spezls Leo Kirch auch sein Abo-Sender Premiere in die Krise geriet, haben ausgerechnet Medienpolitiker der Christlich-Sozialen Union laut darüber nachgedacht, das Pornoverbot wenigstens im Bezahlfernsehen zu lockern. Hätte nämlich Premiere des Nachts explizite Schlüpfrigkeiten ausstrahlen dürfen, die Abonnentenzahlen wären vermutlich sofort in rettende Höhen geklettert.

Zu viel Sex und Gewalt, eine ununterbrochene Werbeflut, permanente Ablenkung, totale Zerstreuung, Verlust der Konzentrationsfähigkeit – all das wären schon genug gute Gründe für Eltern, den Fernsehkonsum ihrer Kinder möglichst lange und möglichst stark zu beschränken, wenn nicht völlig zu unterbinden. Tatsächlich aber sehen Kinder heute mehr fern denn je: im Durchschnitt zwei Stunden, in extremen Fällen auch vier Stunden und mehr pro Tag. Dass sie dabei verblöden, ist durch zahlreiche Studien, etwa über das Verhältnis von Fernsehkonsum und Schulerfolg, bestens belegt. Ebenso gut belegt ist, dass Fernsehen Kinder dick und krank macht. Denn ein Kind, das vor der Glotze hockt, bewegt sich natürlich nicht, schon gar nicht an der frischen Luft, und meistens stopft es dabei auch noch minderwertiges Essen, völlig überzuckerte Süßigkeiten oder fettige Kartoffelchips in sich hinein.

Doch selbst wenn man gar nicht so genau wüsste, wie lange und wie oft Kinder und Jugendliche tatsächlich hinsehen, wenn irgendwo ein Fernseher läuft, und wie oft er nur einen Teil der allgemeinen Geräuschkulisse bildet – wir müssen ganz grundsätzlich verstehen, warum Fernsehen eigentlich eine programmierte Entwicklungsstörung ist. Anhand einer bei Jugendlichen zeitweise sehr erfolgreichen Fernsehsendung und deren Hintergründen lässt sich das geradezu exemplarisch erklären: *Abschlussklasse*, eine inzwischen wieder eingestellte sogenannte Doku-Soap, die ab 2003 auf dem Privatsender ProSieben lief.

Einen der vielen Tiefpunkte in der jüngeren Entwicklung des Fernsehens bildete die Erfindung der nachmittäglichen Talkshow. Anfangs traten dort reale Menschen auf, um über mehr oder minder schwere Schicksale und mehr oder minder amüsante Eigenarten zu berichten. Klagten sie zu Beginn noch über Eheprobleme und Arbeitslosigkeit oder bemühten sie sich, das Publikum mit skurrilen Hobbys oder abseitigen Interessen zu unterhalten, so mussten die Sender bald die Dosis steigern, um das Interesse der Zuschauer stabil zu halten. Langte es am Anfang noch, dass eine Blondine gestand, sie habe sich die Brüste vergrößern lassen, musste es irgendwann schon ein Exhibitionist sein, der sich fernsehöffentlich der Perversion bezichtigte. Doch alsbald gingen den Sendern die geständigen Perversen aus, weshalb sie zunehmend miserable Laiendarsteller für immer peinlichere Selbstentblößungen einsetzten. Irgendwann hätten zudem erfundene oder reale Mörder und Kinderschänder ihre Untaten schildern müssen, um die Aufmerksamkeit des Publikums noch zu halten.

Bevor es dazu kam, erlahmte zum Glück das Interesse der bügelnden Hausfrauen an diesem Format. Nun besannen sich die Sender darauf, dass zwischen zwölf und vier schließlich auch Jugendliche nach platter Unterhaltung gieren. Und also wurde das Prinzip der geschwätzigen Skandalisierung noch einmal auf der Ebene pubertärer Probleme durchbuchstabiert – bis auch den Teenagern die Pöbeleien und Peinlichkeiten zu langweilig wurden.

Eine der Sendungen, die als Erste unter dem jugendlichen Zuschauerschwund litt, war die Talkshow der Österreicherin Arabella Kiesbauer auf ProSieben. Also kürzte ihr Sender das Format von einer Stunde auf dreißig Minuten, um in der restlichen Zeit ebenjene besagte *Abschlussklasse 2003* zu zeigen. Mit wackliger Handkamera und in grausigen Dialogen dokumentierten darin angebliche Schüler eines echten, nicht näher bestimmten Münchner Gymnasiums die Wechselfälle ihres Lebens kurz vor dem Abitur. Die Glaubwürdigkeit der gewollt amateurhaften Anmutung des Ganzen litt in den Augen der Zielgruppe nur mäßig darunter, dass es in dieser Klasse eher selten um Matheklausuren und Deutschaufsätze, sehr oft aber um Liebe und Sex, manchmal auch um Diebstahl oder Drogenmissbrauch ging. Schüler fanden das wohl realistischer, als ihresgleichen beim Lernen zu zeigen.

Es kam, wie es kommen sollte: Sehr schnell überstiegen die Einschaltquoten der Doku-Soap diejenigen des Geschwätzes bei Frau Kiesbauer. Also änderten die Verantwortlichen auch das Konzept der Talkshow *Arabella*, in der fortan nur noch die Hauptprotagonisten der *Abschlussklasse* ihre Probleme und Problemchen weiter besprachen. Gerade hatten sich Sender und Zuschauer im »wahren Leben« der »echten« Gymnasiasten so richtig schön eingerichtet, da platzte aufgrund der Indiskretion einer Darstellerin die vermeintliche Bombe: Die Schüler der Abschlussklasse waren nicht etwa echt, sondern wurden von Laiendarstellern gemimt. Ihre Geschichten hatten sich nicht im wirklichen Leben, sondern so nur in den holprigen Drehbüchern der für ProSieben tätigen Produktionsfirma zugetragen. Und die wackelnden Kameras wurden auch nicht von den Schülern der ebenso frei erfundenen »Videoklasse« bedient, sondern von vermutlich schlecht bezahlten, aber wenigstens echten Profis.

Nachdem der »Betrug« aufgeflogen und die *Abschlussklasse* damit zur ganz normalen Dauerserie der Preisklasse *Gute Zeiten – Schlechte Zeiten* oder *Marienhof* degradiert worden war, fürchtete ProSieben natürlich das Schlimmste:

die kollektive Flucht seiner jugendlichen Zuschauer. Denn, so dachte man in der Redaktion, jungen Menschen kann man zwar viel erzählen, aber wenn man sie offen belügt, dann reagieren sie meist mit sofortigem Liebesentzug. Stattdessen geschah – nichts! Auf den Fanseiten der Serie im Internet beschwerten sich nur wenige, man habe sie übel gefoppt – und diese Kritiker wurden von ihren Altersgenossen sogleich als Einfaltspinsel bespöttelt. Die meisten der Reaktionen der jugendlichen Zuschauer gingen eher in die Richtung »So etwas haben wir uns schon gedacht«. Fazit der Fans: »Alles frei erfunden? Na und?«

Statt wegzubrechen, stiegen die Einschaltquoten sogar. Und zwar nicht nur die Quoten der *Abschlussklasse*, sondern sogar die der anschließenden Pseudotalkshow, in der sich die endlich vom Realitätszwang befreite Laienspielschar nun umso beherzter nach Drehbuch beharken durfte. Frau Kiesbauer wurde das schließlich zu unseriös. Heute moderiert sie für das österreichische Fernsehen die jährliche Übertragung vom Wiener Opernball und im Nachrichtensender N24 eine politische Diskussionssendung. Die *Abschlussklasse* ereilte übrigens im Frühjahr 2006 das Schicksal, das früher oder später fast jede Serie trifft: Sie wurde wegen Zuschauerschwund eingestellt.

Die Lehre aus dieser Geschichte ist ziemlich trübe: Wo halbwegs ausgewachsene Fernsehmacher noch glaubten (oder fürchteten), Jugendliche würden zwischen Fiktion und Realität unterscheiden, da hat ihnen die Zielgruppe eher belustigt signalisiert, dass ihr eine so feinsinnige Differenzierung im Grunde völlig egal ist. Freilich kann man sich die Bedeutung und die Weiterungen eines solchen Zusammenbruchs der vielleicht wichtigsten Unterscheidungsfähigkeit des Menschen gar nicht dramatisch genug vorstellen. Und die Sache wird dadurch kaum besser, dass intelligentere junge Menschen die Differenz von Schein und Sein sogar bewusst, ja postmodern-spielerisch preisgeben.

Im oben geschilderten Beispiel mag man das noch halbwegs von der lockeren Seite sehen. Doch allerspätestens, wenn Gewalt und Leidenschaft im Spiel sind, stehen Menschen ohne die Fähigkeit, zwischen Fantasie und Wirklichkeit zu unterscheiden, am Rande des Wahnsinns. Wer beide Ebenen nicht halbwegs präzise auseinanderhalten kann, dem droht grundsätzlich der Verlust jeden Realitätsbezuges. Das aber heißt: Früher oder später müsste ein klinischer Psychologe bei einem solchen Menschen zumindest akute psychotische Störungen diagnostizieren. Nach der international gültigen Klassifikation der Krankheiten und verwandten Gesundheitsprobleme (International Classification of Diseases and Related Health Problems, ICD) sind solche Störungen unter anderem definiert durch »Wahnvorstellungen, Halluzinationen und andere Wahrnehmungsstörungen« sowie durch »schwere Störungen des normalen Verhaltens«. Als Symptome nennt die ICD »Ratlosigkeit«, »Verwirrtheit« und »zeitliche, örtliche und personale Desorientiertheit«.

Für Kinder und Jugendliche sind solche Verwischungen der Realitätsebenen besonders fatal. Denn Kinder leben an sich schon sehr stark in Fantasiewelten. Zudem neigen sie dazu, Erlebnisse, die zu Problemen, Enttäuschungen und Zurückweisungen führen, sehr stark auf sich selbst zu beziehen und sie dann in selbst erfundenen Geschichten und Fantasien zu verarbeiten. Bis zu einem gewissen Grad und

Alter ist dieser kindliche Narzissmus völlig normal. Doch eine der wesentlichsten Leistungen im Prozess des Heranwachsens, angesiedelt zwischen dem Kindergartenalter und dem Abschluss der Pubertät, ist gerade die allmähliche Einsicht in die fundamentalen Unterschiede zwischen dem Ich und der Umwelt, dem eigenen Erleben und der äußeren Realität. Wer aber sein Kind ungezügeltem Medienkonsum überlässt, zwingt es geradezu, diese wichtigen Grenzen immer wieder zu verwischen, statt sie zu erkennen und schließlich zu stabilisieren.

Wo das Kind lernen sollte, eigene Bilder und Geschichten für sein individuelles Erleben zu finden (nichts anderes ist ja Fantasie!), da wird sein Hirn zudem permanent mit vorgefertigten Bildern verstopft. Selbst wenn diese Bilder nicht durchweg beängstigend, grausam oder gewalttätig sind, suggerieren sie doch ständig, etwas Reales zu zeigen. Was Kinder sich selbst ausdenken, von dem können sie irgendwann auch erkennen, dass *sie* es waren, die sich das ausgedacht haben. Von außen einströmende Bilder aus Medien wie Fernsehen oder Computerspielen dagegen besetzen von vornherein beide Dimensionen: die des inneren Erlebens und die der äußeren Realität. Die Grenze von Schein und Sein bleibt so mehr oder minder undeutlich, statt allmählich klar erkennbar zu werden. Und man darf vermuten: Je ausufernder der Medienkonsum eines Kindes ist, desto stärker wird sich diese seelische Grundstörung ausprägen und irgendwann verfestigen.

Diese Verwirrung funktioniert in beide Richtungen: Wenn die Grenze zwischen Fiktion und Realität verwischt, so können nicht nur Elemente der Fantasiewelt ins Alltagsleben hinüberspringen – wie bei den kickboxenden oder gar scharf schießenden Computerspielkids, von denen im letzten Kapitel die Rede war. Auch die Fantasiewelt wird korrumpiert, sobald sich Elemente der Wirklichkeit – wenn auch in entstellter Form – in die Fiktionen mischen. Überspitzt könnte man sagen, das Fernsehen selbst sei eine Art virtueller Psychose. Da ist es im Grunde schon egal, ob ein Film, eine Fernsehserie oder eine Talkshow uns ein eigentlich fiktives Geschehen als real beziehungsweise zumindest realitätsnah verkauft oder ob umgekehrt ein reales Ereignis medial zu reiner Unterhaltung verwurstet wird.

Die anfänglich genährte Illusion der *Abschlussklasse* lautete: Was du siehst, ist real. Lange nachdem sie mit Darstellern und Drehbüchern zu arbeiten begonnen hatten, behaupteten das auch noch zahllose Talkshows von sich. Und anfangs glaubten sogar die Zuschauer skandalöser Gerichtssendungen wie *Richterin Barbara Salesch* oder *Richter Alexander Hold*, sie wohnten einer echten Hauptverhandlung bei – bloß weil Frau Salesch und Herr Hold tatsächlich einmal den Beruf des Richters ausgeübt haben. Inzwischen sind ihre »Fälle« über jedes vertretbare Maß hinaus abstrus; dennoch wärmt sich die nur quälend langsam schrumpfende Fangemeinde noch immer an der Illusion, all das basiere wenigstens auf authentischen Gerichtsprozessen. Die Zyniker des Mediengewerbes nennen solche frei erfundenen »Wirklichkeiten« übrigens *scripted reality*, also »Realität nach Drehbuch«.

Auf wahren Geschichten zu beruhen behaupten auch viele Polizeiserien, seien sie nun so mies gemacht wie zum Beispiel *K11 – Kommissare im Einsatz* auf Sat.1 oder so perfekt wie die US-Kultserie CSI, in deren Mittelpunkt die

Arbeit der Spurensicherung steht. Das Ergebnis ist immer dasselbe: Weil auf der Mattscheibe inzwischen fast mehr Polizisten ermitteln als in unserer realen Welt, glauben die meisten Menschen, es würden immer mehr Verbrechen verübt. So nimmt die Angst mancher Bürger, zum Opfer einer Straftat zu werden, ebenso schnell zu, wie die tatsächliche Kriminalität zurückgeht.

Das umgekehrte Verfahren, reale Ereignisse mit fiktiven Filmbildern aufzumotzen, ist übrigens auch im Dienste der Verbrechensbekämpfung erfunden worden. Der legendäre Hans-Eduard Zimmermann ließ schon für die im Oktober 1967 gestartete ZDF-Fahndungssendung *Aktenzeichen XY … ungelöst* stets einige seiner Fälle in Form kurzer Spielfilmszenen nachstellen. Heute hat sich diese im Einzelfall vielleicht noch zu rechtfertigende Methode wie eine Pest verbreitet. Kaum eine historische Dokumentation, egal ob sie sich mit dem Untergang Trojas, der Erfindung der Taschenuhr oder der Kubakrise befasst, kommt heute noch ohne solche Spielfilmschnipsel aus. Und obwohl diese szenisch und darstellerisch meist recht unbeholfen daherkommen, rufen sie beim Zuschauer eine ganz ähnliche Illusion hervor wie das Reality-TV: Sie glauben, damals hätte alles genau so ausgesehen und wäre alles exakt so zugegangen, wie Regisseure unserer Tage sich das vorstellen. Wo seriöse Historiker nur mehr oder weniger gut begründete Mutmaßungen anstellen können, da erwecken diese Filmchen den Eindruck gesicherter Detailkenntnisse.

Der renommierte Filmregisseur Hans W. Geißendörfer konnte noch glauben, er tue etwas sensationell Neues, als er (seinerzeit wenigstens ausgebildete) Schauspieler einmal pro Woche die Freuden, Sorgen und Nöte ganz normaler Menschen in einer ganz normalen Münchner Wohnstraße nachspielen ließ. Seine *Lindenstraße* ist denn auch seit 1985 nicht totzukriegen. Dass viele Zuschauer die Schauspieler bald auf der Straße als »Frau Beimer« oder »Herrn Dr. Dressler« grüßten, war zwar im Prinzip kein neuer Effekt. Schon Erik Ode und Horst Tappert wurden meist als »Herr Kommissar« angesprochen. Neu an der *Lindenstraße* war nur, dass ihre Anhänger über das dortige Geschehen so sprachen und bis heute sprechen, wie man ansonsten über Ereignisse in der Nachbarschaft spricht. Ihre Figuren gehören quasi zur Familie. Ihr Schicksal wird empfunden wie ein reales Schicksal, Freude und Trauer, Liebe und Leid werden emotional kaum weniger stark erlebt, als wenn es sich um wirkliche langjährige Nachbarn, gute Freunde, einen Onkel oder eine Cousine handeln würde. Viele Möchtegern-Bewohner der *Lindenstraße* trauern vermutlich kaum um verstorbene Schauspielerinnen wie Ute Mora oder Annemarie Wendl, sondern eher um die notwendig ebenso dahingeschiedenen Berta Griese und Else Kling. Denn von den realen Menschen weiß man wenig bis nichts, aber die von ihnen verkörperten Figuren sind einem ans Herz gewachsen.

Solche Realitätsverschiebungen finde ich persönlich seltsam, aber vergleichsweise harmlos. Die speziell für ein junges Publikum produzierten Daily Soaps wie *Gute Zeiten – Schlechte Zeiten*, *Verbotene Liebe* oder *Marienhof* erscheinen mir da seelisch und sozial schon bedenklicher, und zwar zum einen wegen ihrer inhaltlich erheblich härteren Gangart und zum anderen wegen ihrer täglichen Ausstrahlung. Denn hier entsteht mit einem seltsamen Starkult um die durchweg talentfreien jungen Darsteller, mit Fanzeitschriften, Internet-Seiten und allerlei Merchandising-Produkten schon fast eine eigene Welt, aus der Jugendliche unter Umständen emotional nur schwer wieder herausfinden. Diese Scheinwelt wurde zu allem Überfluss von den Produktionsfirmen auch noch über Jahre ganz ungeniert durch Schleichwerbung finanziert. Ohne dass im öffentlich-rechtlichen Bayerischen Rundfunk auch nur gelegentlich ein Redakteur protestiert hätte, durften sich etwa die fiktiven Bewohner des *Marienhofs* in ihren Dialogen echte Erfrischungsgetränke, Kosmetika, Versicherungen oder Ferienreisen empfehlen. Das ist natürlich nur ein weiteres Symptom der immer gleichen Krankheit: Wer in »lebensnah« daherkommenden Dauerserien ständig die Grenze zwischen Schein und Wirklichkeit verwischt, für den ist auch der Unterschied zwischen Werbung und Programm nur noch ein spießiges Relikt längst vergangener Zeiten.

Der Gipfel der Verwirrung zwischen Fiktion und Realität ist erreicht, wenn die Vermischung auch eindeutig nicht fiktiv gemeinte Fernsehsendungen erfasst. Ich rede hier nicht von der Glaubwürdigkeit einzelner Nachrichtenbilder. Ich rede nicht von »eingebetteter« Kriegsberichterstattung im Irakkrieg. Ich rede nicht von möglicher subtiler Manipulation, sondern von offen und bewusst gefälschten Bilddokumenten. Spielszenen in historischen Dokumentationen sind schon bedenklich – in den Nachrichten oder in politischen Magazinen wären sie ein kaum mehr zu steigernder Skandal. Genau einen solchen Skandal aber hat es im März 2006 gegeben, und zwar nicht bei einem windigen Privatsender sondern beim ZDF. Ein Einzelfall?

Schon öfter ist bekannt geworden, dass Kameramänner zehn oder zwanzig Dollar pro Person in bar auszahlen, wenn ihr Sender Bilder von empörten Muslimen bestellt, die amerikanische, israelische oder dänische Fahnen verbrennen. Selbst manch brennender Autoreifen im Gazastreifen soll unter tätiger Mithilfe von CNN entzündet worden sein. Doch zumindest seriöse deutsche Sender, so dachten wir, verzichten auf solche Praktiken. Leider macht der Zwang des Fernsehens, alles zu bebildern, vor nichts und niemandem halt. Und wenn es dabei um Bilder der Gewalt geht, dann droht der Teufelskreis von medialer und realer Gewalt, Vorbild und Nachahmung, Ursache und Wirkung endgültig unentrinnbar zu werden.

Als sich im Frühjahr 2006 die Jugendgewalt in Europa zum Flächenbrand auszuweiten schien, brauchten Presse und Fernsehen verständlicherweise Bilder. Doch nicht alle Jugendlichen, die zu dieser Zeit Schlägereien anzettelten, Mitschüler quälten oder Lehrer attackierten, waren so zuvorkommend wie jene Randalierer in den Vororten von Paris, die nach einigen Tagen herausgefunden hatten, dass der Protest an Schlagkraft gewinnt, wenn man mit dem Anzünden von PKWs oder Linienbussen wartet, bis die Fernsehkameras vor Ort sind. Es fehlten also einschlägige Bilder, als etwa die Lehrer der Rütli-Schule ihrer Verzweiflung über die permanente Gewalt an ihrem Institut in einem offenen Brief Ausdruck verliehen hatten. In Berlin griffen zunächst die traditionell wenig zimperlichen Boulevardreporter von *Bild* und *BZ* in ihre Börsen. Hundertzwanzig Euro waren ihnen ein paar Fotos von gestellten Prügelszenen immerhin wert. Damit wurden die betroffenen Jugendlichen gleich zweimal entlohnt: einmal in bar und einmal in der wichtigsten Währung einer Mediengesellschaft, Aufmerksamkeit. Von beidem bekommen sie sonst wahrlich nicht zu viel.

Diese Fotos waren jedoch alles andere als bedauerliche Einzelfälle. Während *Bild* nur die Bilder zur Nachricht fälschte, erlag man nämlich beim ZDF der Versuchung, gleich die ganze Nachricht zu erfinden. Das Thema der Gewalt von und unter Jugendlichen lag auf dem Tisch. Kein echter Journalist, dem nicht sogleich die abgedroschene Formel von der Spitze des Eisbergs in den Sinn käme. Also rückten die ZDF-Leute unerschrocken zu einem anderen sozialen Brennpunkt aus, dem Hamburger Problemstadtteil Mümmelmannsberg. Am 29. März 2006 berichtete das Magazin ZDF.*reporter* über eine vermeintliche Jugendbande und stellte diese als extrem gewalttätig dar. So trat unter anderem ein Junge als Opfer auf, dem ein Arm gebrochen worden sein sollte. Wie sich später herausstellte, waren diese Szenen frei erfunden. Der Anstand der Reporter reichte damals gerade noch aus, die angeblichen brutalen Schlägereien nicht auch noch nachstellen zu lassen. Die Redaktion hat es nicht nur versäumt, den Wahrheitsgehalt der Behauptungen zu überprüfen; der Beitrag wurde sogar nachträglich noch dramatisiert. Das ZDF erklärte später in einer – immerhin im selben Magazin verbreiteten – Richtigstellung trockenen Auges, man habe den Text der Autorin »zugespitzt«.

Nicht, dass es im Hamburger Stadtteil Mümmelmannsberg keine Schlägereien unter jugendlichen Gangs gäbe. Aber das allein erschien den ZDF-Reportern wohl ebenso unspektakulär wie eine Schneemeldung im Januar. Weil es im Fernsehen vor allem etwas zu sehen geben muss, braucht man Laiendarsteller – und authentisch ist dann nur noch, dass man diese gleich vor Ort castet. Irgendwann räumte die Produktionsfirma, die den Beitrag ans ZDF geliefert hatte, mit Krokodilstränen ein, dass man dem Anführer der Gang zweihundert Euro, einem weiteren Jungen hundert Euro für die spektakulären Bilder gezahlt hatte. Damit hatte die Pest der *scripted reality*, der Wirklichkeit nach Drehbuch, erstmals einen gebührenfinanzierten Sender erreicht.

Im Prinzip nicht viel anders als bei privaten Produktionsfirmen, deren Beiträge die Sender offenbar weniger nach Seriosität als nach Spektakelwert honorieren, läuft das Geschäft im Amateurbereich. Längst produzieren Jugendliche eigene Gewaltvideos, gegen die eine pseudodokumentarische Reportage bei ZDF oder RTL wie die *Sendung mit der Maus* wirkt. Das grausige Phänomen kommt aus England und heißt *happy slapping* (»fröhliches Prügeln«): Man drangsaliert, schlägt, quält oder vergewaltigt andere Jugendliche und filmt diese Taten mit einer Videokamera, neuerdings vor allem mit leistungsfähigen Handys. Der Wert dieser makabren Machwerke bemisst sich nach drei Maßstäben:

Wer an möglichst brutalen Gewalttaten selbst beteiligt war, der wird natürlich im eigenen Umfeld besonders gefürchtet. Sein Lohn ist der daraus sich ergebende Respekt. Zum Zweiten steigert auch der reine Besitz möglichst spektakulärer und möglichst neuer Gewaltvideos das Ansehen: Wer »harte« Filmchen vorführen kann, die noch nicht jeder Tropf auf seinem Handy gespeichert hat, der gilt selbst als hart und cool. Und zum Dritten haben brutalere und exklusivere Filme einen höheren Tauschwert, sodass man leicht an weitere dieser skrupellosen Wackelvideos herankommt.

Grundsätzlich gilt: Je grausamer und abseitiger das Gezeigte, desto größer ist das Interesse. Ansonsten ist es wie im Fernsehen: Nur Neuheit kann diese Regel kurzzeitig außer Kraft setzen. Dann kann der Sensationswert aktueller Brutalitäten aus der eigenen Stadt sogar höher sein als der von Folter- und Hinrichtungsvideos islamistischer Terroristen, die ebenfalls ungerührt in der Szene herumgereicht werden.

Im bayerischen Immenstadt etwa – auch die beschauliche Provinz ist vor solchen erschreckenden Entwicklungen nicht gefeit – stellte die Polizei Mitte März 2006 in einer örtlichen Hauptschule über zweihundert Handys von Schülern der Klassen sieben bis zehn sicher. Auf den Speicherkarten von fünfzehn Mobiltelefonen fanden die Beamten »extreme Gewaltdarstellungen, harte Pornografie und sodomitische Handlungen«, so ein Polizeisprecher. Die Aktion war auf eine Anzeige des Schulleiters hin eingeleitet worden, der einen Tipp von der Mutter eines Schülers bekommen hatte. Während das bayerische Kultusministerium die Funde reflexartig zum »erschreckenden Einzelfall« erklärte, vertritt die Polizei die Ansicht, dass der Vorfall sich nahtlos in eine Reihe ganz ähnlicher Ereignisse fügt, die seit einiger Zeit im gesamten Bundesgebiet bekannt geworden sind.

In der Wochenzeitung *Die Zeit* vom 22. Juni 2006 berichtete Kriminalkommissar Wolfgang Seitz von einem Fall, der ebenfalls das Ausmaß der moralischen Verwahrlosung in Teilen unserer Jugend beleuchtet und außerdem zeigt, dass neben den körperlichen und seelischen Quälereien beim Dreh auch die wiederholte Demütigung der Opfer beim Vorführen der Produkte ein fester Bestandteil der perversen Lust an solchen Filmchen ist. Die Täter stammten aus ganz normalen deutschen Mittelschichtfamilien und besuchten eine ordentliche katholische Hauptschule. Über Monate hatten sie dort einen Mitschüler verprügelt, gequält und als »Sohn eines Krüppels« verhöhnt, weil der Vater ein künstliches Bein getragen hatte. Eines Nachts schlichen diese Jungen dann auf den Friedhof, auf dem der vor einiger Zeit verstorbene Vater begraben lag. Einer von ihnen entleerte sich auf dem Grab. Die anderen filmten diesen bodenlosen Akt der Totenschändung und reichten das Video in der Klasse herum, um ihr Opfer weiter zu demütigen. In diesem Fall war ein Mitschüler mutig genug, die Täter anzuzeigen. Selbstredend fand die Polizei auf den Handys weitere Gewalt- und Pornovideos.

Die tatsächliche Verbreitung des schaurigen *happy slapping* und anderer Gewaltfilmchen ist nur schwer abzuschätzen. Der Erziehungswissenschaftler Jens Wiemken, bei der Bundeszentrale für politische Bildung für die Erfassung gewalttätiger Computerspiele zuständig, erklärte damals gegenüber der *Süddeutschen Zeitung*, dass nach seiner Einschätzung derartige Darstellungen »mittlerweile auf so ziemlich jedem Schulhof« kursierten. Neben Filmen von schweren Verkehrsunfällen und brutalen Prügeleien machen dabei unter Jugendlichen auch sogenannte Snuff-Videos die Runde. In diesen Kurzfilmen werden Menschen vor laufender Kamera getötet.

Auch wenn sie nach Meinung von Experten fast durchgängig gefälscht sind: Solche Filme belegen die unfassbare Verrohung, die viele Jugendliche inzwischen ergriffen hat. Zugleich bestätigen sie die These des Kriminologen Christian Pfeiffer, dass es nicht so sehr das Risiko einer aktiven Nachahmung ist, die solche Medien gefährlich macht, sondern vor allem der weitgehende »Verlust der Empathiefähigkeit« – der Fähigkeit zum Mitleid, zum Nachempfinden des Schmerzes und der Leiden anderer. Kinder und Jugendliche, die solche Videos ansehen oder brutale Killerspiele nutzen, werden deswegen nicht fünf Minuten später selbst zu Schlägern, Folterern oder Amokläufern. Aber wenn es irgendwann auf ihrem Schulhof zu einer Prügelei kommt, dann fehlt ihnen schnell jede Hemmung. Ungerührt treten sie dann selbst auf schon am Boden liegende Gegner ein. Das ist, wenn man so will, die schreckliche, realistische Fortsetzung eines Effekts, den Pädagogen gelegentlich schon bei Zeichentrickfilmen beobachtet haben: Wenn da etwa Donald Duck von einer Dampfwalze überrollt und wie ein Blatt Papier auf den Asphalt gepresst wird und Sekunden später zornig quakend wieder aufsteht, wundern sich Kinder, die solche Bilder noch nicht richtig einordnen können, warum das mit ihrem Hamster nicht auch funktioniert.

Polizei und Behörden sind gegen die Verbreitung brutaler Videos via Handy weitgehend machtlos. Die Polizei darf nur auf konkreten Anfangsverdacht hin ermitteln und etwa Handys auf Schulhöfen gezielt kontrollieren. Und mit generellen gesetzlichen Verboten oder einer Indizierung ist wenig auszurichten. Denn einzelne Jugendliche laden diese Filme von sogenannten *tasteless sites* (»geschmacklosen Seiten«) im Internet herunter. Diese in Deutschland schon immer illegalen Angebote werden meist auf US-amerikanischen oder noch dubioseren karibischen Servern betrieben.

Über drahtlose Hochgeschwindigkeitsverbindungen, sogenannte Bluetooth-Schnittstellen, werden die Filmchen dann von Handy zu Handy weitergereicht. Die großen Internet-Anbieter in Deutschland haben zwar den Zugriff auf etliche dieser Seiten gesperrt, und Suchmaschinen wie Google filtern entsprechende Suchanfragen heraus. Da aber Jugendliche, die an solchem Material interessiert sind, die einschlägigen Internet-Adressen kennen und untereinander weitergeben, gelangen sie dennoch fast immer auf diese Seiten. Und die Weitergabe über die Handys ist dann nicht einmal mehr technisch zu stoppen, weil sie nicht über eine Mobilfunkverbindung, sondern direkt zwischen den Geräten erfolgt. Eltern könnten ihren Kinder höchstens videofähige Handys vorenthalten oder die Bluetooth-Funktion sperren. Aber über solche Versuche würden die meisten der technisch weit ausgeschlafeneren Jugendlichen vermutlich nur lachen.

Die bayerische Staatsregierung beschloss nach dem Vorfall in Immenstadt und einem ähnlichen Fall in Kaufbeuren – ebenfalls im März 2006 – sofort ein Handy-Verbot an Schulen. Seitdem dürfen Schüler diese Geräte zwar noch mitführen, auf dem Schulgelände aber nicht mehr einschalten und benutzen. Die Schule sei »nicht der Ort zum Telefonieren und schon gar nicht für die Verbreitung jugendgefährdender Machwerke«, erklärte Kultusminister Siegfried Schneider (CSU) damals. So recht der Minister damit hat, viel mehr als hektischer und weitgehend symbolischer Aktionismus dürfte das Verbot kaum sein. Denn seine faktische Durchsetzung ist außerhalb des eigentlichen Unterrichts kaum vernünftig zu kontrollieren. Im Übrigen verlagert diese Maßnahme das Problem der Gewaltvideos nur vom Schulhof auf die Straße.

Viel besser wäre es, die Anbieter von Mobiltelefonen würden weiterhin Handys herstellen, mit denen man ausschließlich telefonieren kann, und Geräte, die auch Videos empfangen und abspielen können, dürften an Jugendliche unter achtzehn Jahren überhaupt nicht verkauft werden. Aber ein solches Gesetz wird es aus einem ganz einfachen Grund nicht geben: Kommerz. Im Sommer 2000 hat die damalige Bundesregierung die deutschen Mobilfunkanbieter bei der Versteigerung der UMTS-Lizenzen um knapp fünfzig Milliarden Euro erleichtert.

Mit diesen teuren Breitband-Frequenzen wollen die Firmen nun irgendwann Geld verdienen – und das geht nur, wenn massenhaft Daten übertragen werden, also Musikstücke, Videos und Handy-Fernsehen. Die wichtigste Zielgruppe für solche Angebote sind freilich weder Manager noch sportbegeisterte Senioren, sondern junge Menschen. Und diese jungen Menschen machen im Zweifelsfall nur nach, was ausgewachsene Geschäftemacher und gewiefte Medienkonzerne ihnen vormachen: Sie schauen nicht nur Gewaltfilme an, sondern treiben auch einen schwunghaften Handel mit ihnen, und einige produzieren sie sogar selbst »Kundengenerierter Content« heißt das bei den Marketingexperten. Und wie wir inzwischen wissen, ist den jugendlichen Hobbyfilmern der Unterschied zwischen Fiktion und Realität weitgehend egal. Die Intelligenteren unter ihnen ironisieren ihn spielerisch. Die weniger Intelligenten schlagen einfach nur zu.

7. Tatort Hauptschule

Wenn Schüler keine Zukunft sehen – Lehren aus dem Rütli-Schock

Jahrzehntelang war der Lehrerberuf in der Öffentlichkeit als Reservat für halbgebildete Faulenzer verschrien. Dass er in Wirklichkeit eine nicht nur anstrengende, sondern auch hochriskante Angelegenheit ist, belegt unter anderem eine Studie der Universität Freiburg, deren Ergebnisse im Sommer 2006 veröffentlicht wurden. Die Forscher hatten neunhundertfünfzig Lehrer von Hauptschulen und Gymnasien aus drei Schulbezirken rund um Freiburg im Breisgau befragt. Dreiundvierzig Prozent der Befragten gaben an, im vergangenen Jahr Ziel massiver verbaler Attacken gewesen zu sein, an den Hauptschulen sogar dreiundfünfzig Prozent. Sieben Prozent hatten Beschädigungen ihres Eigentums erlebt, mehr als jeder Einhundertste ist Opfer körperlicher Gewalt geworden – und das im friedlichen Südbaden.

Diese Zahlen waren keine echte Überraschung – war die Republik doch schon im März 2006 von einer einzelnen Berliner Schule, der Rütli-Hauptschule im Bezirk Neukölln, kräftig aufgeschreckt worden. Das Kollegium verfasste damals – wohlgemerkt ohne eine einzige Gegenstimme – einen Brandbrief an Bildungssenator Klaus Böger und forderte im Grunde die Auflösung der eigenen Schule. Der Anteil der Schüler nicht deutscher Herkunft liegt an der Rütli-Hauptschule bei über achtzig Prozent, ein Wert, der mit fast gespenstischer Regelmäßigkeit an vielen Hauptschulen in den sogenannten sozialen Brennpunkten unserer Großstädte erreicht wird. An der Rütli-Schule wird der Alltag von Rivalitäten zwischen arabischen und türkischen Jugendlichen geprägt. Über ein Drittel der Schüler nämlich stammt aus arabischen, ein Viertel aus türkischen Familien. »Die Araber«, so eine ehemalige Lehrerin der Schule damals im Berliner *Tagesspiegel*, »haben das Sagen und unterdrücken die Türken.« Den wenigen Deutschen, von muslimischen Mitschülern abschätzig als »Schweinefleischfresser« tituliert, bleibe oft gar nichts anderes übrig, als sich in ihrem Verhalten und ihrer Sprache anzupassen.

Da Gewalt, Vandalismus und Verachtung gegenüber den Lehrern seit Jahren den Schulalltag bestimmten, war in vielen Klassen kaum noch ein geregelter Unterricht möglich. »Wir müssen feststellen«, so die Lehrer in ihrem Brief, »dass die Stimmung … geprägt ist von Aggressivität, Respektlosigkeit und Ignoranz uns Erwachsenen gegenüber. Notwendiges Unterrichtsmaterial wird nur von wenigen Schüler/-innen mitgebracht. Die Gewaltbereitschaft gegen Sachen wächst: Türen werden eingetreten, Papierkörbe als Fußbälle missbraucht, Knallkörper gezündet und Bilderrahmen von den Flurwänden gerissen … In vielen Klassen ist das Verhalten im Unterricht geprägt durch totale Ablehnung des Unterrichtsstoffes und menschenverachtendes Auftreten. Lehrkräfte werden gar nicht wahrgenommen, Gegenstände fliegen zielgerichtet gegen Lehrkräfte durch die Klassen, Anweisungen werden ignoriert. Einige Kollegen/-innen gehen nur noch mit dem Handy in bestimmte Klassen, damit sie über Funk Hilfe holen können.«

Auch wenn der Bildungssenator, zahlreiche Politiker und sogar die Lehrerinnen und Lehrer der Rütli-Schule selbst eilfertig versicherten, deren Auflösung löse das Problem nicht, setzte im Anschluss an den Brief eine breite Diskussion ein. Welche Zukunft hat eine Schulform, deren Sozialstruktur, deren Lerninhalte und deren Abschlüsse vielleicht nicht einmal dann eine Perspektive böten, wenn die Schüler ihre destruktive Haltung aufgeben würden? »Wenn wir uns die Entwicklung unserer Schule in den letzten Jahren ansehen«, heißt es in dem zitierten Brief weiter, »so müssen wir feststellen, dass die Hauptschule am Ende der Sackgasse angekommen ist und es keine Wendemöglichkeit mehr gibt. Welchen Sinn macht es, dass in einer Schule alle Schüler/-innen gesammelt werden, die weder von den Eltern noch von der Wirtschaft Perspektiven aufgezeigt bekommen, um ihr Leben sinnvoll gestalten zu können … Deshalb kann jede Hilfe für unsere Schule nur bedeuten, die aktuelle Situation erträglicher zu machen. Perspektivisch muss die Hauptschule in dieser Zusammensetzung aufgelöst werden zugunsten einer neuen Schulform mit gänzlich neuer Zusammensetzung.«

Den Geist dieses Anstoßes hat denn auch bis heute kein Bildungs- und kein Innenpolitiker wieder in die Flasche der ideologischen Denkverbote zurückzwingen können. Selbst mit Schulabschluss haben Hauptschüler bei der Vergabe von Lehrstellen oft keine Chance. Von den Berliner Hauptschulabgängern aber erreichen fünfundzwanzig Prozent überhaupt keinen Abschluss, bei ausländischen Schülern sind es sogar über dreißig Prozent. Wie dramatisch gerade deren Lage oft ist, belegt auch folgende Zahl: 2004 waren dreizehn Prozent aller Berliner Schulabgänger ausländische Jugendliche – ihr Anteil an den Auszubildenden lag aber nur bei 4,5 Prozent. An solchen Zahlen hat sich in den letzten zehn Jahren im Schnitt kaum etwas geändert. Und wenn, dann eher zum Schlechteren: 2006 bestanden nur zweiundvierzig Prozent der Berliner Hauptschüler die Abschlussprüfung am Ende der – in Berlin wie in Nordrhein-Westfalen verbindlichen – zehnten Klasse. An allen Berliner Schulen zusammengenommen lag die Quote bei zweiundachtzig, an den Gymnasien sogar bei sechsundneunzig Prozent. Besonders böse Ironie: Am schlechtesten schnitten die Hauptschüler in Mathematik ab – weil die jugendlichen Immigranten die Textaufgaben nicht verstanden.

Nach Einschätzung der Industrie- und Handelskammer (IHK) Berlin sind denn auch höchstens fünfundvierzig Prozent der Hauptschulabgänger überhaupt ausbildungsfähig. Neben vielen anderen Defiziten, etwa im Bereich der Disziplin und der Arbeitseinstellung, seien auch dafür vor allem die fehlenden Deutschkenntnisse von Hauptschülern verantwortlich. »Wenn man es bösartig ausdrücken möchte, ist die Hauptschule eine Art Sonderschule«, so ein Sprecher der IHK gegenüber dem *Tagesspiegel*. Auch die Erfahrungen mit den von der IHK angebotenen Einstiegsqualifikationen seien ernüchternd. Nie könnten alle verfügbaren Plätze besetzt werden, und auch bei anderen Beratungsangeboten erscheine oft nicht einmal die Hälfte der Eingeladenen, die offiziell allesamt als Arbeitssuchende gemeldet seien.

Die Gründe für diese Misere sind gewiss komplex. Ebenso einfach wie unbestreitbar ist allerdings folgender Zusammenhang: Jugendliche, die auf Dauer keine Berufs- und

Lebensperspektive für sich sehen, geben irgendwann jede gesellschaftlich anerkannte Anstrengung auf. Denn die Gesellschaft scheint ihnen ja ständig zu signalisieren, dass sie nicht gebraucht werden, eigentlich auch gar nicht erwünscht sind. Sehr schnell werden dann Fernsehen, Computerspiele, das Herumhängen mit ebenso frustrierten Altersgenossen und, je nach persönlicher Vorliebe oder kultureller Prägung, illegale Drogen oder Alkohol zum Lebensinhalt. So muss man am Ende fast noch froh sein, wenn diese Jugendlichen ihren Frust regelmäßig nur an Sachen auslassen. Um die stummen Zeugen dieser Hoffnungslosigkeit – beschmierte Wände, aufgeschlitzte Sitze oder zerkratzte Scheiben in öffentlichen Verkehrsmitteln, zertrümmerte Telefonzellen oder Parkbänke – zu übersehen, muss man sich heute schon in einer Villa am Tegernsee verbarrikadieren.

Oft genug aber führt der Kreislauf von Frust, Alltags- und Mediengewalt zu brutaler Gewalt auch gegen Menschen. Die Anerkennung, die man sich in der Schule, im Beruf, in der Familie oder auch im Sportverein nicht verschaffen kann, nicht *glaubt*, verschaffen zu können, oder gar nicht mehr zu verschaffen *versucht*, sucht man in der Unterdrückung Schwächerer oder in Schlägereien. Ein Anlass lässt sich immer finden – und wenn nicht, dann verabredet man sich eben zu Massenkeilereien ohne jeden konkreten Grund.

Außerdem: Wer im Leben wenig hat, worauf er guten Gewissens stolz sein kann, der reagiert besonders empfindlich auf jede Verletzung seines Ehrgefühls. Ein falsches Wort, ein schräger Blick, und schon müssen Fäuste, Tritte oder Messer dafür sorgen, dass andere einen »respektieren« und man die Selbstachtung nicht völlig verliert. Ist dieser Kreislauf erst einmal angestoßen, dann herrscht bald nur noch das Recht des Stärkeren. Jedes Zeichen von Schwäche, und sei sie noch so vorübergehend, macht einen nämlich zum potenziellen Ziel der Angriffe all jener, die ihren Platz in der Hackordnung zu verbessern trachten. Wer nachgibt, gilt in dieser Szene keineswegs als der Klügere, sondern als Weichei, das sich bald am unteren Ende der Hierarchie wiederfindet.

Einzelfall oder Epidemie?

Die von den Medien schnell in höchstmögliche Erregung versetzte Öffentlichkeit begriff nach dem Rütli-Brief rasch, dass diese Berliner Hauptschule kein Einzelfall war. Viele Lehrer und Schulleiter schienen regelrecht erleichtert, dass endlich jemand offen über die Lage an ihren Anstalten gesprochen hatte. Die Lokalzeitungen von Kiel bis Konstanz überboten sich daraufhin mit Artikeln über ihre örtlichen Problemschulen, die *tageszeitung* druckte das anonymisierte Porträt einer »ganz normalen Hauptschulklasse« in der Provinz, eine traurige Sammlung hoch problematischer Kindheitsbiografien, und die kommissarische Leiterin der Rütli-Schule, Petra Eggebrecht, berichtete von Solidaritätsbekundungen aus der gesamten Bundesrepublik.

Zwei Tage nach dem Brandbrief der Neuköllner Kollegen verfassten acht Berliner Hauptschulrektoren eine Erklärung, in der sie nicht minder ratlos feststellten, die Situation an ihren Schulen sei »geprägt von Hoffnungslosigkeit desillusionierter, gewaltbereiter Jugendlicher, die nicht nur Schüler attackieren, sondern streckenweise keinen geordneten Unterricht ermöglichen«. Und Anfang April forderte eine Vollversammlung der Berliner Hauptschulleiter bei einem Treffen mit Schulsenator Böger einvernehmlich die langfristige Auflösung ihrer Schulform – eine Forderung, die viele Experten, SPD, Linkspartei und Grüne sowie die Lehrergewerkschaft GEW in Berlin schon lange erheben und der sich auch die Bildungspolitiker in der CDU und der FDP nicht mehr völlig verschließen.

Zugleich wurden weitere spektakuläre Einzelfälle bekannt. Eine Charlottenburger Hauptschule war bereits Mitte März von einer zehn bis fünfzehn Mann starken, mit Messern und Totschlägern bewaffneten Gang überfallen worden. In einem schon länger schwelenden Streit mit einem schwarzen Mitschüler hatte ein junger Araber einfach ein paar Kumpel aus seinem Viertel mobilisiert. Und als sein Klassenlehrer den Schwarzen rechtzeitig in einem Nebenraum in Sicherheit bringen konnte, griffen die schulfremden Schläger stattdessen einen unbeteiligten farbigen Mitschüler an.

Die Lehrerin einer Hauptschule im Wedding wurde in der Nähe ihrer Schule in einer Telefonzelle beschossen. Das Kollegium dieser Schule verfasste ebenfalls einen offenen Brief: Die Hälfte der Jugendlichen bei ihnen sei kaum noch beschulbar, ein großer Teil lasse jedes Empfinden für Werte, Normen und Grenzen vermissen, außerdem sei der Anteil von polizeilich bekannten Kriminellen an der Schule überdurchschnittlich hoch.

An einer Schöneberger Oberschule musste ein von Mitschülern bedrohter Neuntklässler eine Woche lang von der Polizei zur Schule begleitet werden – ein für Berlin bis dahin einmaliger Fall. Der Junge war seit Längerem von einem

Mitschüler bedrängt und verprügelt worden, dessen türkisch-libanesische Gang seit Jahren das umliegende Viertel terrorisierte.

Eine andere Neuköllner Hauptschule forderte die sofortige Zuweisung eines Psychologen sowie eines türkisch- und eines arabischsprachigen Sozialarbeiters, da man »der zunehmenden Zahl unbeschulbarer Jugendlicher mit zum Teil intensiv kriminellen Karrieren und heftigen psychosozialen Störungen« anders nicht mehr Herr werden könne.

Mitte Mai meldeten sich auch die ersten Grundschulen mit Hilferufen zu Wort. So klagte eine Rektorin aus Kreuzberg, fünfundsiebzig Prozent ihrer Schüler kämen mittlerweile aus sozial schwachen, fünfundachtzig Prozent aus Migrantenfamilien. Auch sie brauche endlich fest angestellte und qualifizierte Sozialarbeiter – bis dahin hatten ihr die Arbeitsagentur und freie Träger für die Nachmittagsbetreuung von Schülern teilweise Ein-Euro-Jobber geschickt.

Im Mai und Juni machten zwei brutale Angriffe auf Lehrer Schlagzeilen in der Berliner Presse: In Kreuzberg wurde eine dreiundsechzigjährige Gymnasiallehrerin von einem zwölfjährigen Libanesen niedergeschlagen. Eine Gruppe aus der benachbarten Grundschule wollte Schüler ihres Gymnasiums überfallen, die Lehrerin versuchte, den Streit zu schlichten. Der strafunmündige Schläger war zu diesem Zeitpunkt bereits wegen Diebstahls, Hehlerei und Körperverletzung bekannt und von mehreren anderen Schulen verwiesen worden.

Im Rahmen der Berichterstattung über diesen Fall wurde einer breiteren Öffentlichkeit bekannt, dass in Berlin mehrere Hundert verhaltensauffällige Schüler als sogenannte

Wanderpokale von Schule zu Schule weitergereicht werden. Zu diesen Schülern gehörte übrigens auch der Sechzehnjährige, der nach der Eröffnung des neuen Hauptbahnhofes einundvierzig Menschen niedergestochen hat. Die Schulverwaltung ließ wissen, dass sich die Zahl emotional oder sozial auffälliger Schüler in den letzten zehn Jahren von achthundert auf rund dreitausend fast vervierfacht habe.

Der zweite Überfall auf einen Lehrer in Berlin machte Mitte Juni deutlich, dass sich die Gewalt an vielen Hauptschulen auch nicht als reines Ausländerintegrationsproblem interpretieren lässt. Drei Jungen und zwei Mädchen zwischen dreizehn und siebzehn Jahren, allesamt Deutsche, hatten abends vor einer Grundschule im keineswegs besonders verrufenen Neuköllner Ortsteil Britz ein lautstarkes Saufgelage veranstaltet. Als ein Lehrer während des gleichzeitig stattfindenden Elternabends nach dem Rechten sehen wollte, wurden zwei der Jugendlichen zunächst ausfällig (»Verpiss dich!«). Im Laufe eines Gerangels sprang dann der älteste der Jungen dem Lehrer mit beiden Beinen in den Rücken. Anschließend traten er und ein fünfzehnjähriger Kumpel auf den zu Boden gestürzten Mann ein. Gegen den Rädelsführer hatte die Polizei ebenfalls schon häufiger ermittelt, unter anderem wegen Körperverletzung und Raub. Kurz darauf wurden die Täter von der Polizei aufgegriffen; bei der anschließenden Gegenüberstellung zeigten sie nach Aussage des Opfers »keine Regung oder Reue«.

Eine weitere Geschichte konnte man am 22. Juni 2006 in der Wochenzeitung *Die Zeit* nachlesen. Hundertdreiundfünfzig junge Menschen hatten zwei Wochen zuvor an einer Sekundarschule in Gardelegen (Sachsen-Anhalt) ihre mittlere Reife oder zumindest einen qualifizierten Hauptschulabschluss gemacht. Zwei Drittel von ihnen hatten zu diesem Zeitpunkt keine Lehrstelle in Aussicht: Die örtlichen Firmen, zum Beispiel die im Landkreis angesiedelten Automobilzulieferer, stellen lieber Leute aus der fernen Landeshauptstadt Magdeburg ein. Auch die Lehrer dieser Schule hatten im März beim Kultusministerium brieflich um Hilfe ersucht, da sie mit den Beleidigungen und Bedrohungen sowie mit der zunehmenden Gewalt unter ihren Schülern nicht mehr fertig wurden.

Der Rektor der Schule konstatierte in dem *Zeit*-Artikel resigniert, die Hälfte der Eltern seiner Schüler lebe von Hartz IV und der Alltag in vielen Familien sei von Alkoholismus und Frust geprägt. In den letzten zehn Jahren habe im Übrigen »der Landkreis sechzig Millionen Euro für die Schulen ausgegeben, davon gingen zweiundfünfzig Millionen an die Gymnasien und acht Millionen an die Sekundarschulen. Das kann man werten, wie man möchte, aber es ist aufschlussreich, wenn man schaut, welche Schulform die Kinder der gut situierten Verwaltungsangestellten und Kommunalpolitiker meist besuchen«. Folge dieser offensichtlich auch von den Schülern als schmerzhaft empfundenen Zurücksetzung: Im Anschluss an ihre eher feuchte als fröhliche Abschlussfeier überfielen fünfzig von ihnen das örtliche Gymnasium. Dabei gingen mehrere Lampen und Fenster zu Bruch, Kindern wurden die Schulranzen ausgeschüttet und beschmiert, einem älteren Gymnasiasten wurde das Nasenbein gebrochen. So konnte man sich wenigstens für einen Moment der faden Illusion hingeben, es den Privilegierten mal ordentlich gezeigt zu haben.

Auch aus Berlins östlichen Stadtteilen, in denen der Anteil von Kindern mit Migrationshintergrund verschwindend gering ist, hörte man von gewalttätigen Schülern, die meist aus zerrütteten, von Arbeitslosigkeit und Alkoholismus gezeichneten Familien kommen. So lag der östliche Stadtbezirk Lichtenberg nach einem Bericht der Senatsverwaltung für Bildung, Jugend und Sport über »Gewaltsignale an Berliner Schulen« vom November 2005 bei der Zahl der gemeldeten Vorfälle bereits an dritter Stelle – trotz vergleichsweise niedriger Schülerzahlen. Und während die Deutschen Berlin-Neukölln aufgrund der massiven Berichterstattung nach dem Rütli-Brief zur South Bronx der Republik abstempelten, offenbarte derselbe Bericht, dass die wahre Hochburg in Sachen schulische Gewalt längst Berlin-Mitte war. Zu diesem Bezirk gehören nämlich neben dem Regierungsviertel, der Museumsinsel, der geschäftigen Friedrichstraße oder dem schnieken Szeneviertel Prenzlauer Berg auch Stadtteile wie Moabit oder Wedding. Und diese sind Neukölln in ihrer problematischen Sozialstruktur durchaus ebenbürtig.

Hell und Dunkel

Was am zitierten Bericht besonders erschreckt, ist das Ausmaß, in dem die Gewalt an Berliner Schulen insgesamt über die letzten Jahre zugenommen hat – jedenfalls auf den ersten Blick. Im Schuljahr 2000/01 wurden noch zweihundertsiebzig Gewaltvorfälle an die Schulbehörden gemeldet. Drei Jahre später waren es schon fast doppelt so viele, und im

Berichtsjahr 2004/05 hatte sich die Zahl gegenüber 2001 mit achthundertvierundneunzig Vorfällen mehr als verdreifacht. Allein gegenüber dem Vorjahr hatte die Gewalt scheinbar um sechzig Prozent zugenommen.

Machen wir einmal eine Gegenrechnung auf, die nur auf den ersten Blick unsinnig erscheinen mag: Angesichts von rund hundertzwanzigtausend Verkehrsunfällen sollte man meinen, dass der Weg zur Schule weitaus gefährlicher sein müsse als ein Gang über den Schulhof. Doch bezeichnenderweise ist das Risiko, Opfer von Gewalt im schulischen Umfeld oder Opfer des normalen Straßenverkehrs zu werden, in Berlin inzwischen annähernd gleich groß. Denn im selben Berichtszeitraum 2004/05 wurden in der Stadt achthundertfünfzehn Kinder zwischen sechs und vierzehn Jahren bei einem Unfall verletzt. Selbst wenn man die in der Unfallstatistik nicht gesondert als Risikogruppe erfassten älteren Jugendlichen dazuzählen würde, dürfte sich diese Relation nicht dramatisch verändern.

Nun ist gewiss jeder gewaltsame Übergriff auf Schüler oder Lehrer ein Alarmsignal. Allerdings – auch das zeigt das Berliner Beispiel gut – muss man sich vor übertriebener Dramatisierung hüten. Erstens darf man nicht nur auf die absoluten Zahlen schauen. Bezieht man die genannten Fallzahlen auf die Gesamtheit der Berliner Schulen (neunhundertvierundachtzig) und Schüler (rund vierhundertzwanzigtausend), so erkennt man sofort, dass die Lage weniger bedrohlich ist, als sensationslüsterne Presseberichte über spektakuläre Einzelfälle oder Problemschulen vermuten lassen. Aufs Jahr gerechnet ereignet sich dann nämlich an jeder Schule im Schnitt nur knapp ein Gewaltvorfall; statistisch kommen dabei zwei von je eintausend Schülern und sechs von je eintausend Lehrern zu Schaden.

Zweitens hat jede Kriminalstatistik eine prinzipielle Tücke: Egal auf welche Art von Delikt sie sich bezieht, sie dokumentiert nur solche Fälle, die den Behörden bekannt geworden sind. Sie erfasst also nur das, was Kriminalisten das Hellfeld nennen. Sein Gegenstück, das sogenannte Dunkelfeld – der verbreitete Begriff der Dunkelziffer erweckt bloß den falschen Eindruck von Präzision – umfasst dagegen solche Taten, die weder gemeldet noch angezeigt, noch auf anderem Wege bekannt werden. Und deshalb kann jeder Anstieg gemeldeter Taten zweierlei bedeuten: Entweder ist die betreffende Zahl der Delikte, hier zum Beispiel diejenige schulischer Gewaltvorfälle, tatsächlich angestiegen. Oder es wurde lediglich eine größere Anzahl von entsprechenden Vorfällen gemeldet beziehungsweise angezeigt.

Im ersten Fall würde das bedeuten, dass Berlins Schüler im Schuljahr 2004/05 tatsächlich viermal so viele Gewalttaten begingen wie vier Jahre zuvor – eine ziemlich beispiellose Brutalisierung. Im zweiten Fall, bei einer Verschiebung des Verhältnisses zwischen Dunkel- und Hellfeld, wäre es theoretisch sogar denkbar, dass die Zahl insgesamt verübter Gewalttaten *zurückgegangen* ist, zugleich aber sehr viel mehr Opfer, Zeugen oder Dritte (zum Beispiel Lehrer oder Eltern von Gewaltopfern) diese Taten angezeigt haben.

Nun gibt es in Berlin, wie in vielen anderen Bundesländern auch, seit 1992 eine Meldepflicht gegenüber den Schulbehörden. Innerhalb von vierundzwanzig Stunden muss eine Schule der Senatsverwaltung über jeden bekannt gewordenen Gewaltfall Bericht erstatten. Die Schulbehörde schaltet dann den schulpsychologischen Dienst ein. Ebenso gibt es eine enge Kooperation mit der Polizei. Und nach Einschätzung der Berliner Polizei ist der genannte Anstieg der Gewaltfälle denn auch tatsächlich zu großen Teilen auf die in den letzten Jahren konsequenter umgesetzte Meldepflicht zurückzuführen. Es werden also nicht wesentlich mehr Gewalttaten an Schulen verübt, es wird »nur« das Dunkelfeld aufgehellt, nicht zuletzt deshalb, weil die Opfer oder deren Eltern entsprechende Taten immer häufiger melden oder anzeigen, sei es gegenüber der Schulleitung oder direkt bei der Polizei. Das aber heißt: Die Toleranz gegenüber Drohungen, Übergriffen und schweren Tätlichkeiten an Schulen hat deutlich abgenommen. Ebenso scheint der Wille, notorische Gewalttäter so früh wie möglich in ihre Schranken zu weisen, bei vielen inzwischen ausgeprägter zu sein als Angst vor möglicher Vergeltung.

Seliges Bayern?

In den Wochen der erregten publizistischen Rütli-Schwüre gewann die Öffentlichkeit den Eindruck, an den Hauptschulen der Republik wüte flächendeckend die Gewalt. Neu gegenüber den seit Jahren durch die Presse gehenden, erschreckenden Fällen von Jugendgewalt schien vor allem eines zu sein: Nicht ein Einzelner oder eine kleine Gruppe von Jugendlichen machte durch brutale Taten von sich reden; diesmal schienen ganze Schulen, ja ganze Stadtteile vom Virus der Gewalt verseucht zu sein. Der alte Reflex, von tragischen Einzelfällen zu reden, kehrte sich urplötzlich ins Gegenteil um: Jetzt wurde jeder Einzelfall als Symptom einer grassierenden Seuche interpretiert.

Das war nicht immer so. Anfang 2004 hatten – ausgerechnet in Bayern, das sich auf die Qualität seines Bildungswesens, gerade auch seiner Hauptschulen, so viel zugutehält – zwei Fälle brutaler Gewalt solches Aufsehen erregt, dass die damalige Kultusministerin Monika Hohlmeier die Täter mit gewohntem Law-and-Order-Reflex gleich ins Heim einweisen wollte. An einer Hauptschule in Walpertskirchen im Landkreis Erding hatten drei fünfzehn Jahre alte Schüler einen vierzehnjährigen Klassenkameraden wochenlang geschlagen und gequält. So wurde der Junge etwa in die Schultoilette gezerrt, wo man seinen Kopf in die Kloschüssel drückte. Erst nachdem das Opfer bewusstlos auf dem Pausenhof zusammengebrochen war, hatten die Lehrer die Quälereien bemerkt und die Polizei alarmiert. Und schon damals hatten die Täter übrigens ihre Misshandlungen mit einer Digitalkamera aufgenommen und geplant, die Fotos ins Internet zu stellen.

Wenige Tage zuvor war bekannt geworden, dass eine gesamte Berufsschulklasse im niedersächsischen Hildesheim über Wochen einen Klassenkameraden malträtiert hatte. Und wenige Tage nach dem Erdinger Skandalfall hatten zwei Schüler aus dem oberfränkischen Coburg einen Klassenkameraden auf dem Heimweg beinahe bewusstlos geschlagen, während zehn andere Schüler tatenlos zusahen. Das Opfer wurde mit einer Gehirnerschütterung und Prellungen am Rücken ins Krankenhaus eingeliefert. Die Coburger Täter hatten seit Monaten versucht, den dreizehnjährigen Mitschüler zu zwingen, in ihrem Auftrag Geld zu stehlen. Weil er sich weigerte, wurde er wiederholt verprügelt. Doch obwohl all diese Fälle binnen Wochenfrist ein erschreckendes Maß an Brutalität, Rücksichtslosigkeit und moralischer Verwahrlosung bezeugten, ging die Öffentlichkeit damals, wie so oft, bald zur Tagesordnung über.

Dafür hatten es nach dem Rütli-Skandal plötzlich jene Stimmen umso schwerer, die zur Besonnenheit und zu einem abgewogenen Urteil mahnten. So ergab etwa eine Erhebung des Bundesverbandes der Unfallkassen, dass die Zahl schwerer Gewaltfälle an Schulen zwischen 1993 und 2003 nicht etwa gestiegen, sondern zurückgegangen ist. Immer dann, wenn ein Schüler nach einer Prügelei ärztlich behandelt werden muss, registrieren die Kassen dies als sogenannten Raufunfall. 2003 kamen nur elf Vorfälle dieser Art auf eintausend Schüler, gegenüber mehr als fünfzehn zehn Jahre zuvor. Zwar ereigneten sich, so die Studie, immer noch vierzig Prozent aller schweren Schlägereien an Hauptschulen, aber gerade dort war der Rückgang besonders deutlich ausgefallen. Und die Zahl der in solche Raufunfälle verwickelten ausländischen Kinder war nicht etwa über-, sondern vielmehr unterdurchschnittlich.

Im Frühjahr 2006 belegte zudem eine Langzeitstudie der Katholischen Universität Eichstätt, dass die Gewalt in den vergangenen Jahren auch an bayerischen Schulen abgenommen hat. Ein Forschungsteam unter Leitung des Soziologen Jens Luedtke befragte 1994, 1999 und 2004 jeweils zwischen dreitausendfünfhundert und viertausendfünfhundert bayerische Schüler nach ihren Gewalterfahrungen. Danach sind verbale Aggressionen sehr verbreitet: Rund fünfundachtzig Prozent der Befragten gaben zuletzt an, mindestens einmal

Opfer grober Pöbeleien geworden zu sein. Insgesamt fünfundvierzig Prozent waren körperlicher Gewalt ausgesetzt. Schwerere Schlägereien kamen dagegen vergleichsweise selten vor und sind überdies tendenziell rückläufig. Das Gleiche gilt für Gewalt gegen Lehrer. Das Problem scheint eher ein harter Kern zu sein, der regelmäßig Gewalttaten begeht. Die Eichstätter Studie schätzt die Größe dieser Gruppe auf etwa 2,5 Prozent aller Schüler – auf deren Konto aber rund ein Viertel aller Gewalttaten geht. Allerdings ist dabei seit 1994 eine deutlich rückläufige Tendenz zu verzeichnen: Damals umfasste die Gruppe der Intensivtäter noch 3,4 Prozent der Schüler, und sie war für rund ein Drittel aller schulischen Gewaltfälle verantwortlich. Zugleich zeigt sich, dass auffällige Täter meist auch Opfer sind. Nicht nur, dass jene Schüler, die am häufigsten austeilen, auch besonders oft Opfer schulischer Gewalt werden: Sie sind zudem überdurchschnittlich stark von familiärer Gewalt betroffen.

Nun unterscheidet sich die Lage der Hauptschulen in Bayern sehr deutlich von der in den nördlichen Bundesländern. In Bayern ist die Hauptschule keine Restschule, kein Sammelbecken für gescheiterte Schulkarrieren. Der Anteil der Hauptschüler liegt dort im Schnitt bei rund vierzig Prozent – und damit doppelt so hoch wie im Bundesdurchschnitt, gar viermal so hoch wie in Berlin. Allerdings gibt es auch in Bayern extreme regionale Unterschiede: Während in den großen kreisfreien Städten nur ein Viertel aller Schüler nach der Grundschule auf die Hauptschule wechselt, sind es auf dem Land weit mehr. Spitzenreiter ist der Landkreis Oberallgäu, in dem fast die Hälfte der Kinder auf eine Hauptschule geht.

Zudem liegen die wirtschaftlich strukturschwachen Regionen des Landes auch bei den Bildungsabschlüssen ganz hinten. So wechselt im oberfränkischen Hof ebenfalls fast jeder zweite Schüler nach der vierten Klasse an die Hauptschule, nur etwa jeder dritte ans Gymnasium. Fast dreimal so viele Real- und mehr als doppelt so viele Hauptschüler wie im Landesdurchschnitt bleiben dort sitzen. Und zweiundzwanzig Prozent der Hofer Hauptschüler verließen die Schule 2004 ohne Abschluss – im Schnitt sind es in Bayern nur zehn Prozent eines Jahrgangs. Damit liegt eine eher strukturschwache und bildungsferne Region wie Oberfranken ziemlich dicht an Berlin, dessen besorgniserregende Werte die Hauptschuldebatte 2006 in Gang gebracht haben.

Auch Bayern ist vor der Wirkung im Grunde einfacher soziokultureller Zusammenhänge nicht gefeit: Je höher die Arbeitslosigkeit in einer Region ist, desto mehr Schüler gehen auf die Hauptschule – und je höher das Durchschnittseinkommen, desto mehr Schüler wechseln aufs Gymnasium. In einem Punkt, das hat die PISA-Studie gezeigt, ist Bayern ohnehin Spitzenreiter: Dort haben Akademikerkinder eine zehnmal höhere Chance, aufs Gymnasium zu wechseln, als Kinder aus Facharbeiterhaushalten. Im Bundesdurchschnitt stehen die Chancen dafür bei sechs zu eins, in Brandenburg und Sachsen sogar nur bei drei zu eins. Was die PISA-Studie als eines der entscheidenden Probleme im deutschen Bildungswesen ausgemacht hat – nirgendwo hängt der Bildungserfolg eines Kindes so stark von seiner sozialen Herkunft ab wie bei uns –, das gilt im Musterland Bayern also erst recht.

Hat das Folgen für die Gewalt an Bayerns Schulen? Auch hier ist das Land auf den ersten Blick der Musterknabe der

Republik. Nur an jeder zwölften Schule, so die Kriminalstatistik, musste die Polizei 2005 ein Gewaltdelikt registrieren. Nur zur Erinnerung: In Berlin trifft es statistisch jede Schule einmal pro Jahr. Doch es gibt bedenkliche Sonderentwicklungen in einzelnen Regionen: So stieg im Landkreis München, an sich eine der friedlichen Wohlstandsoasen der Republik, die Zahl der Gewaltdelikte 2004 um über vierzig Prozent. Und die Zahl tatverdächtiger Kinder und Jugendlicher hat sich dort in den letzten zehn Jahren versiebenfacht.

Einer aktuellen Studie des Kriminologischen Forschungsinstituts Niedersachsen (KFN) zufolge schneidet die prosperierende bayerische Landeshauptstadt beim Thema Gewalt an Schulen mit am besten ab. Doch selbst in München gaben noch 18,5 Prozent der für die regionale Vergleichsstudie befragten Schüler an, im Jahr 2004 Opfer von psychischer oder physischer Gewalt geworden zu sein – immerhin ein deutlicher Rückgang gegenüber 2000 (22,4 Prozent). Dafür hat der Anteil der Intensivtäter, die im Jahr zuvor mindestens fünf Gewalttaten begangen haben, leicht zugenommen: Er betrug im Befragungsjahr 4,8 Prozent und ist damit im Städtevergleich des KFN der höchste. Außerdem verzeichnete die Polizei 2005 immerhin achthundertfünf Gewaltdelikte an Münchens dreihundertvierzig öffentlichen Schulen. Damit kommt die Landeshauptstadt auf über zwei Fälle pro Schule und Jahr – was zwar einem Rückgang um zwanzig Prozent gegenüber dem Vorjahr entspricht, aber geradezu dramatisch über dem Landesdurchschnitt liegt.

Was jedoch am meisten Sorge bereiten muss, ist nicht der Umfang, sondern vielmehr eine veränderte Qualität der

Gewalt an Schulen. So erklärte Hans-Jürgen Tölle, der Leiter des zentralen schulpsychologischen Dienstes der Stadt München, im April 2006 gegenüber der *Süddeutschen Zeitung*: »Ich würde nicht unbedingt sagen, dass es jetzt mehr gewalttätige Auseinandersetzungen an Schulen gibt, eher hat sich die Art der Gewalt geändert. Früher wurde Gewalt meistens benutzt, um Beziehungskonflikte zu lösen. Jetzt wollen sich die Schüler oft nur abreagieren. Sie werden dann unverhältnismäßig brutal, empfinden kaum noch Mitleid.«

Fazit: Im Einzelnen mögen Statistiken oder Befragungen ein differenziertes und keineswegs immer eindeutiges Bild der Gewalt an Deutschlands Hauptschulen zeichnen, doch einige Tendenzen sind immerhin eindeutig. Erstens, keine wirkliche Überraschung: Gewalt ist ganz überwiegend männlich. Zweitens: Jugendliche Gewalttäter sind in hohem Maße selbst Opfer schulischer und familiärer Gewalt. Und drittens: Gewalt ist das Kind sozialer Deklassierung und fehlender persönlicher Lebensperspektiven. Das kann nur solche Menschen wundern, die selbst unbestreitbare soziologische Befunde für linke Ideologie halten. Und nur weil diese wirtschaftlichen und sozialen Probleme in weit überdurchschnittlichem Maße Kinder und Jugendliche aus Migrantenfamilien treffen, mag es bisweilen so scheinen, als sei schulische Gewalt weitgehend ein Ausländerproblem. Sie ist aber weniger ein Problem *durch*, sondern vor allem ein Problem *für* Ausländer: Je stärker wir in unserem Land die sozial Schwachen ghettoisieren, desto eher nimmt die Gewalt auch die Form ethnischer Konflikte an – bis hin zu den türkisch-arabischen Bandenkriegen an der Neuköllner Rütli-Hauptschule.

8. Die Zukunft unserer Bildungsanstalten

Sieben Wege zur effektiven Erziehung

Die internationale Bildungsstudie PISA, von der Organisation für Wirtschaftliche Zusammenarbeit und Entwicklung (OECD) erstmals im Jahr 2000 durchgeführt, hat in Deutschland zu Recht einen Schock ausgelöst. Unsere Schulen sind international nur Mittelmaß. Ein erschreckend großer Anteil der Fünfzehnjährigen hat bestenfalls ausreichende Kompetenzen im Lesen, Schreiben und Rechnen. Bei der Förderung von Migranten ist Deutschland Schlusslicht. Und in keinem Industrieland der Welt hängt der Bildungserfolg so sehr von der sozialen Herkunft ab wie bei uns. Wessen Eltern nicht zu den Normal- oder Besserverdienenden der Mittel- und Oberschicht zählen, so die traurige Realität, der darf sich keine großen Hoffnungen machen, irgendwann das Abitur zu bestehen.

Anfang Juli 2006 stellte das Deutsche Jugendinstitut (DJI) im Bayerischen Landtag die Ergebnisse einer repräsentativen Erhebung vor, die diese Tatsache erneut bestätigte. Einer international verbreiteten Definition zufolge muss als arm gelten, wer weniger als sechzig Prozent des mittleren Einkommens in einem Land zur Verfügung hat. Laut aktuellem Armutsbericht der Bundesregierung – schon dass es einen solchen Bericht in unserem Hochlohnland geben muss, sagt einiges über unsere wirtschaftliche Lage! – liegt der Anteil der Armen nach dieser Definition bei 13,5 Prozent. Doch bei Familien mit mindestens einem Kind im Grundschulalter, so die Studie des DJI, beträgt die Armutsquote bereits 28,1 Prozent. In nicht geringem Maße, das ist die traurige Botschaft dieser Zahl, sind Kinder bei uns also ein Armutsrisiko. Den Preis dafür zahlen diese Kinder gleich doppelt: Ihnen und ihren Familien steht für Ernährung, Kleidung, Bildung und Freizeit weniger Geld zur Verfügung – und langfristig haben sie deutlich weniger Chancen auf einen guten Schulabschluss.

Gerade das, was sie auf lange Sicht aus ihrer wirtschaftlichen und sozialen Misere befreien könnte, wird den Armen also beinahe systematisch verweigert: Bildung. Kinder aus längerfristig bis dauerhaft armen Elternhäusern besuchen zu vierundzwanzig Prozent die Hauptschule, nur zweiundzwanzig Prozent von ihnen gehen aufs Gymnasium. Und fast jedes zehnte arme Kind landet auf einer Förderschule, wie man die Sonderschulen seit einigen Jahren nennt. Dagegen haben die Kinder der Durchschnittsverdiener und der Wohlhabenden das Ticket zur höheren Bildung quasi schon mit der Geburt gebucht: Nur sechs Prozent gehen auf die Hauptschule, dreiundfünfzig Prozent wechseln nach der Grundschule aufs Gymnasium.

Natürlich wird es immer und überall auf der Welt gute, mittelmäßige und schlechte Schüler geben. Aber Intelligenz und Fleiß hängen wohl kaum vom Monatseinkommen der Eltern ab. Somit wären die Schulen eigentlich gefordert, schlechtere Startbedingungen ins Leben wenigstens ansatzweise zu kompensieren. Stattdessen verfestigt unser System die sozialen Unterschiede immer mehr. Bereits in der Grundschule, so das DJI, bleiben Kinder aus armen Familien zurück. Sie besuchen weitaus seltener Musikschulen. Sie nutzen weniger intensiv die öffentlichen Bibliotheken. Und sie gehen sogar weniger oft ins Schwimmbad. Das aber heißt: Ihr soziales Handicap wird in unserem Bildungssystem zu einem veritablen geistigen, musischen und motorischen Handicap erweitert.

Dass sich am wirtschaftlichen Ungleichgewicht in unserer Gesellschaft etwas ändert, steht kaum zu erwarten. Alles deutet vielmehr darauf hin, dass die Reichen auch bei uns immer reicher werden. Umgekehrt werden die Armen zwar absolut gesehen nicht ärmer, doch ihre Zahl nimmt zu, und ihr Anteil am gesamtgesellschaftlichen Reichtum schrumpft. Konsequenz: Unsere Gesellschaft droht in zwei Klassen zu zerfallen, Gewinner und Verlierer. Dass diese vor allem für die Verlierer immer stärker spürbare Spaltung eine der Wurzeln jugendlicher Kriminalität ist, wird von den wenigsten Experten bestritten. Wohl mag jeder das Problem der Verteilungsgerechtigkeit, eine der uralten sozialethischen Fragen der Menschheit, anders beurteilen. Aber ob man nun Sozialist oder Marktradikaler ist, mit Bildungspolitik haben solche politischen Differenzen nichts, aber auch gar nichts zu tun. Höchstens in dem Sinne, dass gerade stramme Wirtschaftsliberale gern darauf pochen, dass Erfolg das Ergebnis eigener Anstrengung sein sollte, Leistung sich also lohnen muss und der Staat die immer strebsam sich Bemühenden deshalb möglichst in Ruhe lassen sollte.

Doch damit wirklich jeder seines Glückes Schmied sein kann, muss jeder Mensch die ihm gegebenen Möglichkeiten und Fähigkeiten bestmöglich nutzen können. Gerade deshalb darf das Startkapital für jedes spätere wirtschaftliche, berufliche und gesellschaftliche Streben, nämlich eine solide Ausbildung, nicht nach elterlicher Kassenlage verteilt werden. Deren soziale Situation mag verschuldet oder unverschuldet, sie mag das Ergebnis nicht beeinflussbarer äußerer Faktoren oder das Ergebnis persönlicher Fehlentscheidungen sein – ihre Kinder können für ihre Herkunft schlicht gar nichts. Deshalb kann Chancengerechtigkeit im Bildungswesen nur bedeuten, dass soziale Benachteiligungen so früh wie möglich und so gut wie möglich ausgeglichen werden. Und diese Förderung muss so lange fortgesetzt werden, bis jeder junge Mensch selbst entscheiden kann, ob er seine individuellen Chancen nutzen oder verspielen will.

Gute Bildungspolitik schafft natürlich weder Einkommensunterschiede ab, was auch kaum wünschenswert wäre, noch schafft sie unmittelbar Arbeitsplätze oder Lehrstellen. Aber sie stellt die Weichen dafür, ob junge Menschen später überhaupt ein ausreichendes Einkommen erzielen können. Sie legt die Grundlagen dafür, dass man sich später mit einiger Aussicht auf Erfolg um eine seinen Fähigkeiten entsprechende berufliche oder akademische Ausbildung bemühen kann. Und in einer Welt, in der Wissen immer mehr zum entscheidenden Produktionsfaktor wird, schafft Bildungspolitik die Voraussetzung dafür, dass Menschen aktiv am Wirtschaftsleben teilnehmen können. Deshalb ist sie das mit Abstand wichtigste Feld, das die Politik heute zu beackern hat. Das ist zwar eine Binsenweisheit, aber da der Mensch bekanntlich durch Wiederholung lernt kann es nicht schaden, wenn auch ich dies noch einmal betone.

Jetzt mögen Sie sich fragen, warum ein Strafverteidiger im gesegneten Alter von dreiundachtzig Jahren sich den Luxus einer bildungspolitischen Meinung leistet – und warum er meint, diese unter Ausnutzung seiner bescheidenen Prominenz auch noch unter die Leute bringen zu müssen. Zumal meine Enkelin, die immerhin noch zur Schule geht, auch nicht gerade zu den Unterprivilegierten unseres Bildungswesens zählt. Die Antwort ist ganz einfach: Vor meinem Schreibtisch sitzen manchmal junge, öfter auch nicht mehr ganz junge Straftäter. Manchmal – wie in dem Fall von Bad Reichenhall – vertrete ich als Anwalt vor Gericht auch die Interessen von Opfern solcher Täter. Zu den auffälligen Konstanten im Leben meiner straffällig gewordenen Klientel zählt, dass sie oft schon in der Schule gescheitert ist. Natürlich wird nur ein kleiner Teil unserer Bildungsversager kriminell. Aber wer mich aufsucht, weil er eines Raubes, einer schweren Körperverletzung oder eines Tötungsdeliktes beschuldigt wird, der war und ist überdurchschnittlich häufig ein Bildungsversager.

Überspitzt gesagt: Meine Mandanten verdanke ich nicht zuletzt Schulen, die offenbar nicht gut genug waren. Und zu den Vorzügen meines gesegneten Alters zählt unter anderem, dass ich es mir endlich leisten kann, darüber nachzudenken, wie sich dieser Nachschub an Mandanten drastisch reduzieren ließe. Das tue ich auf den folgenden Seiten ausdrücklich nicht als Bildungsexperte, sondern »nur« als nachdenklicher Bürger, der es für eine Schande hielte, zu dieser zentralen gesellschaftspolitischen Frage *keine* Meinung zu haben.

Mehr Bildung: von der Wissensvermittlung zur umfassenden Erziehung

Die jüngste Diskussion über die gravierenden Probleme an unseren Hauptschulen hat zunächst und vor allem erschreckend deutlich gemacht, dass sie nicht so sehr als Schulen im engeren Sinne, als Orte der Wissensvermittlung versagt haben, sondern dass sie einer anderen Aufgabe nicht mehr gerecht werden, vielleicht gar nicht gerecht werden können: der als Erziehungseinrichtung. Ob mangelndes Konzentrationsvermögen oder totale Disziplinlosigkeit, ob Sprachdefizite oder manifeste Gewalterfahrungen – viele Kinder aus sozial schwachen und bildungsfernen Familien bringen bereits Hypotheken mit, wenn sie mit sechs Jahren in die Grundschule kommen. Und wenn immer mehr Lehrer über die »heftigen psychosozialen Störungen« ihrer Schüler klagen, dann heißt das, dass unsere Schulen nicht nur erzieherische, sondern eigentlich sogar therapeutische Aufgaben übernehmen müssten. Dafür aber sind unsere Lehrerinnen und Lehrer gar nicht oder nur unzureichend ausgebildet.

Sie befinden sich damit in einer Lage, wie wir sie von Ärzten in unterentwickelten Ländern kennen. Diese sind häufig mit erkrankten oder verletzten Patienten konfrontiert, deren schlimmstes Problem nicht ihr akutes Leiden, sondern ihre chronische Unterernährung ist. Und doch kann der Arzt oft nicht mehr tun, als ein Mittel gegen Durchfall zu verabreichen oder die Wunde zu verbinden. Zur Bekämpfung der tieferen Ursachen des Elends fehlen ihm Zeit, Mittel Strukturen – und Fachkenntnisse.

Kinder, denen ihre Eltern zum Zeitpunkt der Einschulung niemals etwas vorgelesen haben, die vielleicht noch nie ein Bild gemalt haben oder auf einem schönen Spielplatz herumgetollt sind, Kinder, die auch mit zehn Jahren weder schwimmen noch länger als fünf Minuten still sitzen können, haben bereits schwere Probleme. Ihnen fehlt zum Beispiel die Fantasie, die sich entwickelt, wenn man Geschichten hört und sich die Bilder dazu denken muss. Weil ihnen Vorlesen, Lesen und Bücher etwas völlig Fremdes sind, haben sie einen kleineren Wortschatz und größere Schwierigkeiten, lesen zu lernen. Und sie verstehen weniger gut, wie Wörter und Sätze sinnvolle Bedeutungszusammenhänge bilden. Wenn sie dann irgendwann einen kurzen Text mühevoll zu entziffern gelernt haben, können sie seinen Inhalt häufig nicht verstehen, geschweige denn in eigenen Worten zusammenfassen.

Stattdessen verdanken sie ihr Welt- und Sprachverständnis dem stupiden Programm der Privatsender, da ihre hilflosen Eltern sie oft schon als Babys vor dem Fernsehapparat geparkt haben. Abgesehen von Werbung haben sie dort kaum etwas gesehen und gehört als morgens den wirren, bunten Bilderbrei Dutzender Comic-Serien mit ihrer retardierten Geräusch- und Kommandosprache und nachmittags das grenzdebile Gekeife miserabler Laiendarsteller in Talk- und Gerichtsshows. Zwischendurch sehen sie anderen Unterprivilegierten bei ihrer verfehlten Kindererziehung oder Hundedressur, beim Renovieren oder Umziehen, bei Autoreparaturen oder Gartenarbeiten, beim Abnehmen und bei einer langen Reihe noch absurderer Verrichtungen zu. So etwas nennt sich Doku-Soap, hat aber weder mit einer lehrreichen Dokumentation noch mit einer klassischen Seifenoper viel gemein. Dieser audiovisuelle Müll ist zudem derart hektisch aneinandergestückelt, dass die Aufmerksamkeitsspanne sogar halbwegs intelligenter Menschen sehr bald unter drei Minuten fällt.

So schrumpft die geistige Welt junger Menschen unaufhaltsam zusammen – auf eine Mischung aus penetranten Konsumbotschaften, bunten Belanglosigkeiten und diffuser Aggression. Hinzu kommen unweigerlich die motorischen Defizite, die übermäßiger Medienkonsum mit sich bringt. Und da die überbordende Energie von Kindern und Jugendlichen so ziemlich das Einzige ist, was Fernsehen, Video und Computerspiele nicht zerstören oder absorbieren können, schlägt diese dumpfe, medial produzierte Stimmung bei den heranwachsenden Couch-Potatoes oft genug in Destruktion um.

Was aber macht eine Schule, wenn ihr diese Kinder mit sechs erstmals überantwortet werden, um sie nur vier Jahre später auf unser dreigliedriges Schulsystem zu verteilen? Vermutlich kann sie sich nur noch als Reparaturbetrieb bewähren. Das aber sollte sie immerhin so gut und so umfassend wie möglich tun können – und zwar im Wortsinne um jeden Preis. Ein Staat hat Tausende von Möglichkeiten zu sparen – Bildung und Erziehung zählen mit Sicherheit nicht dazu. Politiker, die hier auf leere öffentliche Kassen verweisen, bestenfalls hektisch ein paar neue befristete Teilzeitstellen einrichten, versündigen sich fortgesetzt an jenen Kindern, die sie schon viel zu lange im Stich gelassen haben.

Wenn Gewalt und Disziplinlosigkeit erst einmal in einem derart erschreckenden Maße um sich gegriffen haben, wie es etwa an der Berliner Rütli-Schule der Fall war, dann ist mit Pädagogik allein natürlich nichts mehr zu machen. Hier haben nicht die Lehrerinnen und Lehrer versagt, sondern vordergründig die Eltern, im Grunde aber die gesamte Gesellschaft. Je dramatischer die konkreten Symptome, desto fundamentaler wohl auch das ursächliche gesellschaftliche Versagen. Daher dürfen wir nicht erwarten, dass es mit einer aufgeregten Unterschichten-Debatte und anschließenden hektischen Aktivitäten zur Schadensbegrenzung getan wäre. Was lange währt, um schlecht zu werden, währt auch lange, bis es vielleicht endlich wieder gut wird.

Freilich können die Rütli-Schulen der Republik nicht auf den gesellschaftlichen Wandel warten, sie brauchen schnelle Hilfe. Diese Hilfe können aller Erfahrung nach nur sozialpädagogische und psychologische Fachkräfte leisten. Auch wenn diese überwiegend Symptome behandeln und die Ursachen von Gewalt und Schulversagen nicht beseitigen können, brauchen manche Schüler einfach individuelle Therapieangebote, sehr viele zumindest ein systematisches Training im Umgang mit Konflikten und Aggressionen. Und das ist kein Thema für den klassischen Frontalunterricht im Fünfundvierzig-Minuten-Format, sondern braucht viel Zeit und bedarf offener, betreuungsintensiver Arbeit in Kleingruppen.

Außerdem müssen gewaltanfällige Kinder und Jugendliche andere Vorbilder kennenlernen als die Intensivtäter in den eigenen Reihen. Zum Beispiel benötigen Schulen mit einem hohen Anteil an Immigrantenkindern viel mehr Lehrer, die selbst einen Migrationshintergrund haben und schon deshalb glaubwürdiger erscheinen. Sie brauchen – mit anderen Worten – Lehrer, die beweisen, dass mit entsprechenden Anstrengungen eine erfolgreiche Integration in unsere Gesellschaft möglich ist, ohne dass man dafür seine ethnische, kulturelle oder sprachliche Identität ganz aufgeben müsste.

Im Sinne eines wirklich umfassenden Erziehungsauftrages muss die Schule von morgen aber über die Bekämpfung akuter Gewalttätigkeiten weit hinausgehen. Denn hinter den offenen Gewaltausbrüchen, die wenigstens zeitlich und örtlich begrenzt und von daher auch in den Griff zu bekommen sind, stecken ja fundamentale, anhaltende und weit verbreitete elterliche Erziehungsdefizite. So weisen Lehrer häufig darauf hin, dass besonders brutale Aggressionen bei Schülern ihre tiefere Ursache in einem völligen Fehlen von Empathie, von Mitleid haben. Wem die Fähigkeit abgeht, sich in das Leid anderer hineinzuversetzen, wer als der Stärkere kreatürlichen Schmerz nicht einmal mehr ansatzweise nachzuempfinden bereit ist, der prügelt auch auf wehrlos am Boden liegende Opfer ein. Zum Teil hat das wohl – wie ich in Kapitel fünf ausgeführt habe – etwas damit zu tun, dass solche Kinder Gewaltopfer überwiegend aus einschlägigen Filmen und brutalen Videospielen kennen. In denen spritzt zwar effektvoll virtuelles Blut über den Bildschirm, und man hört höchst realistisch, wie Geschosse ins Fleisch eindringen oder Knochen splittern. Aber am Ende machen die digitalen Opfer nur »Aaarrrrgghh!« – und nach ein paar Sekunden werden sie einfach aus dem Geschehen ausgeblendet.

Gefühlskalten Kindern und Jugendlichen ihre Empathiefähigkeit zurückzugeben ist äußerst schwierig und wird nur gelingen, wenn man jeder Erfolg versprechenden

Methode eine Chance gibt. So habe ich in der Zeit der erregten Rütli-Diskussionen zum Beispiel von einem Projekt gelesen, das einzelnen, besonders problematischen Schülern dieser Schule die Möglichkeit gab, über längere Zeit auf einem Ponyhof im Berliner Umland zu arbeiten. Der intensive Kontakt mit den Tieren scheint in der Tat zu einem deutlichen Rückgang aggressiver Verhaltensmuster geführt zu haben. Auch viele Kindergärten üben Sorge und Verantwortung seit Langem mittels Haltung von Kleintieren ein, um die die Kinder sich selbst kümmern müssen.

Aber natürlich kann nicht jede Schule einen Streichelzoo unterhalten, und manch pubertierender Schläger wird auch kaum dadurch zu besänftigen sein, dass er regelmäßig die Meerschweinchen füttern muss. Vielleicht sind in anderen Fällen Karatekurse die bessere Methode, um zu lernen, dass man Aggressionen geregelt ausleben und dadurch abbauen kann. Meines Erachtens sollten die Schulen bei der Gewaltprävention frei experimentieren dürfen. Das Einzige, was sie dazu vom Staat brauchen, sind personelle und finanzielle Mittel – sowie einen Rahmen für den intensiven und regelmäßigen Austausch über ihre verschiedenen Erfahrungen.

Pazifistische Appelle oder Belehrungen über Kants kategorischen Imperativ werden gegen manifeste Aggression nicht helfen. Aber wo die elterliche Erziehung es mehr oder weniger versäumt, unseren Kindern grundlegende Normen und Werte des Zusammenlebens zu vermitteln, da muss die Schule auch diese Aufgabe übernehmen. In welcher Form das geschehen soll, etwa im Rahmen traditionellen Religionsunterrichts, im Rahmen eines nicht konfessionellen Faches wie der brandenburgischen LER (Lebensgestaltung –

Ethik – Religionskunde) oder im Rahmen einer alle Fächer übergreifenden Werteerziehung, das ist schon länger Gegenstand teils erregter Debatten. Insbesondere die Kirchen fürchten, dass mit einem nicht religiösen Ethikunterricht dem Pflichtfach Religion der Garaus gemacht werden soll.

Diese Befürchtungen sind zwar verständlich, deswegen aber noch nicht richtig. Die Zeiten, zu denen bundesdeutsche Kinder entweder katholisch oder evangelisch waren, sind nun einmal lange vorbei. Der Osten Deutschlands ist auch fast zwanzig Jahre nach dem Ende der atheistischen SED-Diktatur eine weitgehend konfessionslose Region, in der Religionsunterricht deshalb eher Missionsarbeit wäre. Mission aber, das sage ich ausdrücklich als gläubiger Mensch, ist eine Aufgabe der Kirchen, nicht des Staates und seines öffentlichen Schulwesens. In Bayern hingegen wäre eine Abschaffung des Religionsunterrichts als Pflichtfach nicht nur mit der Staatsregierung nicht zu machen: In vielen Landkreisen des frommen Freistaats würde man vermutlich Volksaufstände auslösen.

Zugleich wächst in Deutschland die Zahl der Menschen die sich zu anderen als den beiden großen christlichen Religionen bekennen, vor allem natürlich zum Islam. Gerade dieser Fall zeigt, wie heikel das Problem eines schulischen Religionsunterrichts im Grunde ist. Der Islam kennt keine institutionalisierte Kirche, und folglich fehlt es an geeigneten Ansprechpartnern für die Entwicklung und Umsetzung entsprechender Lehrpläne. Wo muslimische Gemeinschaften in den letzten Jahren versucht haben, einen eigenen Religionsunterricht an den Schulen zu etablieren, war man oft mit der Gefahr des Eindringens islamistischer Strömungen in unsere Schulen konfrontiert. Setzt man sich wiederum mit Vertretern gemäßigter, politisch genehmer islamischer Vereinigungen an einen Tisch, dann fühlt ein großer Teil der Muslime in Deutschland sich durch sie nicht angemessen repräsentiert. So holt man den islamischen Religionsunterricht nicht aus den suspekten Hinterhof-Koranschulen heraus.

Einen einfachen Ausweg aus diesem Dilemma kann ich nicht erkennen. Und was geschähe eigentlich, wenn eines Tages auch die evangelikalen Christen, deren Zahl in Deutschland ebenfalls wächst, verlangen würden, dass in unseren Schulen der biblische Schöpfungsbericht gleichberechtigt neben der Evolutionstheorie gelehrt werden müsse? Wenn Zeugen Jehovas oder Scientologen einen eigenen Religionsunterricht fordern? Wie immer man persönlich zu Fragen des Glaubens steht: An der Tatsache, dass unsere Gesellschaft auch hier vollständig pluralistisch geworden ist, wird sich wohl kaum mehr etwas ändern lassen. Im Übrigen sagt selbst die Zugehörigkeit zu einer Kirche wenig über die tatsächlichen Glaubens- und Wertüberzeugungen aus.

So belegen etwa Studien des Allensbach-Instituts, dass sehr viele Deutsche unbewusst eigentlich halbe Buddhisten sind: Legt man ihnen Glaubenssätze ohne konfessionellen Kontext vor, dann neigen sie zum Beispiel eher zur Reinkarnations- als zur Auferstehungslehre. Selbst unter den gläubigen Katholiken bekennt sich nur eine knappe Mehrheit zum dreieinigen Gott. Und als Allensbach im Jahr 2002 nach dem weisesten lebenden Menschen fragte, wählten die Deutschen mit dreiunddreißig Prozent den Dalai Lama auf Platz eins. Papst Johannes Paul II. kam lediglich auf vierzehn Prozent, womit er nur knapp vor Südafrikas Expräsident Nelson Mandela landete, den zwölf Prozent für den größten Weisen hielten.

Ich glaube, dass solche und andere Glaubensüberzeugungen in einer offenen und pluralistischen Gesellschaft sehr gut friedlich nebeneinander gedeihen können. Doch sie in Form konfessioneller Lehren an den Schulen zu unterrichten, führt in meinen Augen oft nur zur Verschärfung religiös motivierter Konflikte. Gegen freiwilligen Religionsunterricht ist nichts zu sagen. Ein weltanschaulich gebundenes Pflichtfach dagegen passt einfach nicht mehr in unsere Zeit. Dies gilt umso mehr, als eine grundlegende ethische Orientierung unbedingt über alle kulturellen und konfessionellen Grenzen hinweg vermittelt werden muss. Die dafür nötige Einsicht in allgemein verbindliche moralische Werte und Gebote kann deshalb unmöglich auf einer einzelnen, nicht von allen anerkannten Weltanschauung oder Religion fußen. Das schließt nicht aus, sich hier und da auf solche Begründungen, etwa den biblischen Dekalog oder die Bergpredigt, zu beziehen. Wichtiger ist es jedoch, auf die gemeinsamen Wertüberzeugungen fast aller Religionen, aber auch einiger dezidiert nicht religiöser Weltanschauungen zu verweisen. Ich glaube, dass dies im Rahmen eines weltanschaulich neutralen Ethikunterrichts am besten möglich ist. Einen solchen bundesweit einzurichten, scheint mir deshalb ein besonders dringendes Gebot zu sein – auch wenn man dazu, wie erwähnt, in manch bayerischem Landkreis sicher noch einige Überzeugungsarbeit leisten müsste.

Zum Erziehungsauftrag der Schule gehört darüber hinaus die Anleitung zu Disziplin und Ordnung. Diese Werte begreife ich nicht vorrangig als jene viel gescholtenen Sekundärtugenden, mit denen man, wie Oskar Lafontaine einmal polemisierte, »auch ein KZ betreiben kann«. Ich verstehe sie vielmehr als notwendige Voraussetzungen für ein gedeihliches Miteinander, das auf dem Respekt vor der Person, der Gesundheit, dem Eigentum und den legitimen Interessen meiner Mitmenschen basiert. Auch hier gab es in den letzten Jahren etliche Denkanstöße, allerdings auch manch absurde Debatte.

So entdeckte etwa, nachdem man sich wochenlang an Horrormeldungen über »Gewalt und Chaos an unseren Schulen« geweidet hatte, das »pädagogische Fachblatt« *Bild* im Juni 2006 plötzlich den Reiz der Frage, wo denn – bitte – das Positive bleibe. Und so berichtete die Zeitung über einen »1. Friedensvertrag in deutscher Schule«. Die Schulleitung der Gesamtschule im niedersächsischen Badenstedt hatte einen umfangreichen Kontrakt aufgesetzt und diesen von allen achthundert Schülern und deren Eltern unterschreiben lassen. Unter anderem untersagte das Papier das Tragen aufreizender Kleidung oder von T-Shirts mit provozierenden Aufdrucken. Walkmans und MP3-Player müssen im Unterricht, Handys auf dem gesamten Schulgelände ausgeschaltet bleiben, auch Fotografieren und Filmen sind verboten. Die Schüler verpflichten sich, nicht zu fluchen, andere nicht zu beschimpfen, zu beleidigen, zu bedrohen, zu erpressen oder zu schlagen und pünktlich zum Unterricht zu erscheinen. Zugegeben, konservativ gesinnten Menschen wie mir kommt die Ratifizierung solcher Selbstverständlichkeiten ziemlich seltsam vor. Doch offenbar ist an einigen Schulen gar nichts mehr selbstverständlich, und so mag es ein sinnvoller erster Schritt sein, sich über diese Dinge erst wieder ausdrücklich zu verständigen.

Die Schüler der genannten Schule verpflichteten sich übrigens auch, in der Schule ausschließlich Deutsch zu sprechen. In der Schulordnung der Herbert-Hoover-Realschule im Berliner Stadtteil Wedding stand zu diesem Zeitpunkt bereits seit eineinhalb Jahren der Satz: »Jeder Schüler ist verpflichtet, sich im Geltungsbereich der Hausordnung nur auf Deutsch zu verständigen.« Von den Schülern – neunzig Prozent sind keine deutschen Muttersprachler – wurde das über ein Jahr als freiwillige Selbstverpflichtung anstandslos akzeptiert. Doch dann berichtete das türkische Massenblatt *Hürriyet* über diese Regelung – und löste beinahe einen Kulturkampf aus. Türkische Verbände klagten über Diskriminierung, wogegen deutsche Prinzipienreiter die informelle Vereinbarung am liebsten gleich in ein allgemein verbindliches Gesetz gegossen hätten.

So wurde die Debatte zum perfekten Beispiel dafür, wie sich eine im Prinzip vernünftige Idee von einigen lautstarken Rechthabern schnell zerreden lässt. Dabei zeigt das konkrete Beispiel eigentlich, wie es funktionieren kann: Türkische, arabische, polnische und serbische Schüler hatten sich mithilfe ihrer Lehrer zur Einsicht durchgerungen, dass sie keine gemeinsame Sprache sprachen und sich deshalb – keineswegs nur im Unterricht – ständig missverstanden. Also einigten sie sich freiwillig auf diejenige Sprache, die zwar die wenigsten von ihnen wirklich gut, aber wenigstens alle ein bisschen sprachen. Dass dies am Ende auch der Förderung ihrer Deutschkenntnisse diente, war gleichsam ein willkommener Nebeneffekt.

So sollte es mit allen Vereinbarungen dieser Art sein: Sie müssen vor Ort getroffen werden, sie müssen freiwillig sein, und die Beteiligten müssen ihren Zweck begreifen. Unter diesen Voraussetzungen kann es sogar sinnvoll sein, dass Eltern sich schriftlich verpflichten, ihre Kinder pünktlich zur Schule zu schicken, ihre Hausaufgaben zu kontrollieren oder Kontakt zu den Lehrern ihrer Kinder zu halten.

Gesetze und Verordnungen dagegen vermitteln zwar in der Öffentlichkeit den Eindruck von Aktivität und Entschlossenheit und sind relativ schnell erlassen; deswegen sind sie bei Politikern so beliebt. Aber je kleinlicher ihre Regelungswut ausfällt, desto schwerer ist die tatsächliche Durchsetzung am Ende zu kontrollieren. Die Betroffenen selbst vom Sinn einer Maßnahme zu überzeugen ist hingegen mühsam und zeitaufwendig, aber unendlich viel fruchtbarer als solch unnütze Symbolpolitik. Das kann jedoch nur vor Ort gelingen – weshalb die Politik Lehrer, Eltern und Schüler dabei am besten in Ruhe lassen sollte.

Das gilt im Prinzip für jede Idee, die Disziplinlosigkeit und Gewalt an Schulen zurückdrängen sowie das Schulklima, die Lernatmosphäre und den Lernerfolg verbessern kann. So ist eine evangelische Gesamtschule in Gelsenkirchen bundesweit als Pantoffelschule berühmt geworden. In der Tat tragen die Kinder und Jugendlichen dort im Unterricht Hausschuhe – was freilich keine pädagogische Schnapsidee ist, sondern auf die sechsjährige Bauzeit zurückgeht: Ständig trugen die Schüler Dreck in die Klassen. Zunächst ging es vor allem darum, die Reinigungskosten zu reduzieren, doch auf leicht nachzuvollziehende Weise befriedete die Maßregel zugleich den Schulalltag. Ohne seine Markenturnschuhe – und übrigens auch ohne Handy, Baseballmütze, MP3-Player oder Kaugummi – verliert nämlich jeder jugendliche Gernegroß seine schützende Fassade.

Im Übrigen wirken Macho-Posen in Puschen nicht nur lächerlich: Es ist einfach schwer, mit ihnen um sich zu treten. Doch deshalb alle deutschen Schüler der Sekundarstufe I per Runderlass der Kultusminister in Pantoffeln zu stecken, das ist zum Glück noch nicht einmal jenen Hinterbänklern eingefallen, die sonst zuverlässig jede parlamentarische Sommerpause zur Verbreitung absonderlicher Ideen nutzen. Auch die Schüler der genannten Schule halten sich übrigens nicht konsequent an die Regel: Mit zunehmendem Alter steigen sie meist wieder auf normales Schuhwerk um. Aber dann haben sie ihre Lektion bereits gelernt.

Zu den Maßnahmen, die sinnvoll nur vor Ort beschlossen und umgesetzt werden können, gehört auch ein anderes Lieblingskind der Symbolpolitiker: das Tragen von Schuluniformen. Dafür hatte im Mai 2006 unter anderem Bundesjustizministerin Brigitte Zypries plädiert. Damals waren zwei Schülerinnen eines Bonner Gymnasiums komplett verschleiert zum Unterricht erschienen und deswegen vom Schulbesuch ausgeschlossen worden. Obwohl der konkrete Fall sehr schnell intern geregelt wurde, erklärte die Ministerin gegenüber der *Welt am Sonntag*, man könne mit einer vorgeschriebenen Schulkleidung nicht nur »die Burkas beseitigen, sondern auch Probleme, die sich durch soziale Unterschiede ergeben«. Dabei dachte sie nicht einmal an Uniformen nach britischem Vorbild, sondern eher an eine Kollektion von T-Shirts, Hemden oder Pullis, an deren Auswahl die Schüler beteiligt werden, die zu tragen sie dann allerdings verpflichtet sind. In der Tat ist ja der modische Wettlauf mit teurer Markenkleidung ein gravierendes Problem an vielen Schulen: Es reicht von eher harmlosen Hänseleien einzelner Schüler wegen ihres angeblich uncoolen Outfits bis hin zum berüchtigten gewaltsamen »Abziehen« bestimmter imageträchtiger Jacken, Schuhe oder auch Handys.

Dass Kinder und Jugendliche den Ausdruck ihrer Persönlichkeit und ihre Zugehörigkeit zu bestimmten Gruppen so stark an den Besitz und die Zurschaustellung bestimmter Statussymbole koppeln, ist natürlich ein grundlegendes Problem unserer auf Äußerlichkeiten, schnelles Geld und ebenso schnellen Konsum bedachten Gesellschaft. Da fällt der Apfel nicht weit vom Stamm. Einzelne Studien haben aber gezeigt, dass es dem Schulklima und dem sozialen Zusammenhalt unter Kindern durchaus guttut, wenn diese absurde Konkurrenz wenigstens aus dem täglichen Lernumfeld herausgehalten wird – in dem man sich dann über vernünftigere Dinge wie Wissen, Leistung, Hilfsbereitschaft oder Kameradschaft profilieren muss. Doch ohne Freiwilligkeit und ohne persönliche Identifikation wird so etwas nicht funktionieren. So hatte der Unionspolitiker Wolfgang Bosbach völlig recht, als er zum Vorschlag der Ministerin meinte, er »plädiere für die selbstständige Schule auch in dieser Frage«. Es kommt also darauf an, ob die Schüler vor Ort sich davon überzeugen lassen, dass ein Pulli seinen Träger nicht weniger stolz machen sollte, wenn statt Tommy Hilfiger etwa Willi-Schmitz-Schule darauf prangt.

Mehr Zeit: Ganztagsschulen als Kulturinstitute

Anlässlich seines fünfzigsten Todestages wurde im Jahr 2006 häufig Bertolt Brecht zitiert. Seine vielleicht bekannteste Zeile stammt aus der *Dreigroschenoper*: »Erst kommt das Fressen, dann kommt die Moral.« Für viele Kinder aus sozial schwachen Familien ist dieser populäre Spruch heute wieder traurige Realität. Laut dem aktuellen Armutsbericht der Bundesregierung lebt jedes sechste bis siebte Kind unter sechzehn Jahren in einer Familie, die mit weniger als sechzig Prozent des durchschnittlichen Haushaltseinkommens zurechtkommen muss und daher nach der OECD-Definition als armutsgefährdet gilt.

Somit kommen rein statistisch auf jede Schulklasse in Deutschland drei »Arme«. Und selbst wenn es bei uns keine absolute Unterernährung gibt, werden viele Kinder aus sozial schwachen Familien doch völlig falsch ernährt: Bei ihnen zu Hause wird häufig zuerst am Essen gespart. Oberstes Gebot ist nicht, dass Lebensmittel gesund, sondern dass sie billig sind. Deshalb bekommen solche Kinder wenig abwechslungsreiche Kost, die dafür schnell satt macht. Ganz oben auf dem Speiseplan stehen Nudeln, Reis, Suppen oder Püree aus der Tüte, Billigkonserven und Süßigkeiten. Schlechte Zähne, Übergewicht und mangelnde Konzentration sind nur einige der Folgen solcher Fehlernährung aus sozialer Not.

Bei den meisten dicken Kindern in Deutschland führt allerdings die gegenteilige Ursache zur selben Wirkung: Wohlstand. In den letzten zehn Jahren hat sich die Zahl übergewichtiger junger Menschen bei uns verdoppelt. Etwa ein Fünftel der Kinder und ein Drittel unserer Jugendlichen leiden an Übergewicht, ungefähr ebenso viele sind nicht mehr weit davon entfernt. Statt Nudeln mit Ketchup kommen bei den Wohlstandskids vielleicht häufiger Fisch oder frisches Obst auf den Tisch. Aber große Teile ihres Taschengeldes landen am Ende in den Kassen der Hersteller von Fast Food, zuckrigen Limonaden und anderem Süßkram.

Ob nun Zeitnot und Stress im Hause wohlhabender Doppelverdiener dafür verantwortlich sind oder Armut und Ahnungslosigkeit in sozial schwachen Familien, unsere Kinder müssen heute in der Schule lernen, was früher der elterlichen Erziehung anheimfiel: sich vernünftig zu ernähren. In Zeiten hoch technisierter Landwirtschaft, regelmäßiger Nahrungsmittelskandale und einer global operierenden Lebensmittelindustrie kann das nur bedeuten, dass die Ernährungslehre im Grunde noch dringender als Ethik oder Sport zum regulären Pflichtfach an unseren Schulen werden muss.

Das ist zugleich einer der wichtigsten Gründe dafür, warum sie möglichst flächendeckend zu Ganztagsschulen umgebaut werden sollten. Und diese brauchen nicht allein Kantinen, in denen den Schülern zwischen zwölf und eins eine – hoffentlich gesunde – Mahlzeit aus der Großküche vorgesetzt wird. Sie brauchen vor allem schuleigene Küchen, in denen jede Klasse mindestens einmal pro Woche unter fachkundiger Anleitung ihr eigenes Mittagessen zubereitet und dabei ganz praktisch und konkret lernt, was gesunde von ungesunder Ernährung unterscheidet. Dass gemeinsames Kochen und Essen überdies Spaß macht und den sozialen Zusammenhalt festigt, wäre dabei mehr als ein willkommener Nebeneffekt. Und dass man in einem schuleigenen Gemüse- und Kräutergarten sehr viel anschaulicher etwas über Kreuzblütler oder Nachtschattengewächse lernen könnte als aus einem Biologiebuch, müsste sich eigentlich auch von selbst verstehen. Denn wer Blumenkohl oder Tomaten nur als Endprodukt aus dem Supermarkt kennt, der weiß zu wenig – nicht nur über Ernährung, sondern auch über Pflanzenkunde.

Zur Ganztagsschule als Kulturinstitut gehört neben einer Unterrichtung in der grundlegenden Kulturtechnik des Kochens und Essens auch ein neues, wesentlich erweitertes Verständnis der herkömmlichen musischen Disziplinen. In der Vergangenheit wurden die »Nebenfächer« Kunst und Musik zunehmend Opfer der Verwissenschaftlichung des Lernstoffes an höheren und eines praxisorientierten Lernkonzeptes an Haupt- und Realschulen. Vielen Bildungspolitikern gelten sie als schmückendes Beiwerk, weshalb sie auch zu den Spitzenreitern beim Unterrichtsausfall zählen.

Nichts gegen Informatik, Medienkunde oder Wirtschaft als Schulfach – auch wenn ich den Eindruck habe, dass am Computer eher die Schüler ihren Lehrern etwas beibringen könnten, dass viele Pädagogen kaum eines der Medien wirklich kennen und verstehen, die ihre Schüler so übermäßig nutzen, und dass statt eines Grundkurses in sozialer Marktwirtschaft an vielen Schulen eher Bewerbungstrainings angezeigt wären. Aber nur in den musischen Fächern lernen – besser gesagt: begreifen – Kinder und Jugendliche, was sie mit ihrer freien Zeit und ihren inneren Triebkräften sinnvoll anfangen könnten. Mehr noch: Indem sie durch Singen, Tanzen, Malen oder Formen lernen, ihre Stimme, ihre Mimik und Gestik, ihre Hände und ihren Körper kontrolliert und produktiv zu gebrauchen, entwickeln sie kommunikative Kompetenz. Ohne musische Förderung bleiben Kinder auf Dauer unfähig, sich und ihre Bedürfnisse auszudrücken – oder andere und deren Bedürfnisse zu verstehen.

Zum Glück beginnt man gerade – oft anhand herausragender Einzelprojekte – zu erkennen, dass Kunstunterricht kein gehobenes Basteln und Musik mehr als Notenlernen und Chorgesang ist. So hat uns etwa der Film *Rhythm is it*, der in Berlin entstand, aber bundesweit in den Kinos gezeigt wurde, die Augen dafür geöffnet, welch ungeheure Kraft klassische Musik und Tanz selbst auf scheinbar völlig kulturferne Jugendliche ausüben können. Über sechs Wochen haben zweihundertfünfzig junge Menschen aus Problembezirken der Stadt unter der Leitung des britischen Tanzpädagogen Royston Maldoom und zusammen mit den Berliner Philharmonikern unter ihrem Chefdirigenten Simon Rattle eine Ballettaufführung von Igor Strawinskys *Le Sacre du Printemps* einstudiert. Maldoom, und das ist das eigentlich Faszinierende an dem Film, verlangt den Teilnehmern ungeheuer hartnäckig Hingabe, Disziplin und vollen körperlichen Einsatz ab. »Warum muss alles immer Spaß machen, Tanz ist eine ernsthafte Sache«, lautet seine zentrale Botschaft.

Und tatsächlich gelingt es ihm mit einer Strategie gezielter Überforderung, dass Jugendliche, die bei Probenbeginn keine zwei Minuten schweigen und still sitzen können, konzentriert an sich selbst zu arbeiten beginnen. Allmählich fallen die albernen, ungelenken Macho-Gesten und das pubertäre Girlie-Getue, mit denen sie ihre Unsicherheit mühsam kaschieren, von den Jungen und Mädchen ab. Statt linkisch herumzuzappeln, zu kichern und über andere Witze zu reißen, überwinden sie ihre Angst, sich im Tanz bloßzustellen. Sie lernen, ihre Bewegungen zu kontrollieren und schließlich mit ihnen Gefühle auszudrücken. Und ganz allmählich beginnen die meisten auch zu begreifen, dass es gerade diese Mühe und Selbstdisziplin sind, die ihnen ein neues, positives Körpergefühl und ein für sie selbst bislang kaum vorstellbares Selbstvertrauen vermitteln. Der Erfolg dieser Aufführung war auch beim Publikum so groß, dass Rattle und Maldoom seitdem jährlich mit Jugendlichen ein Tanzprojekt realisieren.

Nun hat natürlich nicht jede Stadt ein Orchester mit den Möglichkeiten der Berliner Philharmoniker, die inzwischen pro Saison rund zehn Education Projects anbieten. Aber Deutschland hat das weltweit dichteste Netz an öffentlichen Theatern, Orchestern, Museen und anderen Kultureinrichtungen. Und sehr viele von ihnen leisten zusätzlich zu ihrem normalen Betrieb engagierte pädagogische Arbeit. Fünfundachtzig solcher Leuchtturmprojekte hat die Kulturstiftung der Länder im Rahmen der Initiative »Kinder zum Olymp!« dokumentiert und gefördert. So bieten etwa auch die Münchner Philharmoniker ein vielfältiges Kinder- und Jugendprogramm von der Vorschule bis zum Leistungskursniveau an, zu dem nicht nur die traditionellen Jugend- und Schulkonzerte oder die Kinderkammerkonzerte gehören, sondern auch Möglichkeiten zu Probenbesuchen oder regelmäßige Instrumentenvorführungen.

Noch weiter gehen die Bergischen Symphoniker. Jedes Kind, das eine der sechsundzwanzig Grundschulen in der Region Solingen/Remscheid besucht, kennt mit neun Jahren die Instrumente und Stimmgruppen eines Orchesters. Denn jede dritte Klasse erhält im Rahmen der Schulmusiken viermal im Jahr Besuch von Mitgliedern der Symphoniker, die spielerisch musikalisches Wissen vermitteln und gemeinsam mit den Kindern musizieren.

Im thüringischen Mühlhausen hat der Verein Kunst, Kultur, Kommunikation e. V. im Rahmen seiner Theaterwerkstatt in fünfzehn Jahren fünfunddreißig Stücke für Kinder und Jugendliche auf die Bühne gebracht – zusammen mit jenen gut dreißig Schülern, die zum festen Stamm des Ensembles gehören. Zudem unterstützt der Verein Schultheatergruppen der Region mit Räumen, Requisiten und Know-how. So ist Mühlhausen zu einem Zentrum des Schultheaters geworden: Seit 1993 veranstaltet die Stadt regionale Schultheatertage, 1999 richtete sie das Bundesfestival Schultheater der Länder aus.

In Mecklenburg-Vorpommern gibt es ein Bündnis Kultur gegen Gewalt. Der Künstlerbund und das Kultusministerium des Landes haben in diesem Rahmen eine Initiative Künstler für Schüler ins Leben gerufen, in der Schriftsteller, Maler, Bildhauer, Designer und Schauspieler mit über zwanzig Projektgruppen an verschiedenen Schulen zusammenarbeiten. So entstand etwa unter dem Motto »Mit den Händen sehen« an der Landesschule für Blinde und Sehbehinderte ein Tastgarten. Unter der Devise »Sich gegenseitig genau ins Gesicht schauen« stellten die Teilnehmer eines Integrationsprojektes Porträtplastiken aus Ton her. Andere Projekte setzten sich unter Mottos wie »Dialog«, »Totem« oder »Die Würfel sind gefallen« mit den Konflikt- und Gewalterfahrungen von Kindern und Jugendlichen auseinander.

Initiativen wie diese gibt es zu Hunderten in Deutschland, teils als zeitlich begrenzte Einzelprojekte, teils auch dauerhaft etabliert. So betreiben fast alle Museen unseres Landes museumspädagogische Dienste. Und auch Theater und Orchester bieten vielfältige Kinder- und Jugendprogramme an, die zum Teil auf eine langfristige, aktive Beteiligung junger Menschen abzielen. Hinzu kommen die zahllosen kulturellen Aktivitäten an einzelnen Schulen – die es häufig kaum gäbe, wenn engagierte Pädagogen dafür nicht große Teile ihrer Freizeit opfern würden.

Es käme nun auf zweierlei an: Erstens müssen solche Aktivitäten noch viel stärker an Schulen in sozial schwachen und an Bildungsangeboten armen Stadtteilen etabliert werden, denn viel zu häufig ist Kultur an Schulen noch eine Spielwiese für kulturell aufgeschlossene Mittelschichtkinder. Und zweitens müssen Musik, Kunst, Theater oder Tanz von Neben- zu Hauptfächern, von einzelnen Leuchtturmprojekten zur ständigen, institutionell eingebundenen Praxis werden. Das heißt aber nicht, dass sie – ebenso wie Literaturkurse oder Medienkunde – in das starre Korsett eines Unterrichtsschemas mit seinen Fünfundvierzig-Minuten-Blöcken gezwängt werden sollten. Ganz im Gegenteil: Gerade auf dem Feld der ästhetischen Erziehung muss das Projekt von der Ausnahme zur flächendeckenden Regel werden.

Dass dem Ideenreichtum bei der Ganztagserziehung keine Grenzen gesetzt sind, beweisen bereits heute viele Schulen. Die Deutsche Kinder- und Jugendstiftung hat mit dem Programm »Ideen für mehr! Ganztägig lernen« Ende 2004 ein Netzwerk für Schulen etabliert, die ganztägige Bildungsangebote entwickeln und verbessern wollen. Ziele des Programms sind vor allem der Austausch von Erfahrungen, die Beratung einschließlich der Vermittlung von Experten sowie die Fortbildung. Im Mai 2006 wurden im Rahmen eines Ganztagsschulwettbewerbs bereits zum zweiten Mal herausragende Projekte ausgezeichnet. Vierhundert Schulen hatten sich für diesen Wettbewerb angemeldet, hundertneun von ihnen ausführliche Projektbeschreibungen eingereicht. Aus diesen Beiträgen hat eine Jury elf besonders beispielhafte Schulen ausgewählt.

Den ersten Preis gewann die Gesamtschule des Saarpfalz-Kreises in Bexbach, deren Schüler in mehreren lokalen Umweltschutzprojekten und in einem Hilfsprojekt für Tsunami-Opfer engagiert sind. Außerdem pflegt die Schule freundschaftliche Beziehungen zu Partnerschulen in Polen und Frankreich und organisiert kulturelle Projekte wie eine Trommelgruppe oder ein Märchenfestival. Viele dieser Projekte sind fest in den Unterricht integriert, bei anderen stehen außerschulische Lernorte im Mittelpunkt. Bei der Umsetzung arbeitet die Gesamtschule Bexbach mit zwanzig Kooperationspartnern aus der Wirtschaft, dem Umweltschutz oder dem Kultur- und Sozialbereich zusammen. Das vielleicht Wichtigste: Schüler und Eltern werden aktiv in die Ausgestaltung der Projekte einbezogen. So werden etwa »Kinderkonferenzen an Entscheidungsprozessen mitbeteiligt und übernehmen Verantwortung für die Weiterentwicklung der Einrichtung und vor allem Verantwortung für ihr eigenes Handeln«, so eine Koordinatorin für Nachmittagsbetreuung bei der Arbeiterwohlfahrt. Und der Elternsprecher der Schule bekennt: »Eltern sind in dem Maße bereit, sich zu engagieren, wie die Schule ihnen vermittelt, dass sie gleichberechtigte Partner sind, die an der Bildung und Erziehung des eigenen Kindes gemeinsam arbeiten.«

Weitere prämierte Projekte: Eine Grundschule im rheinland-pfälzischen Hillesheim bringt im Rahmen eines Videoprojektes Schüler und Senioren zusammen. Mit Unterstützung des örtlichen Bildungszentrums BürgerMedien und des Südwestrundfunks drehen und bearbeiten die »Video-Fuzzis« Interviews, in denen sie die Älteren nach ihren Lebenserfahrungen und ihrem Alltag im Seniorenheim befragen. Zugleich arbeiten sie aktiv in der Altenpflege mit.

In der Schulanfängerwerkstatt der Grundschule Missen in Brandenburg, die am Rande des Spreewalds liegt und über einen selbst gepflanzten Schulwald verfügt, treffen sich Grund- und Vorschulkinder regelmäßig in gemeinsamen Arbeitsgruppen. Das Angebot reicht von Lernspielen bis hin zum Bewegungstraining. Dabei bilden die Kinder feste Partnerschaften, um Aufgaben gemeinsam zu bearbeiten. So übernehmen die Älteren frühzeitig Verantwortung, die Jüngeren lernen lange vor der Einschulung Räume und Abläufe in der Grundschule, spätere Klassenkameraden und Lehrer kennen.

Die Schüler des Runge-Gymnasiums in Wolgast (Mecklenburg-Vorpommern) erkunden an zwei fest in den Stundenplan integrierten Stunden pro Woche die eigene Stadt. In Exkursionen und Interviews mit Lokalpolitikern, Ärzten, Umweltschützern, Handwerkern und Gewerbetreibenden oder den Beschäftigten der städtischen Kläranlage entdecken sie dabei, wie ihr eigenes Gemeinwesen funktioniert.

An der Volksschule im bayerischen Deining organisieren die Schüler selbstbestimmt ihre Teilnahme am Förder- und Freizeitprogramm der Schule, das vom Nachmittagsunterricht über Arbeitsgemeinschaften und Projekte bis hin zu Nachhilfe- und Sportangeboten reicht. Mithilfe eines Computerprogramms regeln sie zusammen mit Lehrern und Eltern auch selbst die mittägliche Essensauswahl und die Abrechnung der Kosten für die Mahlzeiten. Und die Berliner Werbellinsee-Grundschule, an der Kinder aus vierundzwanzig Nationen lernen, kooperiert nicht nur mit der Musikschule und der Jugendkunstschule, sondern auch mit dem direkt neben der Schule gelegenen kleinen Juxircus, in dem die Kinder etwa das Jonglieren und artistische Kunststückchen erlernen oder als Clowns agieren dürfen.

Wie man sieht, fehlt es nicht an Ideen. Wohl aber mangelt es an Geld, Zeit und den institutionellen Voraussetzungen, damit solche Ideen an möglichst allen Schulen der Republik aufgegriffen und in den Lernalltag integriert werden können. Von reinen Stätten des Lernens müssen unsere Schulen sich weiterentwickeln zu Institutionen, an denen Lernen, Entdecken, Selbsterfahrung, Erziehung und umfassende kulturelle Entfaltung ineinandergreifen. Sie sollten überdies nicht nur verwaltungstechnisch zu einer Gemeinde gehören, sondern umfassend in ihr Gemeinwesen eingebunden werden – was vor allem bedeutet, dass sich Eltern, Bürger, Unternehmen und Verbände sowie kommunale und kulturelle Einrichtungen aktiv um »ihre« Schulen kümmern.

Mehr verstehen: kommunikative Kompetenz als Kernfach

Die erste PISA-Studie hat vor allem erschreckende Defizite vieler Schüler in der Lesekompetenz und beim Sprachverstehen offengelegt. Auch in dieser Hinsicht ist die Schule eindeutig mit Defiziten konfrontiert, die bereits im Vorschulalter, also vor allem im Elternhaus entstanden sind. Eigentlich müssen wir uns darüber kaum wundern – der Apfel fällt nämlich auch hier nicht weit vom Stamm. Seit Jahrzehnten erhebt das Allensbach-Institut für den *Spiegel*, wie viele und welche Bücher die Deutschen kaufen.

Obwohl die Zahl der hierzulande veröffentlichten Titel ständig gestiegen ist – zurzeit drucken Deutschlands Verlage fast neunzigtausend neue Werke pro Jahr – und die Bürger heute weit mehr Bücher kaufen als noch vor dreißig Jahren, ist eine Größe fast seit Beginn dieser Umfrage nahezu konstant geblieben: Knapp die Hälfte aller Deutschen – mal ein paar Prozent mehr, mal etwas weniger – kauft und besitzt in ihrem ganzen Leben nie ein Buch. Und es besteht wenig Hoffnung, dass diese zwar nicht analphabetische, aber weitgehend unbelesene Hälfte unserer Bevölkerung anstelle der Buchhandlungen die öffentlichen Bibliotheken stürmt. Denken wir uns jetzt noch all jene Haushalte weg, auf deren Bücherbord nur eine Bibel, ein Handlexikon und ein paar Kochbücher oder Reiseführer stehen, dann wird deutlich, dass die Lesewut im Wesentlichen in der gehobenen Mittel- und Oberschicht tobt. Auch diese letztlich kaum erstaunliche Tatsache belegen die Allensbach-Zahlen mit unschöner Regelmäßigkeit: Die Häufigkeit des Bücherkaufs steigt zuverlässig mit dem Haushaltseinkommen, Sozialstatus und Bildungsgrad der Befragten an.

Da Haushalte ohne TV heute beinahe so selten sind wie frei lebende Bären und Wölfe, kann man wohl sagen: Nur neben jedem zweiten Fernseher in Deutschland stehen Bücher. Während achtzig Prozent aller Kinder fernsehen, und zwar im Schnitt bereits zwei Stunden pro Tag, weisen verschiedene Studien darauf hin, dass nur rund ein Drittel von ihnen mehr oder weniger regelmäßig Bücher liest. Als unser Exkanzler Gerhard Schröder einmal meinte, man erreiche die Leute mit politischen Botschaften nur über »*Bild*, *BamS* und Glotze«, hat er wohl nur insofern übertrieben, als wir immerhin ein Land mit relativ vielen und viel gelesenen Qualitätszeitungen sind. Mit Fug und Recht aber darf man sagen, dass Deutschlands Eltern in puncto Lesekultur ihren Kindern oft kein gutes Vorbild sind, und es wäre fatal, diese Feststellung als bloßen Sozial- oder Bildungsdünkel abzutun.

Wer selbst nicht regelmäßig liest, der vermittelt seinen Kindern auch nicht das Gefühl, dass es sich dabei um etwas Selbstverständliches, Schönes und Nützliches handelt. Und wer selbst nicht regelmäßig liest, der liest seinen Kindern vermutlich auch kaum (oder jedenfalls zu selten) *vor*. Damit aber beraubt er sie letztlich der Grundlage für die spätere sichere Beherrschung einer zentralen Kulturtechnik: In einer Welt, in der schnelle Informationsbeschaffung und gezielte Wissenserschließung immer wichtiger werden, muss jeder früher oder später scheitern, der nicht ganz selbstverständlich weiß, wo etwas geschrieben steht und wie man schriftliche Quellen nutzt.

Tätigkeiten, die völlig ohne textbasierte Information und niedergeschriebenes Wissen auskommen, werden immer seltener. Jeder Verkäufer oder Bankangestellte muss heute in der Lage sein, seinen Kunden einen geschliffenen Brief zu schreiben. Selbst die meisten Alltagsgegenstände sind ohne umfangreiche Gebrauchsanweisungen kaum noch zu gebrauchen. Mag unsere bunte Konsum- und Warenwelt auch immer mehr auf Bildbotschaften bauen: Im Wirtschaftsleben unserer Tage ist man selbst als bloßer Kunde aufgeschmissen, wenn man nicht mühelos mit Geschriebenem und Gedrucktem umgehen kann.

Als so essenzielle Verbrauchsgüter wie Strom und Gas oder Dienstleistungen wie Telefonverbindungen noch von Behörden geliefert beziehungsweise hergestellt wurden, musste man sich nicht sonderlich ums Kleingedruckte scheren, hatte man doch ohnehin keine Wahl. Heute aber ist die Bandbreite an Produkten, Preismodellen und Vertragsdetails so riesig geworden, dass man stets sehr genau studieren sollte, was man unterschreibt. Jeder Kauf beginnt mit Information. Wer sich nicht in kürzester Zeit einen Überblick über Testberichte zu Kühlschränken oder Computern verschaffen kann, der wird einen modernen Elektrofachmarkt im Zweifelsfall mit einem überteuerten oder untauglichen Produkt verlassen. Und selbst vor dem Erwerb von Grundnahrungsmitteln ist man heute gut beraten, die Zeitung aufzuschlagen, um sich über die neusten Gammel- oder Giftskandale zu informieren.

Schlimmer noch: Mangelnde Lesekompetenz schließt Menschen weitgehend von politischer, gesellschaftlicher und kultureller Teilhabe aus. Dabei geht es gar nicht einmal darum, dass jeder seinen klugen Kopf täglich hinter eine bekannte Zeitung steckt und gelehrte Leserbriefe zu den Leitartikeln verfasst. Allein schon der Umgang mit Behörden, den am wenigsten jene vermeiden können, die auf Unterstützung angewiesen sind, ist mit großen Mengen von Papierkram verbunden. Und wer seine Rechte nicht kennt (woher aber bitte, wenn er sie nicht nachliest?), der kann sie auch nicht wirksam einfordern. Sicher kann Zeitungslektüre allein die Politikverdrossenheit vieler Bürger nicht kurieren. Aber wer sich nicht darüber informieren kann, was sich in seiner Gemeinde tut, steht politisch und sozial am Rande. Im Zweifelsfall wird er nicht einmal erfahren, wo er welchen Sondermüll entsorgen kann. Es soll ja nicht jeder gleich das Feuilleton studieren, aber sind der Pfarrbote, die Vereinspostille und das Stadtteilblatt nicht auch kulturelle Publikationen im weiteren Sinne? Schließlich: Wem selbst zu Opas fünfundsiebzigstem Geburtstag außer »Prost« und »Hoch soll er leben« keine persönliche Zeile einfällt, der ist ein kommunikativer Krüppel.

An solchen gern vergessenen Wahrheiten ändert übrigens das Internet, das oft vorschnell als Totengräber der Lese- und Schriftkultur gebrandmarkt wird, gar nichts: Wer es ohne hinreichende kommunikative Kompetenz nutzt, wird in ihm nicht viel mehr sehen als einen virtuellen Video- und Computerspielladen. Die meisten seiner Inhalte sind in der einen oder anderen Form immer noch an Schrift und Text gebunden. Um im Internet selbst die banalsten Informationen schnell suchen, gezielt finden und einigermaßen sicher beurteilen zu können, muss man mindestens seine Muttersprache sicher beherrschen, und ohne Englisch kommt man auch nicht sehr weit. Noch mehr als in einer Bibliothek muss man die Techniken der Recherche beherrschen, also sogar eine kommunikative Metakompetenz. Dass es im Übrigen im weltweiten Netz Unmengen von Pornografie, Gewaltdarstellungen, politischer Hetzpropaganda und hanebüchenem Unsinn zu finden gibt, und zwar leichter zu finden sowie schwerer zu kontrollieren als auf herkömmlichem Weg, steht außer Frage, soll hier aber nicht unser Thema sein.

In der Schule lernt man zunächst einmal lesen, schreiben und rechnen – so dachte man lange. Für die große Mehrheit unserer Kinder trifft diese banale Annahme auch weiterhin zu. Aber eine nicht mehr zu übersehende Minderheit von Schülern aus sozial schwachen und bildungsfernen Familien hat bereits beim Erwerb dieser Grundkompetenzen Schwierigkeiten. Insofern leisten zum Beispiel die ehrenamtlichen Lesepaten, die in vielen Schulen zusammen mit besonders leseschwachen Schülern zusätzlich zum normalen Unterricht Bücher lesen, ihnen Geschichten erzählen und manchmal auch nur mit ihnen malen oder spielen, eine eminent wichtige und verdienstvolle Arbeit.

Dies gilt umso mehr, als unter anderem durch solche Patenschaften vielerorts auch die Eltern zaghaft an die Schulen ihrer Kinder herangeführt werden – so etwa türkische Mütter, die selbst kaum Deutsch sprechen, geschweige denn lesen, aber durch die Fortschritte ihrer Kinder ermutigt werden, sich zu Mütterkursen anzumelden. Der Vorzug solch ehrenamtlichen Einsatzes: Er riecht nicht nach staatlicher Betreuung und Kontrolle. Dass sich Menschen freiwillig für sie interessieren, dafür keinen Pfennig verlangen und obendrein keinen Lern- und Notendruck auf sie ausüben, ist für viele der Kinder, die von den zahlreichen Lesepaten-Projekten profitieren, eine nachgerade sensationelle Entdeckung. Gleichwohl kann auch der Staat etwas tun, um solche Arbeit zu fördern: Vornehmlich sollte er den Schulen schlicht mehr Geld für die Ausstattung ihrer Schulbibliotheken zur Verfügung stellen.

Im Übrigen muss die Sprach- und Leseförderung vom reinen Elementarunterricht in den ersten und vom klassischen Deutschunterricht in den späteren Klassen Schritt für Schritt zum Querschnittfach ausgebaut werden. Die Entwicklung kommunikativer Kompetenz muss an unseren Schulen im Mittelpunkt stehen. Dazu gehören meines Erachtens auch alle möglichen Formen praktischer Übung: von der Rezitation – das frühere stramme Auswendiglernen von Gedichten hatte wohl auch eine gute Seite – über Rollenspiele, Übungen in freier Rede, Gesprächsführung und Konfliktverhalten bis zu Schreibwerkstätten, Medienkunde oder Internet-Recherche.

Wo immer es methodisch angebracht erscheint, muss man dafür auch das hergebrachte Schema der normalen Unterrichtsstunden aufbrechen können. Und da das Fernsehen sich aus unserer Welt weder wegdenken noch wegzaubern lässt, müssen Kinder in der Schule auch den verantwortlichen Umgang mit diesem Medium erlernen. Wo die Elternhäuser den TV-Konsum ihrer Kinder nicht ausreichend begrenzen, da muss die Schule in die Bresche springen, indem sie betroffenen Kindern dabei hilft, von passiven Couch-Potatoes und Maus-Autisten zu selbstbewussten und überlegten Mediennutzern zu werden.

Früher einschulen, später trennen: geduldige Differenzierung statt hektischer Auslese

Vermutlich haben wir Deutschen einen sozialpsychologischen Webfehler. Wir sind ein bis zum Exzess regelungswütiges Völkchen, von einem juristischen und verwaltungstechnischen Furor durchdrungen, der in der Welt seinesgleichen sucht. Für jeden noch so nebensächlichen Lebensbereich wünschen wir uns genau zu befolgende, am besten amtliche Prozeduren, für jeden Einzelfall eine passende Rechtsvorschrift. Das ist beileibe kein Problem, mit dem wir nur im öffentlichen Sektor zu kämpfen haben. Auch in den meisten Firmen ab einer bestimmten Größe existieren Konvolute von Dienstanweisungen, Organigrammen und fest definierten Arbeitsabläufen, die dem *Sartorius*, der maßgeblichen Sammlung bundesdeutscher Verwaltungsgesetze, alle Ehre machen würden.

Eine ausgewachsene Krankheit wird aus dieser Regelungswut aber erst dadurch, dass wir in unserem Formalismus zugleich strukturkonservativ bis auf die Knochen sind. Haben wir einem »Vorgang« – alles soll schließlich immer schön vorangehen – erst einmal eine vermeintlich sichere Ordnung gegeben, dann hängen wir dieser mit geradezu zärtlicher Liebe an. Selbst wenn sich herausstellt, dass etwas nicht wie gedacht funktioniert oder dass sich die ursprünglichen Probleme längst verändert haben, verteidigen wir unsere Erfindung gegen alle Widerstände – notfalls auch gegen den Widerstand der Wirklichkeit. Deshalb kann man unseren Politikern täglich dabei zusehen, wie sie sich mit großer Geste in nebensächliche Details verbeißen.

Ein Beispiel: die stets auf der Stelle tretenden Gesundheitsreformen. Während unsere unterbezahlten Ärzte schon bis nach Lappland flüchten, kommunale Kliniken reihenweise in die Insolvenz treiben, die Patienten immer mehr bezahlen, aber immer weniger bekommen und die Krankenkassen seit dreißig Jahren von einem Defizit ins nächste taumeln, sitzen Kanzlerin, Minister, Parteivorsitzende und Landesfürsten tagelang zusammen, um trockenen Auges darüber zu beraten, ob irgendein Zusatzbeitrag gedeckelt werden soll oder nicht. Wäre das alles im Ergebnis nicht so mutlos und für uns Bürger extrem kostspielig, man würde es nur noch als absurdes Theater belachen.

Mit anderen Worten: Wenn es eine Disziplin gibt, in der Deutschland Weltmeister ist, dann ist es die Vermeidung strikt ergebnisorientierten Denkens. Solange man sich an die Grundbegriffe von Recht und Ordnung hält, ist es doch eigentlich nebensächlich, *wie* man etwas macht, wenn nur das herauskommt, was man erreichen will. Kann etwa ein Schulsystem nicht leisten, was es leisten soll, nämlich möglichst vielen Schülern zu möglichst großen Lernerfolgen und möglichst qualifizierten Abschlüssen zu verhelfen, dann muss man es eben ändern. Und führt eine Änderung nicht zum gewünschten Resultat, dann nimmt man sie halt zurück oder ersetzt die untaugliche Neuregelung durch eine bessere. Selbst für grundlegende Strukturreformen sollte es dabei keine Tabus geben – außer dem einen, dass Kinder keine Versuchskarnickel sind und man deshalb ein Schulsystem nicht im Jahresrhythmus umkrempeln darf.

In der Bundesrepublik haben wir uns, was die Struktur unseres Bildungswesens angeht, nach einer Aufbruchseuphorie Anfang der Sechzigerjahre drei Dekaden lang in tiefen ideologischen Schützengräben verschanzt. Unter Missachtung aller pragmatischen Erfolgskontrollen und ohne jeden Blick für den Lernalltag unserer Kinder verrannten sich die bildungspolitischen Lager vor allem in der Gesamtschulfrage – wobei sich nicht nur Politiker, Kultusbürokraten, Pädagogen und Bildungsexperten, sondern auch Eltern- und Schülervertreter beinahe bis aufs Messer bekämpften.

In der Rückschau erkennt man hinter dieser langen, fruchtlosen Debatte eine Art anthropologischen Stellvertreterkrieg. Die Verteidiger des dreigliedrigen Schulsystems – mehr oder weniger davon überzeugt, dass es sich dabei um etwas Naturgegebenes handle – verwiesen auf die unterschiedliche Begabung von Kindern und bestanden darauf, dass die weniger Leistungsstarken so früh wie möglich von den besseren Schülern getrennt werden müssten, um diese nicht in ihren Fortschritten zu bremsen. Hardliner dieser Lehre scheuten sich zeitweise nicht einmal, den nach der Erfahrung des Dritten Reiches eigentlich nur noch pejorativ verwendbaren Begriff der Auslese ungebrochen positiv zu deuten. Wer etwas freundlicher formulierte und dachte, sprach von Eliteförderung. Dagegen legten die Anhänger der Gesamtschule mit kaum weniger ideologischem Ingrimm dar, dass der Mensch ein Produkt seiner sozialen Umwelt sei und Chancengleichheit – so die Zauberformel der Linken und Liberalen – folglich nur herzustellen sei, wenn man wenigstens in der Schule eine Art klassenloser Gesellschaft schaffe.

Bei alldem ignorierten die Streithähne tapfer das Wesentliche. Erstens: das Wohl unserer Kinder. Zweitens: alle

Indizien, dass zwar sowohl gewisse Anlagen als auch familiäre und soziale Faktoren für die Begabung eines Kindes verantwortlich sind, dies aber gar nichts darüber aussagt, ob und wie lange sie gemeinsam in welche Art von Schule gehen sollten. Und drittens, ganz in der Tradition deutscher Nabelschau: die Tatsache, dass wir und die Österreicher mit unserem dreigliedrigen Schulsystem in der Welt ziemlich einsam dastehen. Weswegen wir und unsere südlichen Nachbarn denn auch bei PISA gleichermaßen erbärmlich abgeschnitten haben.

Leider gerieten die real existierenden Gesamtschulen, von denen es in Deutschland heute etwa achthundert gibt, zu bürokratischen und oft auch baulichen Monstrositäten, in denen nur allzu bald durch gut gemeinte Binnendifferenzierung verschämte, aber noch schlechter funktionierende Kopien des dreigliedrigen Systems entstanden. Die um das Seelenheil ihrer immer wenigeren Kinder zunehmend besorgte Mittelschicht zog derweil unverdrossen den Nachwuchs in Richtung der sich immer weiter öffnenden Gymnasien ab. Diese avancierten so Anfang der Neunzigerjahre zu den wahren Gesamtschulen – damals nämlich besuchte erstmals die Mehrheit aller Schüler diese ehemaligen Eliteanstalten, wenngleich es noch erhebliche regionale Unterschiede gab. Während also die nach internationaler Erfahrung eigentlich vernünftige Idee, alle Schüler in eine einheitliche Schule zu schicken und sie dort möglichst individuell zu fördern, mit der Gesamtschule ideologisch verbrannt wurde, lösten die Bessergestellten das Problem pragmatisch. So wurde das Abitur langsam, aber sicher zum Normalfall, wogegen die mittlere Reife bald als ziemlich enttäuschend galt und junge Menschen mit Hauptschulabschluss zunehmend schief angesehen wurden.

Dass das zum Problem werden könnte, fiel erstmals auf, als Deutschlands zahlreiche Abiturienten nicht mehr automatisch an die Universitäten strömten, die sich zum Parkplatz der geburtenstarken Jahrgänge entwickelt hatten. In dem Maße, wie die wirtschaftliche Lage sich verschlechterte, versuchten sie immer öfter, ihre Karriere durch eine dem Studium vorgelagerte Berufsausbildung krisensicher zu machen. Natürlich verdrängten sie damit andere Schulabgänger – vor allem aus den immer anspruchsvoller werdenden kaufmännischen Berufen, für die bis dahin eine mittlere Reife völlig genügt und selbst ein guter Hauptschulabschluss noch ausgereicht hatte. Bei Banken und Versicherungen etwa konnten bald nur noch Abiturienten landen, in anderen kaufmännischen Bereichen nur noch die besseren Realschüler.

Die Realschule, einst als Hinführung zu eher anspruchsvollen Berufsausbildungen konzipiert, blieb vom Niedergang unseres Schulwesens immerhin insofern verschont, als ihr Regelabschluss den Zugang zur gymnasialen Oberstufe und zu anderen weiterbildenden Schulformen ermöglicht. Auf dem Weg über Fachoberschulen, Berufsoberschulen und berufliche Gymnasien konnten so viele ihrer Absolventen am Ende eine fachgebundene oder sogar allgemeine Hochschulreife erwerben.

Die Hauptschule, aus den oberen Klassen der früher achtjährigen Volksschule hervorgegangen, wurde 1964 durch das sogenannte Hamburger Abkommen der Kultusminister neu eingeführt. Der Name sagt bereits, was man sich damals dachte: Sie sollte die Schulform sein, die der Hauptteil aller Schüler besucht. Und sie sollte von Anfang an auf eine Berufsausbildung vorbereiten und daher viel praxisorientierter ausgerichtet sein als andere Sekundarschulen. Mitte der Sechzigerjahre lag das durchaus noch nahe: Die Wirtschaft brummte, es gab weiterhin einen gewissen Mangel an Arbeitskräften, und die Industrie hatte durchaus Bedarf an Leuten, die nach neun Jahren Schule technisch und geistig weniger anspruchsvolle Tätigkeiten erlernten. Doch seitdem hat sich die Industriegesellschaft zur Dienstleistungsgesellschaft gewandelt. Vor allem durch den enormen Fortschritt der Informationstechnik sind heute die meisten Wirtschaftsgüter Hightech-Produkte.

Der Automechaniker zum Beispiel, früher *der* Traumberuf für Hauptschulabsolventen, wurde zum Mechatroniker – und damit vom ölverschmierten Schraubendreher im Grunde zum Computerfachmann. Geringer qualifizierte oder gar ungelernte Arbeiter benötigt unsere Wirtschaft dagegen kaum noch. Kein Wunder also, dass unsere Hauptschüler im Wettbewerb um zukunftsfähige Berufsausbildungen immer mehr ins Hintertreffen gerieten. Dass die Hauptschule heute als Restschule gilt, ist im Kern ein Resultat gesellschaftlichen und wirtschaftlichen Wandels. Durch ihn wurde sie von einer Art berufsvorbereitender Schule, die praxisrelevante Schlüsselqualifikationen vermittelte, peu à peu zur Abraumhalde für Schulversager.

Das Versagen der Politik besteht darin, dass sie die Folgen des sozialen Wandels für die Bildungspolitik nicht rechtzeitig beziehungsweise nicht im vollen Umfang erkannt hat. Wohl wissend, dass junge Menschen schulisch immer besser qualifiziert sein müssen, hat man zwar jahrzehntelang die Akademisierung am oberen Ende des Systems vorangetrieben. Aber man hat völlig vergessen, dass auch die weniger Begabten viel mehr und anderes lernen müssen als früher, um beruflich eine Chance zu haben. Und man hat nicht wahrhaben wollen, dass man unter Umständen sehr viel *mehr* Aufwand treiben muss, um ihre intellektuellen Defizite und teilweise auch ihre Motivationsschwächen so weit wie möglich auszugleichen. Von Ausnahmen – vor allem auf dem Land und in den süddeutschen Bundesländern – abgesehen, ist die Hauptschule heute ein hoffnungsloser Fall. Für ihre Reform dürfte nach Jahren des Nichtstuns der Zug abgefahren sein. Ihr Grundproblem ist schlicht, dass man in neun Jahren nicht mehr genug lernt, um in unserer heutigen Arbeits- und Lebenswelt bestehen zu können. Angesichts dessen ist ihre Abschaffung beziehungsweise ihre Zusammenlegung mit den Realschulen wohl an der Zeit.

Abgesehen von dieser letztlich unvermeidlichen Abwicklung sollte die dringend nötige strukturelle Reform unseres Schulsystems allerdings nicht darauf hinauslaufen, die vertikale Differenzierung nach Schulformen komplett aufzuheben. Dieses Feld ist trotz spürbarer ideologischer Entspannung immer noch stark vermint, und die Grenze zwischen strukturkonservativer Erstarrung einerseits und gewachsener Tradition andererseits ist nicht immer leicht auszumachen. Für eine Einheitsschule gibt es in Deutschland nun einmal weder eine politische und gesellschaftliche Mehrheit noch eine akzeptable Tradition. Das hat die hektische Übernahme des gegliederten Schulwesens in den neuen Bundesländern nach 1990 mehr als deutlich bewiesen: Die dortige Einheitsschule war als sozialistisches Relikt und als Stätte totalitärer Indoktrination längst diskreditiert, bevor man die – ja nicht nur negativen – Erfahrungen mit dem DDR-Bildungswesen überhaupt genauer hätte in Augenschein nehmen können. Auf der anderen Seite hat vor allem das Gymnasium eine lange und urdeutsche Tradition, die zu kappen ein unsinniger ideologischer Racheakt wäre.

Heute sind sich die Bildungsexperten weitgehend einig, dass unser Schulsystem an zwei wesentlichen Mängeln krankt. Erstens: Wir schulen unsere Kinder zu spät ein und verschenken damit die entwicklungs- und lernpsychologisch so eminent wichtigen Jahre zwischen vier und sechs, in denen sie unendlich neugierig, lernwillig und lernfähig sind. Zweitens: Wir trennen unsere Schüler viel zu früh voneinander, nämlich zu einem Zeitpunkt, zu dem einerseits nicht abschließend über ihre kognitiven und praktischen Begabungen entschieden werden kann und sie andererseits eine knallharte Lebensentscheidung wie diese weder verstehen noch verkraften können – zumal die Entscheidung kaum mehr zu korrigieren ist. Denn trotz aller gegenteiligen Reformbemühungen kennt unser Schulsystem bis heute im Wesentlichen nur eine Form der Durchlässigkeit: die nach unten.

Was den ersten Punkt angeht, so ist das Problem inzwischen nicht nur erkannt, es zeichnet sich auch bereits ein Lösungsweg ab. Zumindest das letzte Kindergartenjahr wird voraussichtlich Pflicht werden, irgendwann vielleicht sogar zwei Jahre. Zunächst streben die Regierungen in Bund und Ländern in bemerkenswerter Einigkeit an, dass jedem Kind überhaupt einmal ein kostenloser Kindergartenplatz zur Verfügung steht. Am Ende könnte eine zeitgemäße

Einrichtung wie die vorbildliche französische *école maternelle* stehen, der die Erziehung noch nicht schulpflichtiger Kinder zwischen zwei und fünf Jahren obliegt. Ihr Besuch ist keine Pflicht, aber jedes Kind ab drei Jahren hat Anspruch auf einen Platz – und tatsächlich gehen über neunzig Prozent der kleinen Franzosen in eine *école maternelle*.

Viel ändern muss sich auch noch bei der Qualifizierung unserer Erzieherinnen und Erzieher. Längst bemühen sich viele Kindergärten, mehr zu bieten als betreutes Basteln. So versucht man etwa die Erkenntnis umzusetzen, dass schon Vierjährige spielerisch Fremdsprachen lernen können und Spaß an naturwissenschaftlichen und technischen Experimenten haben. In letzter Konsequenz, auch da sind sich die Experten einig, bedeutet diese Niveau-Anhebung allerdings, dass die Erzieher akademisch ausgebildet werden müssen. Und natürlich muss auch das geradezu schändlich geringe Renommee dieses wichtigen Berufes verbessert werden – unter anderem dadurch, dass man Kindergärtner künftig wie Lehrer bezahlt.

Das zweite Problem, die allzu frühe Selektion nach nur vier Schuljahren, lässt sich nur durch Eingriffe in die Struktur unseres Schulsystems lösen. Eine erste Maßnahme sollte eine bundesweite Verlängerung der Grundschulzeit von vier auf sechs Jahre sein. Solche Bestrebungen hat es schon einmal, nämlich während der Besatzungszeit nach dem Zweiten Weltkrieg, gegeben. So führte etwa die britische Militärverwaltung die sechsjährige Grundschule in Schleswig-Holstein und Niedersachsen ein. Ähnliche Versuche wurden in der amerikanischen und der französischen Zone unternommen. Unglückseligerweise verband man aber das Ziel einer längeren mit dem einer konfessionell unabhängigen Grundschule. Damit mobilisierte man natürlich den Widerstand der Kirchen und der Christdemokraten, an dem all diese Pläne und Projekte denn auch scheiterten.

Lediglich in Berlin wurde 1954 die sechsjährige Grundschule eingeführt, die bis heute beibehalten und 1991 auch im Ostteil der Stadt und in Brandenburg übernommen wurde. Zugleich gibt es in Berlin seit den Sechzigerjahren allerdings auch sogenannte Niveaukurse in den Klassen fünf und sechs, und gegenwärtig führt man dort eine heftige Debatte um die Einführung eigener Leistungs- und Begabtenklassen. Schließlich darf man auch nicht verschweigen, dass nach dem vergleichsweise schlechten Abschneiden der Berliner und Brandenburger Schüler bei der PISA-Studie 2003 die sechsjährige Grundschule von einigen Seiten, etwa dem Philologenverband, infrage gestellt wurde.

Doch auch Sachsen-Anhalt erwägt ihre Einführung ab 2008, und andere Bundesländer kennen immerhin verschiedene Typen der zweijährigen Orientierungsstufe, die das klassische dreigliedrige System etwas durchlässiger machen. Zusammen mit einem oder zwei verpflichtenden Vorschuljahren würden unsere Kinder auf diese Weise sieben oder acht Jahre zusammen in der Schule verbringen, bevor sie und ihre Eltern sich entscheiden müssten – also fast doppelt so lange wie heute. Alle internationalen Erfahrungen legen den Schluss nahe, dass das ein großer bildungspolitischer Fortschritt wäre.

Im Anschluss an die Grundschule sollten möglichst alle Schüler zu einem mittleren Schulabschluss geführt werden, und zwar im Wesentlichen in einem zweigliedrigen System von kombinierten Haupt- und Realschulen sowie Gymnasien. Beide Schulformen sollten dabei größtmögliche Gestaltungsspielräume für weitgehend informelle interne Differenzierungen haben – informell, damit jede Schule experimentieren und untaugliche Formen schnell wieder aufgeben kann, ohne dass dafür immer gleich der Tanker der Kultusbürokratie wenden muss. Individuelle Förderung im Rahmen verschiedener Klassen, Kurse, Arbeitsgruppen oder Projekte sollte schließlich die Durchlässigkeit zwischen den Schulformen deutlich erhöhen, und zwar endlich in beide Richtungen. Wie heute schon würde der mittlere Schulabschluss – wie auch immer man ihn nach der Abschaffung des Hauptschulabschlusses nennen mag – am Ende der zehnten Klasse erworben.

An der darauf aufbauenden Sekundarstufe II muss man vergleichsweise wenig herumdoktern. Die gymnasiale Oberstufe und das vielfältige System der berufsbildenden Schulen sind nicht die Quelle unserer Bildungsprobleme, können insofern – wie alles in der Welt – gewiss ständig verbessert, müssen aber nicht strukturell umgekrempelt werden. Auch den Streit, ob das Gymnasium nach zwölf oder dreizehn Jahren abgeschlossen werden soll, finde ich persönlich eher müßig. Bei vielen beruflichen Ausbildungen geht der Trend mehr und mehr hin zu dreijährigen Lehrzeiten, was angesichts der hohen Komplexität moderner Berufe auch nicht im Geringsten wundert. Und dass viele Universitäten über die zunehmende Studierunfähigkeit unserer Abiturienten klagen, mag zwar auch mit der Struktur und den Inhalten des Unterrichts in der gymnasialen Oberstufe zusammenhängen.

Es spricht allerdings nicht unbedingt dafür, dass unsere jungen Leute zu lange zur Schule gehen. Wenn es darum geht, im Hinblick auf internationale Vergleiche die Ausbildungszeiten insgesamt zu verkürzen, dann sollte das meines Erachtens eher im universitären Bereich erfolgen – was ja mit der Umstellung auf Bachelor- und Master-Studiengänge auch zunehmend geschieht. Bezieht man das letztlich absehbare Ende der Wehrpflicht mit ein, dann würden in diesem System Jungen wie Mädchen im Regelfall mit achtzehn oder neunzehn Jahren ihre erste Ausbildung beenden – die einen mit dem Abitur, die anderen mit einem beruflichen Abschluss im grundsätzlich sehr bewährten dualen System aus betrieblicher und schulischer Ausbildung. Und jene jungen Menschen, die daran noch ein drei bis vier Jahre dauerndes Bachelor- oder Master-Studium an einer Universität oder ein in der Regel vierjähriges Fachstudium an einer Fachhochschule anschließen möchten, könnten spätestens mit Mitte zwanzig endgültig ins Berufsleben eintreten. Die endlosen Schleifen, die viele Uni-Absolventen heute selbst nach fünf, sechs oder sieben Jahren Studium in Praktika und Übergangsjobs drehen müssen, sprechen übrigens auch nicht unbedingt dafür, dass die Wirtschaft es mit deren Berufseinstieg sonderlich eilig hat.

Mehr Geld:
Schluss mit dem geistigen Investitionsstau

Würde man die rund sechshundert Abgeordneten des Deutschen Bundestages und die insgesamt fast zweitausend Abgeordneten der sechzehn deutschen Landtage fragen, was ihnen zum Thema Bildungsausgaben einfällt, dann bekäme man wohl über zweitausendfünfhundert Mal zu hören, das sei »die mit Abstand wichtigste Investition in unsere Zukunft«. Garniert würde diese Phrase wahlweise mit Modevokabeln wie »Hochtechnologie«, »Wettbewerbsfähigkeit« oder »Innovation«. Und auf den ersten Blick würden unsere Politikerinnen und Politiker mit solchen Lippenbekenntnissen nicht einmal lügen.

Denn zwischen 1995 und 2003 sind die Gesamtausgaben für Bildung in Deutschland durchaus gestiegen, und zwar auf rund hundertfünfunddreißig Milliarden Euro im Jahr. Das entspricht einem Anteil von 8,7 Prozent an den Gesamtausgaben aller öffentlichen Haushalte. Auch relativ sind die entsprechenden Etatposten durchaus kräftig gewachsen: in den westlichen Flächenländern von einundzwanzig auf sechsundzwanzig Prozent, in den östlichen Bundesländern von neunzehn auf dreiundzwanzig Prozent und in den Stadtstaaten von siebzehn auf dreiundzwanzig Prozent der Länder- und Gemeindehaushalte. Unsere Länder, Städte und Landkreise, die für Kindergärten, Schulen und Universitäten ja im Wesentlichen bezahlen, stecken also im Schnitt schon knapp ein Viertel ihres Geldes in die Bildung.

Doch das Wachstum dieser Zukunftsinvestitionen hinkte in diesen acht Jahren weit hinter der wirtschaftlichen Gesamtentwicklung und der Preissteigerung her. Auch international ist Deutschland bei den Bildungsausgaben nur unteres Mittelmaß: Mit einem Anteil von 4,4 Prozent am Bruttoinlandsprodukt (BIP) liegen wir im Vergleich aller dreißig Mitgliedsländer der OECD nur auf Platz zwanzig. Die Spitzenreiter Dänemark, Island, Norwegen, Schweden und Belgien investieren über sechs Prozent ihres BIP in Schulen und Hochschulen. Und beim PISA-Sieger Finnland stiegen die öffentlichen Ausgaben für die Schulen zwischen 1995 und 2002 um vierundzwanzig Prozent! Selbst wenn man die in Deutschland vergleichsweise hohen privaten Investitionen, vor allem im dualen System der beruflichen Ausbildung, mit einrechnet, liegt der Gesamtanteil öffentlicher und privater Bildungsausgaben am BIP in Deutschland mit 5,3 Prozent unter dem OECD-Mittel von 5,8 Prozent. Und im Durchschnitt wenden die OECD-Länder auch nicht wie wir knapp neun, sondern dreizehn Prozent ihrer öffentlichen Ausgaben für ihre Bildungseinrichtungen auf. Hier heißen die Spitzenreiter Mexiko, Korea, USA und Dänemark, mit einem Anteil von vierundzwanzig, achtzehn, siebzehn beziehungsweise fünfzehn Prozent.

Erst an solchen Vergleichen erkennt man, wie dramatisch unser Bildungswesen unterfinanziert ist. Geradezu bescheiden rechnet uns das Kölner Institut der deutschen Wirtschaft vor, in Deutschland müssten rund zwanzig Milliarden Euro pro Jahr zusätzlich investiert werden, um vor allem gebührenfreie Kindergartenplätze und einen Ausbau der Ganztagsschulen zu finanzieren. Vermutlich realistischer rechnet der Erziehungswissenschaftler und Präsident der Freien Universität Berlin, Professor Dieter Lenzen, der Ende 2004 im Auftrag der Vereinigung der Bayerischen Wirtschaft seine Studie *Bildung neu denken! Das Finanzkonzept* vorgelegt hat. Seiner Meinung nach fehlen den deutschen Kindergärten, Schulen und Universitäten eher vierunddreißig Milliarden Euro im Jahr. Denn dann würden Bund, Länder und Gemeinden rund hundertsiebzig Milliarden Euro pro Jahr in die Bildung stecken, also 5,5 Prozent unseres gegenwärtigen Bruttoinlandsproduktes. Damit würden wir im internationalen Vergleich wenigstens ins vordere Mittelfeld vorrücken.

Ein wenig wird uns in den nächsten Jahren der demografische Wandel zu Hilfe kommen. Aufgrund zum Teil dramatisch gesunkener Geburtenzahlen müssen schon heute in vielen Städten und Landkreisen, vor allem in Ostdeutschland, Schulen geschlossen werden. Einer Hochrechnung zufolge, die die Baseler Prognos AG im Auftrag der Robert-Bosch-Stiftung angestellt hat, wird es im Jahr 2020 in Deutschland zwei Millionen Schüler weniger geben als heute. Nicht zuletzt die brennende Frage, ob die Hauptschule überhaupt eine Zukunft hat, wird sich vielerorts demografisch erledigen – für ein flächendeckendes dreigliedriges Schulsystem gehen unserem Land nämlich schlicht die Schüler aus. Am stärksten werden die Zahlen in Ostdeutschland zurückgehen, so etwa in Brandenburg um fünfunddreißig und in Mecklenburg-Vorpommern um dreißig Prozent. Und selbst in wirtschaftsstarken Ländern wie Bayern und Baden-Württemberg wird die Schülerzahl abnehmen.

Doch hier liegt zugleich ein großes Problem: Bei jeder geschlossenen Schule stößt natürlich irgendein Stadtkämmerer einen Seufzer der Erleichterung aus, und bei jeder im selben Atemzug gestrichenen Lehrerstelle setzt ein Ministerialdirigent in einem unserer sechzehn Länderfinanzministerien ein grünes Ausrufezeichen hinter seinen Vermerk »künftig wegfallend«. Angesichts der desolaten Finanzlage der meisten Kommunen in Deutschland können nur Träumer glauben, dass die hier eingesparten Finanzmittel der Ausstattung oder dem Unterhalt anderer Schulen und Bildungseinrichtungen zugutekommen würden. Nur um Ihnen einen Eindruck von der fiskalischen Versuchung zu vermitteln: Nordrhein-Westfalen dürfte im Jahr 2020 für seine Schüler über drei Milliarden Euro weniger ausgeben, in Bayern betrüge die demografische Rendite 2,81 Milliarden Euro, in Baden-Württemberg 2,12 Milliarden, selbst im kleinen Hessen immerhin noch achthundertachtzig Millionen.

Mehr als jeder vierte Euro geht selbst in den kommunalen Haushalten des Musterländles Baden-Württemberg in die soziale Sicherung. Insgesamt stecken wir sogar mehr als die Hälfte unserer Staatsausgaben in das zunehmend undurchschaubare Dickicht unserer sozialen Transfersysteme. Doch auf die Zahl ihrer Hartz-IV-Empfänger hat keine Gemeinde großen Einfluss. Zusammen mit Personalkosten und Pensionslasten, die sich – zumindest kurzfristig – auch nicht beliebig verringern lassen, sowie den Posten für Schuldentilgung und Zinsen, die ja fast automatisch wachsen, reduzieren die Sozialausgaben den Spielraum der meisten Haushalte auf nahezu null. Statt die Unterhaltskosten einer geschlossenen Grundschule oder das Jahresgehalt eines nicht mehr benötigten Studienrates in gebührenfreie Kindergärten oder zusätzliche Schulpsychologen zu investieren, werden die politisch Verantwortlichen die frei gewordenen Mittel deshalb bestenfalls benutzen, um alte Schulden zu begleichen. Weit wahrscheinlicher ist sogar, dass sich die Einsparungen im allgemeinen Verwaltungshaushalt in Luft auflösen.

Gerade bei den Ländern, die fast die Hälfte aller Bildungsausgaben in Deutschland bestreiten, ist diese Versuchung besonders groß. Zwar stehen ihnen laut unserer Steuerverfassung unter anderem die Vermögenssteuer, die Erbschaftssteuer und die Kraftfahrzeugsteuer allein zu, und an den Gemeinschaftssteuern auf Lohn und Einkommen sowie an der Körperschafts- und der Mehrwertsteuer haben sie ihren Anteil. Aber über die Höhe dieser Steuern wird in Berlin entschieden, und so können die Länder kaum etwas an ihren Einnahmen ändern. Die Ausgabenhoheit haben sie dagegen nur in den drei klassischen Domänen des bundesdeutschen Föderalismus: Polizei, Justiz und Bildung. Bei der Polizei ist wenig zu holen, allein schon, weil die innere Sicherheit neben der Wirtschafts- und Sozialpolitik stets die Wahlkampfkeule Nummer zwei ist. Die Justizetats der Länder geben sogar noch weniger her, bewegen sie sich doch schon seit Jahren absolut wie relativ an der unteren Grenze des Vertretbaren. Die Etats ihrer Kultusminister sind deshalb traditionell die beliebtesten Fundgruben, wenn Deutschlands klamme Finanzkommissare nach Einsparmöglichkeiten suchen.

Dass sich die Haushälter in den reichen Flächenstaaten Bayern und Baden-Württemberg dabei generöser zeigen können als ihre verzweifelten Kollegen in einem überschuldeten Stadtstaat wie Bremen oder in einem der wirtschaftlich schwachen östlichen Bundesländer, versteht sich von selbst. Doch auf diese Weise verschärft sich das Problem der zu geringen oder falsch verteilten Bildungsinvestitionen immer weiter, denn zusätzliche Mittel bräuchten gerade jene Länder und Gemeinden, die besonders große wirtschaftliche und soziale Probleme haben. Damit, dass die bayerischen Hauptschulen noch besser werden, als sie im nationalen Vergleich ohnehin schon sind, ist niemandem geholfen. Dagegen müsste der Berliner Finanzsenator, der vor Schulden nicht mehr ein noch aus weiß, eigentlich Geld in zusätzliche Stellen investieren. Zwar haben die Hauptschulen Berlins schon heute bundesweit die beste Betreuungsrelation, aber etwa in die Ausbildung türkisch- oder arabischsprachiger Lehrer, in zusätzliche Schulpsychologen und Sozialpädagogen und in eine bessere materielle Ausstattung der Schulen müsste investiert werden – von Maßnahmen zur Sprachförderung ganz zu schweigen. Stattdessen verkündete Thilo Sarrazin letzten Sommer, die Berliner Schulen verfügten nicht über zu wenig Geld, sie arbeiteten nur nicht effizient genug. Letzteres mag sogar sein, aber aus dem Munde eines Finanzministers klingt das nicht nach pädagogischer, sondern nach fiskalischer Sorge. Wenn der Kassenwart von Effizienz spricht, dann hat er den Rotstift meist schon gespitzt.

Im Übrigen ist der Lehrermangel, wie fast alle Schulen aus eigener leidvoller Erfahrung wissen, keineswegs ein Problem, das sich durch den Geburtenrückgang quasi von selbst behebt – auch wenn viele Politiker das zu suggerieren versuchen. So überraschte zu Beginn des Schuljahres 2006/07 das Statistische Bundesamt mit der Feststellung, dass die Zahl sowohl der Lehrer als auch der erteilten Unterrichtsstunden in den zurückliegenden fünf Jahren um 1,3 Prozent gestiegen, die der Schüler zugleich aber um 1,7 Prozent gesunken sei. Außerdem steige auch die Zahl der Lehramtsstudenten wieder deutlich an. Hinter diesen auf den ersten Blick positiven Entwicklungen verbergen sich allerdings erhebliche Unterschiede.

In manchen Regionen Ostdeutschlands sterben aufgrund des dramatischen Geburtenrückgangs sowie der Abwanderung vieler Familien mit Kindern seit der Wende die Schulen wie die Fliegen; man versucht sogar, überzählige Lehrer mit hohen Abfindungen loszuwerden. Zugleich fehlen in den alten Bundesländern nach wie vor viele Lehrer. Auch zwischen den Fächern und den Schultypen sind die Unterschiede teils gravierend. Besonders in Mathematik und in den Naturwissenschaften fällt reihenweise Unterricht aus – kein Wunder, wenn sich sechzig Prozent aller Lehramtsstudenten für Sprach- und Kulturwissenschaften entscheiden. Aber auch Kunst, Musik und Latein sind Mangelfächer. Und während vierzig Prozent der Direktoren an Haupt- und Realschulen über Lehrermangel klagen, tun das nur dreizehn Prozent der Gymnasialleiter. Gerade da, wo Unterrichtsausfall die schlimmsten Folgen hat, ist er also am weitesten verbreitet.

Nach Einschätzung des Deutschen Philologenverbandes, in dem hauptsächlich die Gymnasiallehrer organisiert sind, fehlen in Deutschland mittlerweile etwa fünfzehntausend Lehrer. Pro Woche fallen vermutlich rund eine Million Unterrichtsstunden aus. Dieses Problem wird durch den typischen Generationenzyklus des Beamtenstandes weiter verschärft. Einmal im Staatsdienst, besetzt ein deutscher Lehrer im Schnitt dreißig bis fünfunddreißig Jahre seine Planstelle; die normale Fluktuation ist weitaus geringer als bei Arbeitern und Angestellten. Die letzte große Einstellungswelle aber hat in den späten Siebziger- und frühen Achtzigerjahren des vergangenen Jahrhunderts stattgefunden. Deshalb liegt das Durchschnittsalter von Deutschlands Lehrern heute bei achtundvierzig Jahren, mehr als ein Fünftel ist sogar über fünfundfünfzig. In den nächsten zehn Jahren werden rund dreihundertdreißigtausend Pädagogen, also fast jeder zweite, in Pension gehen. Da rollt nicht nur ein gewaltiger Mangel an Lehrern auf uns zu: In den überalterten Kollegien ist schon heute der Krankenstand verständlicherweise erhöht. Doch um krankheitsbedingten Unterrichtsausfall zu kompensieren, fehlt es den allermeisten Schulen an Reserven.

Wo die Probleme am größten sind, an den Haupt- und teilweise auch an den Realschulen, steht es sogar weit schlimmer. Dort ist die Flucht in die Krankheit häufig die letzte Möglichkeit, dem Berufsstress und einem völligen Burn-out zu entkommen. In Berlin etwa sind tausend der vierunddreißigtausend Lehrer dauerhaft krankgeschrieben, manche Problemschulen in unseren Großstädten verzeichnen zeitweise Krankenstände von bis zu fünfzig Prozent. Und im Regelalter von fünfundsechzig Jahren wird heute nur noch ein Viertel aller Lehrer pensioniert. Unter den Frühpensionierten gibt inzwischen mehr als jeder zweite psychische und psychosomatische Beschwerden als Grund an. Zwar ist das Durchschnittsalter bei Frühpensionierungen – wieder laut Angaben des Statistischen Bundesamtes – zwischen 2000 und 2004 von neunundfünfzig auf zweiundsechzig Jahre gestiegen und die Zahl der Pensionierungen wegen Dienstunfähigkeit deutlich zurückgegangen. Im Wesentlichen ist das allerdings darauf zurückzuführen, dass es heute beim vorzeitigen Abschied in den Ruhestand zu spürbaren Abschlägen bei der Pension kommt.

Auch beim Lehrermangel gibt es also weder kurz- noch mittelfristig Grund zur Entwarnung, ergo auch kein Einsparpotenzial – im Gegenteil. Wir haben gewiss nicht zu viele Lehrer. Und obwohl Deutschlands Schulmeister im internationalen Vergleich zu den Spitzenverdienern zählen, finde ich auch nicht, dass sie überbezahlt sind, denn sie leisten eine der wichtigsten gesellschaftlichen Aufgaben überhaupt, und dies unter zum Teil sehr schweren Bedingungen. Wer lediglich auf Stundendeputate und Schulferien blickt, der übersieht nicht nur, dass hinter jeder Unterrichtsstunde mindestens zwei weitere für Vor- und Nachbereitung stehen; er ignoriert auch die ungeheuren Leistungen, die unsere Lehrer über ihre Kernaufgaben als Vermittler von Bildung und Wissen hinaus erbringen müssen – als Erzieher, Betreuer und Sozialarbeiter, teilweise sogar als Familientherapeuten.

Weniger Beamte: nationale Bildungsstandards statt föderaler Kultusbürokratie

Von einer heiligen Kuh sollten wir uns jedoch dringend verabschieden: vom Beamtenstatus der Pädagogen. Bildung und Erziehung sind gewiss zentrale gesellschaftliche Aufgaben. Allein schon, weil jeder im entsprechenden Alter das Recht und die Pflicht hat, eine Schule zu besuchen, gehören sie sicher auch zu den zentralen Aufgaben der staatlichen Daseinsvorsorge. Doch hoheitliche Aufgaben sind sie deshalb noch lange nicht. Diese wären nämlich dadurch zu bestimmen, dass sie entweder spürbar in die Freiheits- und Selbstbestimmungsrechte der Bürger eingreifen oder der Sicherung des Staates und des öffentlichen Lebens dienen.

So ist etwa das Anbieten von Flugreisen nach unserem heutigen Verständnis schlicht eine kommerzielle Dienstleistung. Aber die Sicherung des Luftraums ist ohne Zweifel eine hoheitliche Aufgabe. Das Gesetz, das die Flugsicherung privatisieren sollte, ist deshalb ein unverantwortlicher Blödsinn, der vom Bundespräsidenten völlig zu Recht gestoppt wurde. Hoffentlich lassen Regierung und Parlament in dieser Frage jetzt wenigstens die Finger vom Grundgesetz. Denn auch sein Auto kauft jeder nach seinem Geschmack und seinen finanziellen Möglichkeiten beim Händler; die Straßen mögen unter Umständen von Privatunternehmen nicht nur gebaut, sondern sogar betrieben werden; aber den Verkehr regelt eben die Polizei.

Es ist von entscheidender Bedeutung, Daseinsfürsorge und Staatsmacht auseinanderzuhalten. Früher haben wir auch die Zustellung von Briefen und Paketen, den Anschluss eines Telefons und die Beförderung mit der Bahn für hoheitliche Aufgaben gehalten. Dass wir nicht auch noch die Abfall- oder Abwasserentsorgung zum Staatsdienst erklärt haben, liegt vermutlich daran, dass wir uns Beamte letztlich nur hinter einem Schreibtisch vorstellen können.

Heute werden viele Dienstleistungen, die wir noch vor einer Generation für hoheitliche Akte hielten, von öffentlich beschäftigten Arbeitern und Angestellten oder auch von privatisierten Unternehmen erbracht. Nicht dass der Rückzug des Staates aus solchen Bereichen immer ohne Probleme verliefe; auch bedarf es dort meist einer staatlichen Aufsicht und Kontrolle, zum Beispiel durch die Regulierungsbehörde für Telekommunikation und Post. Aber das gilt nicht nur für ehemals staatliche Unternehmen, sondern auch für viele immer schon privat organisierte Märkte. So haben wir inzwischen etwa begriffen, dass auch die in Oligopolen organisierten Netzmärkte für Strom und Gas staatlich reguliert werden müssen. Der Gesundheitssektor oder die Lebensmittelaufsicht sind weitere Beispiele dringend notwendiger staatlicher Aufsicht und Kontrolle. Gleichwohl dreht der Staat keine Pillen, und er verkauft keine Schnitzel – auch wenn man sich das während des einen oder anderen Lebensmittelskandals vielleicht wünschen mag.

Entsprechend muss der Staat grundsätzlich zwar das Bildungswesen organisieren und beaufsichtigen sowie Inhalte und Qualität der dort erbrachten Leistungen kontrollieren. Aber weder muss er diese Leistungen ausschließlich selbst erbringen – Stichwort Privatschulen –, noch bedarf er dazu unbedingt eines hierarchischen Behördenwesens. Die Verbeamtung von Lehrern und Hochschulprofessoren ist ein Zopf aus den Zeiten des Untertanenstaates. Ihre besondere Dienst- und Treuepflicht dem Staat gegenüber gründet historisch nämlich vor allem darin, dass sie in erster Linie neue Staatsdiener und in zweiter Linie brave Staatsbürger heranziehen sollten. Doch diese Zeiten sind vorbei, das Beamtenverhältnis sollte wieder strikt dem hoheitlichen Bereich vorbehalten bleiben – im Wesentlichen also der Polizei, der Justiz, der Finanzverwaltung und den Leitungsebenen der staatlichen Verwaltung.

Lehrer dagegen sollte man, wenn sie unfähig, faul, fachlich unqualifiziert oder den Anforderungen ihres schweren Berufes aus anderen Gründen nicht gewachsen sind, nicht nur auf dem Weg der Dienstaufsicht rüffeln oder in den einstweiligen Ruhestand versetzen. Man muss sie genauso entlassen können, wie auch ein Schulbuchverlag den Autor eines miserablen Lehrbuchs höchstens einmal unter Vertrag nehmen wird. Auf diese Weise würden sich unsere Pädagogen von weisungsgebundenen Staatsdienern zu eigenverantwortlichen Dienern am Wohl ihrer »Kunden« wandeln. Im Gegenzug würden sie selbstverständlich auch das Recht erhalten, sich für angemessene Bezahlung und gegen unzumutbare Arbeitsbedingungen einzusetzen, notfalls sogar zu streiken.

Zugleich würde so die Entbürokratisierung unseres Bildungswesens von unten beginnen. Der nächste Schritt wäre der gezielte, keineswegs aber totale Um- und Rückbau unserer föderalen Schulbürokratie. Nun ist ja die Bildungshoheit der Länder gewiss die heiligste Kuh des deutschen Föderalismus. Gemessen an seiner langen Geschichte, verglichen auch mit der Entwicklung anderer europäischer Nationen, hat Deutschland wenig Erfahrung mit politischem Zentralismus – und diese wenigen Erfahrungen waren fast ausnahmslos schlecht. Gerade seinen kulturellen Reichtum und seine regionale Vielfalt verdankt Deutschland dagegen der jahrhundertelangen territorialen Zersplitterung. Die beiden totalitären Regime des Nationalsozialismus und der SED-Diktatur schließlich haben uns besonders da sensibilisiert, wo es quasi um die Kontrolle des gesellschaftlichen Bewusstseins geht.

Bildung, Medien und Kultur von einer zentralen Stelle aus verwaltet, gesteuert oder auch nur beaufsichtigt zu sehen, ist uns ein historisch zugewachsener Gräuel. Bei den an Machtbefugnissen nicht gerade reichen Landesparlamenten und -regierungen geht diese Aversion so weit, dass sie im Zuge der

Föderalismusreform den Bund sogar aus der finanziellen Förderung der Ganztagsschulen oder des Hochschulbaus vollständig verdrängen wollten.

Doch mehr als sechzig Jahre nach dem Ende des Naziterrors, fast zwanzig Jahre nach der Wiedervereinigung und vor dem Hintergrund unseres miserablen Abschneidens in internationalen Bildungsvergleichen sollte die Frage allmählich erlaubt sein, ob wir mit unserem Bildungsföderalismus immer noch gut fahren. Sie stellt sich nicht nur in Bezug auf die Leistungsfähigkeit unserer Schulen, sondern auch im Hinblick auf eine gerechte Verteilung von Bildungschancen.

Nicht zuletzt in der Bildungspolitik wird ja seit längerer Zeit mit geradezu religiöser Inbrunst der Wettbewerb beschworen. Logischerweise preist man dessen Vorzüge vor allem da, wo Schulen und Hochschulen in internen Vergleichsstudien – neudeutsch Rankings genannt – relativ gut abschneiden. So schreiben dann etwa Bayern und Baden-Württemberg die besseren PISA-Ergebnisse ihrer Schüler ausschließlich ihrer weisen und strengen Schulpolitik zu, während sie über die miserablen Resultate in Bremen die Nase rümpfen. Dafür drehen die Hanseaten dem Süden eine Nase, wenn im Gegenzug ihrer Universität Spitzenleistungen in bestimmten Fächern bescheinigt werden.

Doch ein ganz wesentlicher Umstand wird bei diesem sportiven Geplänkel stets bewusst verschwiegen: Seine Universität kann, ja sollte sich jeder Student nach der Qualität von Forschung und Lehre im Fach seiner Wahl aussuchen. Und da für diese Qualität weniger der Wissenschaftsminister als die Uni selbst verantwortlich ist, fragt sich auch kein

Abiturient, ob er lieber in Bayern oder in NRW studieren will: Er fragt sich, ob für Jura Köln oder Freiburg, ob für Informatik die Humboldt-Universität in Berlin oder die TU München die bessere Wahl ist.

Aber welche Eltern können es sich schon aussuchen, wo sie ihre Kinder zur Schule schicken wollen? Von einem Massenexodus geplagter Neuköllner ins bayerische Hauptschulparadies ist jedenfalls nichts bekannt geworden. Im Gegenteil: Föderaler Eigensinn macht bislang manchen Schulwechsel über Ländergrenzen hinweg zum Spießrutenlauf. Wenn Bildungschancen schon nicht vom Einkommen und sozialen Status der Eltern abhängen dürfen, dann ja wohl noch weniger vom Umstand, wo diese leben und arbeiten. Schulen müssen im Wedding so gut sein wie in Zehlendorf und dürfen im Hasenbergl nicht schlechter ausgestattet sein als in Bogenhausen. Wessen Eltern von Dresden nach Düren umziehen, in dessen Ranzen sollten nicht plötzlich lauter Bücher mit sieben Siegeln stecken. Und wer elf Jahre in Hamburg zur Schule gegangen ist, der sollte nach zwei Jahren München ohne größere Probleme am bayerischen Zentralabitur teilnehmen können.

Tatsächlich aber reproduziert der Bildungsföderalismus im Wesentlichen die soziale Diskriminierung in unseren Schulen. Denn wo die Wirtschaft brummt und die Wohlhabenden gern wohnen, da fließen die Steuern. Und wo der Finanzminister dem Kultusminister deshalb nicht täglich in die Tasche greifen muss, da sind die Schulen eben besser. So ist es leider völlig logisch, dass dem wirtschaftlichen Süd-Nord-Gefälle der Bundesrepublik auch ein Bildungsgefälle entspricht. Der gerade im Schulwesen so hartnäckig verteidigte Föderalismus bildet also – mit wenigen Ausnahmen wie etwa Sachsen – die soziale Schieflage bei den Bildungschancen auch auf regionaler Ebene ab. Nicht nur, dass die individuelle soziale Herkunft viel zu sehr über die Bildungschancen eines Kindes entscheidet – auch sein Wohnort tut es. Am übelsten sind damit im Prinzip Kinder und Jugendliche aus sozial schwachen und bildungsfernen Elternhäusern dran, die in einer strukturschwachen Region unseres Landes wohnen. Solange auch Bildungspolitik vorwiegend nach Kassenlage gemacht wird, wird sich daran wenig ändern. Es muss deshalb die Frage erlaubt sein, ob die Länderhoheit in der Bildung insgesamt nicht eher ein Teil des Problems statt der Lösung ist.

Während also auf der einen Seite das kleinliche Hineinregieren der Kultusbürokratie in Lehrpläne, Unterrichtsinhalte und Lernmethoden zugunsten stärkerer Autonomie der Schulen zurückgedrängt werden muss, braucht unser Land auf der anderen Seite dringend zentrale Bildungsstandards. Diese müssen an einheitlichen und möglichst objektiven erziehungswissenschaftlichen Kriterien orientiert sein. Dagegen sollte sich die Politik, vor allem aber die Schulverwaltung aus deren Definition so weit wie möglich heraushalten, denn Bürokraten sind im Prinzip genauso wenig die besseren Lehrpläneschmiede, wie sie früher die begnadeteren Experten für Reisekomfort oder Ferngesprächsgebühren waren.

Während allgemeine Bildungsstandards durchaus wie bisher durch entsprechende Gremien der Kultusministerkonferenz definiert werden könnten, plädiere ich daher bei der Qualitätskontrolle für eine unabhängige, nach rein wissenschaftlichen Maßstäben vorgehende, nationale Behörde.

Auch in England sind neben den zahlreichen Privatschulen die Kommunen die wichtigsten Schulträger. Politisch liegt die Oberaufsicht beim britischen Bildungsministerium. Daneben aber gibt es, quasi als dritte Säule des Systems, das Office for Standards in Education (Ofsted); in Schottland, Wales und Nordirland existieren analoge Einrichtungen. Mit einem Jahresetat von umgerechnet dreihundertsechzehn Millionen Euro, siebenhundertfünfzig festen und mehreren Tausend freien Mitarbeitern prüft das Ofsted jedes Jahr etwa ein Drittel der rund fünfundzwanzigtausend staatlichen und privaten englischen Schulen, dazu Kindergärten und Tagesmütter – und die Schulämter! Jede Bildungseinrichtung in England wird also im Schnitt alle drei Jahre nach einem umfangreichen Kriterienkatalog auf Herz und Nieren geprüft. Wichtig: Das Ofsted wird zwar vom Bildungsministerium finanziert, ist aber keineswegs eine Unterbehörde desselben – es ist unabhängig und ausschließlich dem Parlament rechenschaftspflichtig. Seine Prüfungsergebnisse werden Punkt für Punkt im Internet veröffentlicht und bilden eine wesentliche Grundlage für die – in Großbritannien grundsätzlich freie – Schulwahl der Eltern.

In den letzten Jahren sind auch bei uns alle möglichen Rankings und Benchmarks in Mode gekommen. Von Magazinen wie *Focus* bis hin zu privaten Einrichtungen wie dem von der Bertelsmann-Stiftung getragenen Centrum für Hochschulentwicklung (CHE) legen alle möglichen Institutionen Testberichte über und Ranglisten von Schulen und Universitäten vor. Doch diese Erhebungen beruhen auf meist subjektiven, nicht selten fragwürdigen oder undurchsichtigen Kriterien und Methoden. Unabhängigkeit von privaten, gar wirtschaftlichen Einzelinteressen, die Vermeidung eines gesellschaftspolitischen Tendenzbetriebes sowie eine möglichst hohe wissenschaftliche Objektivität kann nur eine staatliche Einrichtung garantieren. Damit die Qualitätssicherung im Bildungswesen zugleich frei von tagespolitischer Einflussnahme ist, sollte sie andererseits unabhängig von den normalen Strukturen der föderalen Kultusbürokratie sein.

Im Prinzip ist die Notwendigkeit einer solchen unabhängigen Einrichtung von den Kultusministern bereits erkannt worden. Seit 2004 arbeitet das Institut zur Qualitätsentwicklung im Bildungswesen (IQB) an der Humboldt-Universität Berlin im Auftrag der Kultusministerkonferenz an der Entwicklung nationaler Bildungsstandards und entsprechender Prüfungsaufgaben für den Unterricht. Doch bisher konnten die Länder sich nur auf Regelstandards einigen, also auf jenes Niveau, das durchschnittlich gute Schüler in bestimmten Fächern erreichen sollen. Viel dringender aber wären die politisch zurzeit heftig umstrittenen Mindeststandards, also Maßstäbe dafür, was auch schwächere Schüler in der Schule unbedingt gelernt haben sollten. Außerdem ist das Institut mit zwanzig Planstellen lächerlich winzig; in den viel kleineren Niederlanden beschäftigen sich zum Beispiel vierhundert Menschen allein mit solchen Forschungsaufgaben. Und eine Kontrolle der Schulen vor Ort ist von rein wissenschaftlichen Einrichtungen wie dem IQB oder dem Berliner Max-Planck-Institut für Bildungsforschung ohnehin nicht zu leisten.

Dringend geboten wäre deshalb in meinen Augen der Aufbau eines unabhängigen, vom Berliner Forschungs- und Bildungsministerium finanzierten Bundesinstituts für Bildung und Erziehung, das Niederlassungen in jedem Bundesland unterhält und jede einzelne Schule in gewissen Abständen einem Qualitätstest unterzieht. Diese föderalen Stützpunkte würden an die Landtage berichten und ihre Einzelergebnisse und Empfehlungen zugleich der Öffentlichkeit zugänglich machen. Wo einzelne Schulen gravierende Schwächen zeigen, können dann zunächst diese selbst sich viel gezielter um Verbesserungen bemühen, anschließend mögen auch die zuständigen Behörden – etwa über Stellen- oder Mittelzuweisungen – intervenieren. Und wenn das alles erkennbar nicht hilft, dann haben die Eltern zumindest handfeste Gründe, ihre Kinder auf eine bessere Schule zu schicken.

Mehr Freiheit:
Staatskontrolle ist gut, Selbstverwaltung besser

Das deutsche Bildungswesen hat, wie vieles in unserem Land, eine starke etatistische Tradition. Dies ist wohl niemals deutlicher geworden als in den Jahrzehnten der ersten großen Bildungsreform. Ursprünglich mit den besten Absichten ins Werk gesetzt, schwollen in den Sechziger- und Siebzigerjahren die Kultusministerien und ihre nachgeordneten Behörden, die zuständigen Abteilungen in den Regierungspräsidien sowie die kommunalen Schulämter, zu Riesenbürokratien an, die vom Lehrplan bis zur Wahl der

Wandfarbe schlechterdings alles regelten. Nicht einmal ihre Tafelkreide konnten die Schulen nach Bedarf einkaufen. Im Rahmen detaillierter Haushaltpläne wurde – und wird zu großen Teilen immer noch – vom Millionen teuren Schulneubau über jede Lehrerstelle bis hinunter zu simpelsten Verbrauchsmaterialien alles in Fiskaljahren geplant und über Behördenwege beschafft. Schulleiter dienten als Umschlagstelle einer endlosen Flut von Erlassen und Verordnungen. Und in den Schulämtern beschäftigten sich ganze Abteilungen mit Normen für Tische und Stühle, Katalogen für Projektoren und Preislisten für Bleistifte.

Zu einer ganz eigenen Unterbürokratie mauserte sich mit der Zeit die staatliche Entwicklung von Lehrplänen, im Kultusdeutsch Curricula genannt. Nicht, dass dort etwa nur entschieden wurde, nach welchem Schuljahr ein niedersächsischer oder bayerischer Schüler die Prozentrechnung beherrschen oder einen Überblick über die Literatur der deutschen Klassik und Romantik haben sollte. Vielmehr wurde auch genauestens darüber befunden, ob Ersteres eher an kaufmännischen oder alltäglichen Rechenbeispielen einzuüben sei und ob man für Letzteres besser *Torquato Tasso* oder *Emilia Galotti* lese. Weiterhin wurde festgelegt, mit welchen didaktischen und literaturwissenschaftlichen Methoden das Stück am Ende zu zerpflücken sei. So machte man Lehrer, vor allem aber Referendare, zu Weisungsempfängern nicht nur in Fragen des Schulrechts, sondern auch bezüglich eines festgeschriebenen Wissens- und Methodenstandes in Germanistik, Physik oder Pädagogik. Die Folge: Bewährte sich ein erziehungswissenschaftlicher Ansatz nicht, oder kam ein akademisches Fach zu neuen Erkenntnissen, dann musste man in der Regel auf die nächste Generation von Lehrern, Fachleitern und Schulräten warten, bis auch unsere Kinder an solchen Fortschritten menschlichen Wissens teilhaben durften. So wurde beinahe jedes Unterrichtsfach nachgerade planwirtschaftlich durchorganisiert.

Heute wissen wir, dass Schulen vor allem Orte ständiger Neugier, ungebremsten Wissensdrangs und mutigen Experimentierens sein müssen; Lehrer, Eltern und Schüler müssen ihre Schule zudem zu ihrer ureigenen Sache machen. Doch staatlicher Bürokratismus und detailverliebtes Weisungswesen sind der Tod jeder Kreativität und aller Identifikation. Im Prinzip ist auch längst erkannt, dass unsere Schulen größere Entscheidungs- und Gestaltungsspielräume brauchen – was oft noch fehlt, ist der Mut zur Konsequenz.

So ist es etwa schon ein bildungspolitischer Gemeinplatz, dass unsere Universitäten Globaletats brauchen, in deren Rahmen sie selbst über ihre konkreten Ausgaben für Personal und Sachmittel entscheiden können. Genau solche Globaletats aber brauchen auch unsere Schulen, nicht nur deren übergeordnete Bildungsbehörden. Ebenso, wie Schulen schon heute grundsätzlich entscheiden können, welche Schulbücher sie verwenden wollen, sollten sie auch selbst über Auswahl und Einstellung – oder Entlassung – ihrer Lehrer befinden. Außerdem sollten sie die günstigste Reinigungsfirma aussuchen und ihre Verbrauchsmaterialien eigenständig beschaffen können – für Qualitäts- und Preisvorteile wären unabhängige Einkaufsgenossenschaften sicher besser als staatliche Behörden. Und wenn an einer Schule etwas kaputt oder renovierungsbedürftig ist, dann sollte nicht irgendwer einen Antrag schreiben müssen: Für Routinereparaturen ist vielmehr der Hausmeister, für größere Aufträge die Schulleitung zuständig. Jede Entscheidung von grundsätzlicher Bedeutung für eine Schule sollten dagegen Selbstverwaltungsgremien treffen, in denen Lehrer, Eltern und Schüler jeweils angemessen repräsentiert sind – damit am Ende alle Betroffenen guten Gewissens sagen können: Wir haben es so gewollt.

9. Braune Pioniere

Der rechtsradikale Sumpf muss endlich trockengelegt werden

Seien wir ehrlich: Wir haben uns längst an die mehr oder minder regelmäßigen Fernsehnachrichten und Zeitungsberichte über rechtsextreme Übergriffe durch Jugendliche gewöhnt. Leider haben wir uns auch an die wohlfeilen Betroffenheitsrituale von Politikern und Meinungsmachern gewöhnt. Allerdings klingt der Tonfall der üblichen Reden von Erschütterung, Empörung und Bedauern mittlerweile auch ziemlich resigniert. Fast scheint es so, als gehöre rechte Jugendgewalt unvermeidlich zum gegenwärtigen Gesamtschlamassel – von Globalisierung über Hartz IV bis hin zur Versteppung ganzer Landstriche Ostdeutschlands.

Kein Mahner ging allerdings bislang so weit wie der ehemalige Regierungssprecher und Mitbegründer der Aktion »Gesicht zeigen!«, Uwe-Karsten Heye. Am 17. Mai 2006 hatte er im Hinblick auf die Fußball-WM gegenüber Deutschlandradio Kultur erklärt: »Ich glaube, es gibt kleinere und mittlere Städte in Brandenburg und auch anderswo, wo ich keinem raten würde, der eine andere Hautfarbe hat, hinzugehen. Er würde sie möglicherweise lebend nicht wieder verlassen.« Damit war das Schlagwort von den No-go-Areas geboren – und Politiker wie Bürger in Ostdeutschland sahen ihre Heimat zum wiederholten Male als Tummelplatz für Neonazis stigmatisiert.

Leider kommt es in Sachsen-Anhalt aber tatsächlich pro Kopf zehnmal häufiger zu rechtsextremistisch motivierten Gewalttaten als in Hessen, in Brandenburg schlagen Neonazis relativ gesehen immer noch mehr als fünfmal so oft zu wie in Bayern, und auch in Thüringen und Sachsen liegt die rechte Gewalt nach wie vor deutlich über dem Bundesdurchschnitt. Schließlich: Im Westen Deutschlands stimmen im Schnitt knapp fünf Prozent der Jungwähler zwischen achtzehn und vierundzwanzig Jahren für die rechtsextreme NPD; in den östlichen Bundesländern sind es zehn Prozent und mehr.

Insgesamt ist die Zunahme von Straf- und Gewalttaten mit rechtsextremem Hintergrund in Deutschland seit Jahren alarmierend. Schon 2005 verzeichnete der Verfassungsschutz über fünfzehntausend derartige Straftaten, die Zahl gewalttätiger Übergriffe von rechts lag bei fast tausend – jeweils rund fünfundzwanzig Prozent mehr als im Vorjahr. Und 2006 hat sich dieser rasante Anstieg nazistischer Brutalität weiter fortgesetzt: Bis Ende September registrierte das Bundeskriminalamt abermals zwanzig Prozent mehr Verbrechen und Delikte von Rechtsextremisten als in den ersten neun Monaten des Jahres 2005. Diese Zahlen zu nennen ist kein Ausdruck von routinierter Schwarzseherei, denn nur zu oft endet rechtsradikale Gewalt tödlich. Seit der Wende 1989 haben die braunen Mörder und Totschläger in unserem Land achtundachtzig Menschen umgebracht: Ausländer verschiedenster Nationalität, Behinderte, Obdachlose, Empfänger von Sozialhilfe und Menschen, die sie für »linke Zecken« hielten.

Tatsächlich bietet diese Lage seit Längerem wenig Anlass zur manchmal schon höhnisch klingenden Forderung der gleichen Politiker und Meinungsmacher, doch – bitte schön – mehr Optimismus an den Tag zu legen. Steckt hinter der ständig ansteigenden rechtsextremen Aggression jugendlicher Gewalttäter wirklich »nur« die Verzweiflung einer verlorenen Generation? Wieso äußert sich diese Aggression so oft ausgerechnet in rechter Gewalt? Kehrt hier nicht etwas wieder, das als verarbeitet, als bewältigt, als erledigt galt? Und wenn dem wirklich so wäre: Wie konnte im aggressiven Treiben von Teilen unserer Jugend die nationalsozialistische Ideologie so unverfälscht überleben? Selbst wenn wir uns bei der Betrachtung des Rechtsextremismus »nur« auf jugendliche Gewalt konzentrieren und die unauffälligeren, »bürgerlichen« Varianten des Ausdrucks rechter, rassistischer oder antisemitischer Gesinnung außer Acht lassen, stellt sich das Problem als außergewöhnlich komplex dar.

Zudem ist das Phänomen rechtsradikal motivierter jugendlicher Gewalt mehr als nur ein Mosaikstein im Gesamtspektrum jugendlicher Kriminalität. Offensichtlich teilt zwar die »rechte« mit der »normalen« Jugendkriminalität einige Grundvoraussetzungen, besser gesagt motivierende Risikofaktoren: Arbeitslosigkeit, Bildungsferne, fehlende Zukunftsperspektiven, oft genug auch häusliche Gewalt. Aber in der Wirkung ihrer teils sehr gezielten, manchmal aber auch ungerichteten, dumpfen Aggression geht sie weit über jede herkömmliche Jugendkriminalität hinaus. Es muss also offenbar mehr zusammenkommen als nur eine Häufung der üblichen Risikofaktoren, um aus einem Jugendlichen einen rechtsextremen Gewalttäter zu machen.

»Rechts« sind im Übrigen inzwischen auch mehr und mehr Jugendliche aus Umfeldern und mit Biografien, die nur wenige oder sogar keine dieser Risikofaktoren aufweisen. Das Wort von der Mitte der Gesellschaft, in der der Rechtsextremismus inzwischen angekommen sei, macht seit geraumer Zeit die Runde, und neuere Studien belegen diese These eindrucksvoll. Dass aber die rechtsextreme Szene – und damit die ideologisch dort beheimatete Jugendkriminalität – sich längst nicht nur an den unterprivilegierten Rändern der Gesellschaft ausbreitet, sondern in unserer Mitte an Boden gewinnt, macht die Lage nicht übersichtlicher. Zumindest rechtspopulistische Einstellungen sind in unserem Land weit verbreitet.

Zwei Drittel unserer Bürger, so der Leiter des Instituts für Konflikt- und Gewaltforschung an der Universität Bielefeld, Wilhelm Heitmeyer, glauben, jeden politischen Einfluss verloren zu haben. Sie finden, es sei in unserem Land irgendwie »alles in Unordnung geraten«. Dementsprechend nehmen achtzig Prozent der Menschen eine harte Law-and-Order-Haltung ein und meinen, Verbrechen sollten härter bestraft, gegen »Außenseiter und Unruhestifter« solle härter vorgegangen werden. Ebenso glauben fünfundfünfzig Prozent, bei uns lebten zu viele Ausländer, und einundfünfzig Prozent stimmen der Behauptung zu, dass »viele Juden versuchen, aus der Vergangenheit des ›Dritten Reiches‹ heute ihren Vorteil zu ziehen«.

Politische Ohnmacht, der Hang zu Recht und Ordnung sowie ein vager Rassismus und Antisemitismus – ganz offenbar ist der Übergang von solchen Haltungen zu offen rechtsradikalen Einstellungen fließend. Denn laut einer repräsentativen Umfrage im Auftrag der Friedrich-Ebert-Stiftung halten immerhin fast achtzehn Prozent der Bundesbürger den Einfluss der Juden »auch heute noch für zu groß«, und vierzehn Prozent meinen, Juden hätten »etwas Eigentümliches an sich und passen nicht so recht zu uns«. Ein Sechstel unserer Bürger wünscht sich auch heute einen »Führer, der Deutschland mit starker Hand zum Wohle aller regiert«, ein Viertel würde die Herrschaft einer einzigen Partei bevorzugen, die die »›Volksgemeinschaft‹ insgesamt verkörpert«. Solche Einstellungen finden sich quer durch alle Bevölkerungsschichten und Generationen sowie bei Wählern aller Parteien. Rechnet man die Zustimmung der Befragten zu Aussagen wie den genannten zusammen, so haben knapp neun Prozent der Deutschen ein »geschlossenes rechtsextremes Weltbild«.

Ich will keine voreiligen Schlussfolgerungen ziehen, aber mir drängt sich schon seit Längerem der Verdacht auf, dass der Kern dieses schrecklichen Problems – allen gegenteiligen Beteuerungen zum Trotz – doch in einer unzureichenden Aufarbeitung und Bewältigung unserer Vergangenheit zu suchen ist. Ich bin davon überzeugt, dass die inzwischen unkontrolliert ins Kraut schießende rechtsextreme Denkungsart nicht gar so neu ist und dass dieser Trend auch nicht vom Himmel fiel. Dass die Saat nun erneut aufgeht, mag ja durchaus etwas mit schlechten wirtschaftlichen Rahmenbedingungen, unzureichender Bildung, trüben Perspektiven oder familiärer und gesellschaftlicher Verwahrlosung zu tun haben – aber *da* war die Saat wohl schon immer. Allzu sorglos hat man sie in den Tiefen schlummern lassen, von wo sie nun ungehindert auszuschlagen vermag.

Natürlich: Der Zweite Weltkrieg und seine Verheerungen, der totale Zusammenbruch der Hitlerdiktatur, Flucht,

Vertreibung, die großen Verluste unter Soldaten und Zivilisten, dann die alliierte Besatzung, die Teilung, der Kalte Krieg – all das schien dem Tausendjährigen Reich und seiner Ideologie den Garaus gemacht zu haben. Die Entnazifizierung schließlich sollte den Rest besorgen und Gerechtigkeit herstellen unter den Überlebenden. Die berüchtigten Persilscheine boten zwar Anlass zu Misstrauen. Dass die unselige Vergangenheit vollständig aufgearbeitet und jedes Schlupfloch für die Verbrecher und ihre willigen Helfer verstopft wurde, durfte schon damals angezweifelt werden. Dennoch glaubte die breite Öffentlichkeit, man habe das Ungeheuer des Nationalsozialismus in den Griff bekommen. Der Rest war Schweigen.

Doch die Hoffnung, die unangetastet schlummernde Saat sei inzwischen unfruchtbar geworden, erfroren oder verdorrt, sollte sich als Irrtum erweisen. Selbst der massive zweite Schub der Vergangenheitsbewältigung, der ab 1968 im Zuge der Protestbewegung die bundesrepublikanische Gesellschaft durcheinanderwirbelte, vermochte daran nichts zu ändern. Zwar kratzte man hartnäckig am verkrusteten Erdreich herum und förderte so manches Unliebsame zutage: Der Schlachtruf der linken Studenten vom »Muff von tausend Jahren«, den sie nicht ganz zu Unrecht auch unter den Talaren der akademischen Elite vermuteten, nahm deutlich Bezug auf die Kontinuität personeller und ideologischer Restbestände des Nationalsozialismus. Doch noch immer blieb genug vergraben, nicht zuletzt, weil große Teile der aufmüpfigen Jugend das totalitäre Versagen ihrer Eltern sehr bald überkompensierten und in einen dogmatischen, zum Teil sogar gewalttätigen Linksextremismus abglitten.

Die Studentenrevolte entstand aus einer gerechten Empörung über die Verbrechen der Vergangenheit und das zum Teil verbissene Schweigen über diese Verbrechen. Wollte man zunächst noch den Obrigkeitsstaat mit seinem unkritischen Autoritätsglauben und Männlichkeitswahn, seiner Verherrlichung militärischer Zucht endgültig überwinden, so warf man sich später der anderen totalitären Ideologie, dem Kommunismus, in die Arme. Und mit Parolen wie »Make Love, Not War«, freier Liebe, antiautoritärer Erziehung und allerlei fragwürdigem Psycho-Klimbim riss man auch gleich noch ein paar Steine aus dem Fundament einer jeden zivilen, bürgerlichen Ordnung. Doch bei aller notwendigen Kritik an den Entwicklungen jener Jahre muss man immerhin zugeben, dass die Achtundsechziger im Prinzip den richtigen Riecher für rechten Mief hatten. Lange sah es denn auch so aus, als würde der antiautoritäre Wertewandel dafür sorgen, dass das Problem der damals hauptsächlich alten Nazis auf eine baldige biologische Lösung zusteuerte.

Gegenwärtig, in der ernüchternden Realität des nunmehr lange wiedervereinigten Landes, muss man sich jedoch fragen, inwieweit dieser Wandel wirklich bis in die Tiefen der Gesellschaft ging. In der DDR waren die Menschen von einer Diktatur in die nächste geraten. Der Arbeiter- und Bauernstaat, dessen Führungspersonal tatsächlich während der Nazizeit zu Teilen verfolgt und eingekerkert worden war, inszenierte sich als Sieger über den Faschismus. Das Problem gewisser Restbestände aus dunkler Zeit galt damit von vornherein als erledigt. Im gleichgeschalteten Sozialismus gab es nur eine Partei, nur eine Ideologie und ansonsten Freundschaft mit den sozialistischen Brudervölkern, Abschottung gegen den Westen und einen knallharten Überwachungsstaat.

Dass diese totalitäre Gesellschaftsordnung nicht dazu angetan war, das untergründige Erbe der NS-Zeit gründlich aufzuarbeiten, kam erst mit dem Ende der DDR deutlich zutage. Das von Angst und Duckmäusertum geprägte Klima des Stasistaates war alles andere als gedeihlich für mündige Bürger, die jeder Form von totalitärer Ideologie kritisch gegenüberstehen müssen. Natürlich gab es durchlässige Stellen zwischen Ost und West, natürlich gab es analoge Bewegungen hüben wie drüben, doch insgesamt herrschte im Osten die Losung, der Faschismus sei besiegt und herrsche nur noch in der BRD.

Doch unter der Oberfläche internationalistischer Parteitagsparolen und bunt beflaggter Feiern der Völkerfreundschaft rumorte es still und leise. Dass auch im Staatsapparat und den Parteien der DDR manch alter Nazi schnell das Abzeichen am Revers ausgewechselt hatte, konnte zu keiner Zeit offen thematisiert werden. Dass der alte Antisemitismus im Gewand antizionistischer Propaganda munter weiterlebte, gehörte zu den großen Tabuthemen des sozialistischen Lagers. Ihren Höhepunkt erreichte diese verkappte Hetze bereits 1953, als bei Schauprozessen in Moskau und Prag viele willkürliche Todesurteile gegen jüdische Intellektuelle gefällt wurden, die man in alter stalinistischer Manier der Spionage und der Subversion beschuldigt hatte.

Daraufhin flüchteten zwei Drittel der ohnehin schon wenigen jüdischen Bürger der DDR. Kurz vor dem Mauerfall gab es dort nur noch acht jüdische Gemeinden, die gerade einmal vierhundert Mitglieder zählten. Während sich der SED-Staat im Nahostkonflikt offiziell an die Seite seiner vermeintlich sozialistischen arabischen Brüder stellte, gab es innerhalb seiner Grenzen kaum noch Angehörige der Hauptopfergruppe der NS-Diktatur, die sich der mehr oder weniger offenen antiisraelischen Hetze hätten entgegenstellen können. Und der millionenfache Völkermord der Nazis an den europäischen Juden wurde zwar in der Lehrbuchideologie der SED nicht geleugnet, doch im Vergleich zum »imperialistischen Charakter des Faschismus« und zur Verfolgung tapferer Kommunisten und Arbeiterführer erschien er quasi nur als unappetitliches Begleitphänomen der NS-Diktatur. Und die Schuldigen saßen nun mal alle im Westen …

Dafür bekam der Rassismus in der DDR neue Nahrung, ohne dass Staat und Partei davon jemals groß Notiz genommen hätten. Ab den Siebzigerjahren kam zunächst eine größere Zahl von Studenten aus den sozialistischen Bruderstaaten in Afrika und Asien in die DDR, vor allem aus Angola, Äthiopien, Mosambik und Vietnam. Mit Beginn der Achtzigerjahre holte der Staat dann in größerem Rahmen sogenannte Vertragsarbeiter ins Land, die, ganz ähnlich wie bei uns, besonders schwere und unangenehme Tätigkeiten zu verrichten hatten.

So lebten am Ende in der DDR knapp zweihunderttausend Ausländer, ein im internationalen Vergleich lächerlich niedriger Bevölkerungsanteil von 1,2 Prozent. Abgesehen von den dreihundertachtzigtausend Sowjetsoldaten, die in keiner offiziellen Statistik auftauchten, stellten vietnamesische Vertragsarbeiter und Studenten mit siebzigtausend die größte Gruppe; weitere fünfzehntausend Vertragsarbeiter stammten aus Mosambik, achttausend aus Kuba. Hinzu kamen rund fünfundsiebzigtausend Bürger aus anderen Ostblockstaaten. Vor allem die Vertragsarbeiter lebten von der Bevölkerung abgeschottet in eigenen Wohnheimen, die unter einem besonders drakonischen Kontrollregime standen. Dass es sie gab, wurde allerdings der ungeliebten SED-Diktatur angelastet, wodurch die aufkeimenden Ressentiments gegen »Neger« und »Fidschis« bald ins feste Phrasenrepertoire der Stammtische aufgenommen wurden – die in der DDR allerdings eher Küchentische waren, da man solche Meinungen lieber nicht öffentlich äußerte.

Während die angebliche Bevorzugung ausländischer Arbeiter und Studenten bei der Wohnungs- und Konsumgüterversorgung eher ins Reich der Gerüchte gehörte, zogen sie sich mit zwei realen Privilegien den besonderen Unmut der DDR-Bürger zu. Zum einen besaßen etliche ausländische Studenten Pässe, mit denen sie ins westliche Ausland reisen konnten. Zum anderen verfügten sie in begrenztem Umfang über Devisen. Beides blieb normalen DDR-Bürgern verwehrt. Ein zum Teil recht schwunghaft betriebener Handel mit westlicher Kleidung, Unterhaltungselektronik oder Haushaltsgeräten – die oft erst kurz zuvor DDR-Werke in Richtung Neckermann, Quelle & Co. verlassen hatten – verfestigte bei vielen Ostdeutschen den Eindruck, ihre wenigen ausländischen Mitbürger seien allesamt kleine Bonzen und Schieber. Doch weil es Meinungs-, Presse- und Versammlungsfreiheit nicht gab, weil die Bürger sich vor Stasispitzeln und Volkspolizei hüteten, fand dieser untergründig keimende Rassismus nie ein Forum. Und weil ein Arbeiter- und Bauernparadies schon per definitionem keine Rassisten beherbergen konnte, wusch auch niemand aus dem Staatsapparat, der Partei oder den Medien den Bürgern wegen dieser Ressentiments den Kopf.

Ein besonders peinliches Kapitel in der Geschichte des SED-Staates ist die Entstehung einer eigenständigen rechtsextremistischen Skinhead-Bewegung zu Beginn der Achtzigerjahre. Ein Grund für die weitgehende Verdrängung dieses Skandals war natürlich ideologischer Natur: Faschisten konnten im real existierenden Sozialismus höchstens von der anderen Seite des antifaschistischen Schutzwalls stammen. Der zweite Grund war viel banaler: Ein Großteil der viele Hundert Anhänger umfassenden Skinhead-Szene hatte sich an einige Fußballvereine der DDR-Oberliga angehängt – und ihr beliebtester Club war ausgerechnet der von Stasichef Erich Mielke protegierte BFC Dynamo.

Auch wenn man es heute kaum glauben mag: Die rechtsradikalen Fans konnten ihren Verein im Stadion ganz offen mit »Sieg Heil«-Rufen, Hitlergruß und anderen Naziparolen feiern. Und ohne dass ein Volkspolizist oder Stasimann einschritt, durften sie Anhänger anderer Vereine auch mit »Juden raus«-Gebrüll empfangen. Die Geduld der Staatsorgane endete immer erst dann, wenn es zu offenen Massenkeilereien kam – was durchaus regelmäßig der Fall war. Freilich lautete der amtliche Vorwurf gegen die Schläger dann »rowdyhaftes Verhalten« oder »Rowdytum«. Mit einem Wort: Um sich die Peinlichkeit eines hausgemachten Rechtsextremismus zu ersparen, deklarierte die SED-Justiz die DDR-Nazis zu gewöhnlichen Kriminellen um.

Während im Westen die Studentenbewegung wirkte und sich für die Talare der Akademiker interessierte, während im Osten beim Thema Rechtsextremismus eine trügerische Ruhe herrschte, machte ich im Berufsleben meine ganz speziellen Erfahrungen mit der braunen Vergangenheit. Bis heute ist mir unbegreiflich, wie es möglich sein konnte, dass an zentraler Stelle eines sogenannten Rechtsstaates zahllose ausgewiesene Nazijuristen ihre unter Hitler begonnene Karriere nahtlos fortsetzen konnten. Dass ein Gemüsehändler, der strammer Nazi war, in der Nachkriegszeit bei der Wiederaufnahme seines Berufs keinen nennenswerten Schaden an Salatköpfen und Kartoffeln anrichten konnte, selbst wenn er insgeheim weiter der braunen Ideologie verhaftet blieb, wird kaum einer bestreiten. Solange er seine Kunden nicht indoktrinierte, sollte er ruhig wieder Gemüse verkaufen. Dass aber Anwälte und sogar Richter, die in der Nazizeit willige Instrumente der Führung waren und durch Willkür und Rechtsbeugung Tausende von diskriminierenden und mörderischen Richtersprüchen zu verantworten hatten, in unserem Rechtsstaat einfach weitermachen konnten, macht mich heute noch fassungslos.

Der vorauseilende Gehorsam der Nazijustiz ist reich an erschütternden Beispielen. Ebenso erschütternd ist jedoch die lange Liste der nachweislich schuldigen Juristen, die nach 1945 nur milde Strafen verbüßen mussten oder die ganz durch das Netz der Entnazifizierung schlüpften und wie selbstverständlich wieder einen privilegierten Platz in der neuen, demokratisch verfassten Gesellschaft einnahmen. Wieso durften diese Menschen, die jahrelang die grausamen Handlanger totalitärer Willkür und Unmenschlichkeit gewesen waren, erneut über Recht und Unrecht entscheiden? Sie, denen doch jedes Gefühl für Humanität, Menschenrechte und Gerechtigkeit notwendigerweise verloren gegangen war! Die nahtlose Fortsetzung dieser Karrieren, die unheilvolle weitere Verstrickung der Justiz mit dem Naziregime hätte nach dem Krieg radikal unterbunden werden müssen. Allein darin hätte eine Chance zu wirklichem Neubeginn gelegen. Die Mörder in Roben hätten sich andere Berufe suchen müssen, solche, in denen sie nie wieder Menschen hätten be- und verurteilen können. Was aber geschah wirklich? Sie durften weitermachen, als sei nichts geschehen. Ich erspare mir hier die Beweisführung mittels Aufzählung einschlägiger Fälle.

Für unser Thema interessanter ist ohnehin eine andere Frage: Was bewirkte die in manchen Fällen vielleicht unmerkliche, nur untergründig weiterwirkende ideologische Verseuchung der Justiz konkret? Ich will an dieser Stelle nicht noch einmal die Fehlurteile, Kumpaneien, Deckungsmanöver und Verschleierungsversuche aufzählen, mit denen die Nazijuristen in der Bundesrepublik ihre alten Kameraden begünstigt haben. Wie sie damit jede gründliche Aufarbeitung erschwerten oder verhinderten und unsere Justiz mit einer schweren Hypothek belasteten, das haben ich und andere in früheren Publikationen bereits dargelegt. (Für die Täter ist es jedoch bis heute folgenlos geblieben.)

Im Hinblick auf unser brennendes Thema, die rechtsextreme jugendliche Kriminalität, soll uns hier nur die Tatsache interessieren, dass sich in diesem mir höchst vertrauten Bereich des öffentlichen Lebens nach dem Krieg und bis in die jüngste Vergangenheit an entscheidenden Stellen Menschen halten konnten, die geradezu als Fackelträger der tot geglaubten Naziideologie gelten dürfen. Was aber bedeutet das Ausharren von Nazis in Schlüsselpositionen für das geistige Klima in einem Land? Wie prägt sich diese Tatsache in tiefere Bewusstseinsschichten ein, in Stimmungen, diffuse Eindrücke: Stärkt sie nicht vielleicht allerlei rechte Mutmaßungen und rassistische Vorurteile, die niemals ganz ausgerottet wurden? Wenn schon die Justiz mit ihrer Wächterfunktion nazistisch unterwandert ist, wie sieht es dann erst im Rest der Gesellschaft aus?

Der *Spiegel*-Reporter Peter Wensierski hat etwa in seinem erschütternden Buch *Schläge im Namen des Herrn* aufgezeigt, wie in kirchlichen und staatlichen Heimen neben sadistischen Patres und Ordensschwestern auch ehemalige Nazikollaborateure und Folterknechte nach 1945 ungerührt darin fortfahren konnten, die ihnen anvertrauten Waisen und angeblich schwer erziehbaren Kinder zu quälen. In diesem gespenstischen System aus Demütigung, Einkerkerung, Prügel, Ausbeutung und sexuellem Missbrauch waren bis Anfang der Siebzigerjahre mehrere Hunderttausend Jungen und Mädchen gefangen. Dies ist gewiss eines der finstersten Kapitel unserer Nachkriegsgeschichte. Doch auch die Lehrerkollegien konnten nach dem Krieg nicht gleich ausschließlich mit liberalen Reformpädagogen besetzt werden.

Dass rechtsradikales Gedankengut wieder in der Mitte der Gesellschaft angekommen ist, bestreitet – wie bereits erwähnt – niemand mehr. Neben den Glatzen, auf die das Problem vor einer gewissen Zeit noch beschränkt schien, gibt es (und gab es vielleicht schon immer) eine schwer abzuschätzende Menge von Bürgern mit geschlossen rechtsextremem Weltbild, rechten Vorurteilen und Ressentiments. Die wenigsten von ihnen wählen ständig rechtsradikale Parteien; vielmehr machen sie ihr Kreuzchen zumeist unauffällig bei CDU, SPD, FDP, Grünen und PDS – wenn sie überhaupt noch zur Urne gehen. Diese Menschen tragen ein ganz unterschiedliches Potenzial in sich; niemand weiß, wie viele von ihnen unter welchen Umständen von nur rechts Denkenden zu rechten Gewalttätern werden. Ebenso wenig, wie ein langhaariger Parkaträger heutzutage zwangsläufig ein linker Pazifist sein muss, ist ein junger Glatzkopf automatisch ein rechter Haudrauf. Potenzielle rechte Gewalttäter sind im Voraus schwer auszumachen, genau wie all jene, die »nur« innerlich rechtsradikal eingestellt sind, aber nie aktiv werden.

Gerade die Ausbreitung braunen Gedankenguts in die Mitte der Gesellschaft spricht meines Erachtens dafür, dass wir dieses Phänomen dem nie wirklich unterbundenen Einfluss überlebender Nazis auf das öffentliche Leben verdanken. Die rechte Ideologie hat sich, wenn auch unterschwellig, ebenso halten können wie all die Nazijuristen, wie die Globkes und Filbingers unserer Republik oder auch nationalsozialistisch gesinnte Akademiker, zum Beispiel der lange hoch geehrte Verfassungsjurist und Grundgesetzkommentator Theodor Maunz, der bis zu seinem Tod heimlich Artikel für die *Nationalzeitung* des DVU-Gründers Gerhard Frey schrieb. Und auch der weniger einflussreiche Teil der Bevölkerung konnte mangels echter Vergangenheitsbewältigung die zutiefst verbrecherische, zerstörerische rechte Ideologie konservieren.

Zwei Fälle aus der jüngsten Vergangenheit zeigen, wie subtil und zugleich grausam sich rechte Gewalt heute äußern kann. Auf ihre Weise sagen sie meines Erachtens mehr über unser Problem als all die gewalttätigen Übergriffe und

Morde rechter Schläger, als alle gespenstischen Aufmärsche am Grab eines Rudolf Heß, mehr als die Hakenkreuz-Schmierereien an Synagogen und auf jüdischen Friedhöfen. Ihre Analyse führt uns auch weiter als die Beschäftigung mit dem Treiben rechtsradikaler Fußballrowdys, die sich in letzter Zeit vornehmlich um zweit-, dritt- und viertklassige Vereine scharen, denen es am Geld und der nötigen öffentlichen Aufmerksamkeit mangelt, um sich dieser Pest wirksam zu erwehren. Wer mit Reichskriegsflagge, Springerstiefeln und Runen-Tätowierung durch die Straßen marschiert, ist gewiss eine unerträgliche Provokation. Aber er hat immerhin einen Vorteil: Er ist leicht zu erkennen. Die hier geschilderten Fälle dagegen haben sich in der trügerischen Ruhe eines scheinbar ganz normalen Alltags zugetragen. Gäbe es nicht immer ein paar Menschen, die genauer hinsehen und notfalls laut Alarm schlagen, dann hätten die unmittelbar Beteiligten sie vielleicht sogar für »normal« gehalten.

Beide Vorfälle ereigneten sich in Sachsen-Anhalt. Dass die Quote der rechten Straftaten im Osten unseres wiedervereinigten Landes seit Jahren höher liegt als im Westen, hat – wie schon ausgeführt – mehrere Gründe: Eine konsequente Vergangenheitsbewältigung gab es im Osten noch weniger als im Westen. Dass man in der DDR-Provinz nur wenigen Ausländern begegnete, erhöhte nicht unbedingt die Toleranz in diesen Landstrichen. Ausländerfeindlichkeit wurde zwar von offizieller Seite nicht gefördert, aber eben auch nicht wirkungsvoll bekämpft, sondern schlicht für nicht existent erklärt. Angesichts von staatlicher Vollbeschäftigung und sozialer Basisabsicherung in einer wirtschaftlich halbwegs homogenen (nämlich durchgängig kargen) Umgebung fanden Sozialneid und existenzielle Zukunftsängste zwar lange Zeit wenig Nahrung, aber dass Menschen, die in einer indoktrinierenden Diktatur aufwuchsen, für undemokratisches, extremistisches Gedankengut besonders anfällig sind, ist sicher kein allzu kühner Schluss.

Kürzlich fanden Forscher der Universität Jena im Auftrag der thüringischen Staatskanzlei sogar heraus, dass es in ihrem Bundesland eine bemerkenswert große Schnittmenge von Ostalgikern und Menschen mit deutlich rechtsgerichteten Einstellungen gibt. Wer findet, dass in der ehemaligen DDR nicht alles schlecht gewesen sei, der entdeckt laut *Thüringen-Monitor* fatalerweise auch häufiger »gute Seiten« am Nationalsozialismus. Und er neigt überdurchschnittlich oft zu Ausländerfeindlichkeit und dem Wunsch nach einer »starken Führung«. So ist es dann auch kein Wunder, dass neueren Forschungen zufolge bereits in den letzten Jahren der DDR still und heimlich eine manifest rechtsradikale Szene entstand, die sich nach dem Mauerfall alsbald durch Gewalttaten bemerkbar machte.

Als die anfänglichen Hoffnungen auf »blühende Landschaften« nur zu rasch enttäuscht wurden, die wirtschaftlichen Bedingungen sich rapide verschlechterten und aus dem Wende-Rausch der bekannte Frust wurde, konnte im Osten rechtes Gedankengut umso unverhohlener ans Licht kommen. Ich selbst wurde 1991/92 in Dresden Zeuge dieser alarmierenden Entwicklung, als ich in einem Verfahren um den Tod des Neonazi-Führers Rainer Sonntag einen der damals Beschuldigten vor Gericht vertrat. Ich habe diesen Fall in meinem Buch *Halbgötter in Schwarz* ausführlich dokumentiert, weshalb ich ihn hier nur erwähne. Kommen wir aber zu den beiden aktuellen Fällen.

In Pretzien wurden am 24. Juni 2006 das *Tagebuch der Anne Frank* und eine US-Flagge öffentlich verbrannt. Sieben Beschuldigte, zwischen dreiundzwanzig und achtundzwanzig Jahre alt, hatten »unter bewusster Auswahl symbolträchtiger Handlungen und unter eindeutiger Verwendung neonazistischen und nationalsozialistischen Sprachgebrauchs Anne Frank verhöhnt und mit ihr sämtliche Opfer ehemaliger Konzentrationslager des NS-Regimes«, so die Staatsanwaltschaft. Die Beschuldigten, die ihre symbolträchtigen Handlungen im Rahmen einer Sonnwendfeier zelebrierten, wurden wegen Volksverhetzung angeklagt. Sind diese Taten schon an sich unglaublich genug, so müssen die näheren Umstände zusätzlich empören: Die Ermittlungen kamen nämlich erst einige Tage nach dem Vorfall in Gang, da den Polizeibeamten, die anfangs mit dem Fall betraut waren, das *Tagebuch der Anne Frank* überhaupt nicht bekannt war. So blieb ihnen die finstere politische Symbolik der Brandstifter und Biedermänner in Pretzien natürlich verborgen. Noch skandalöser: In Pretzien lebten sogar mehrere Mitarbeiter des Verfassungsschutzes. Doch von rechtsextremen Umtrieben, die der Sonnwendfeier am Ort vorausgingen, wollten sie angeblich nichts bemerkt haben.

Dieser Fall ist in mehrfacher Hinsicht frappierend; er zeigt, wie komplex die Lage inzwischen geworden ist. Die Beschuldigten waren zum Zeitpunkt der Wiedervereinigung erst zwischen sechs und elf Jahre alt. Während ihrer Schulzeit dürfte also, ganz gleich, wo sie aufgewachsen sind, das Thema Nationalsozialismus auf dem Lehrplan gestanden haben. Das Problem scheint jedoch weniger die Unbildung, sondern vielmehr die Gelehrigkeit der braunen Buben zu sein: Sie haben nämlich gelernt und auch behalten, dass es unter den Nazis Bücherverbrennungen gab – und sie haben genau begriffen, was diese symbolträchtige Handlung bedeutete. Somit war ihnen vollauf bewusst, dass eine Bücherverbrennung heute unmittelbar auf die Nazis zurückverweisen und als ungeheure Provokation empfunden werden würde. Im Gegensatz zu den örtlichen Hütern des Gesetzes kannten die Beschuldigten auch das *Tagebuch der Anne Frank*, hatten es womöglich sogar im Unterricht gelesen. Und schließlich kannten sie sich ziemlich gut mit den neuheidnischen Ritualen und düsteren Zeremonien rechtsradikaler und germanophiler Folklore aus.

Fazit: Sie alle hatten in Geschichte, Politik und womöglich auch Deutsch gut aufgepasst. Die aufklärerisch gemeinte Pädagogik ist also in diesem Fall in ihr Gegenteil umgeschlagen und sozusagen zur Gebrauchsanweisung für nachwachsende Nazis geworden. Vermutlich handelt es sich bei diesen jungen Menschen gar nicht um Angehörige einer bildungsfernen und sozial benachteiligten Unterschicht, sondern um durchschnittlich, womöglich sogar überdurchschnittlich gebildete Mittelschichtkinder. Darin unterscheiden sie sich ganz offensichtlich von den Beamten, die sich des Falls annahmen. Diese kannten nämlich das *Tagebuch der Anne Frank* nicht, und weder bei den klar erkennbaren rechten Merkmalen der bizarren Feier noch im Angesicht verbrannter Bücher schrillten ihre Alarmglocken. Für diese Ignoranz gibt es eigentlich nur vier Erklärungsmöglichkeiten: Entweder fehlte den örtlichen Ermittlern selbst eine halbwegs gründliche Schulbildung, oder sie sind auf dem Mond groß geworden. Oder: Die Beamten wollten das grausige Geschehen bagatellisieren. Oder: Aus stillschweigender Sympathie haben sie versucht, den Vorfall unter den Teppich zu kehren. Der Mond scheidet wohl aus; jeder der anderen drei Gründe aber wäre gleichermaßen skandalös und alarmierend.

Können womöglich alle pädagogischen Bemühungen, die auf mahnende Aufklärung und detaillierte Information setzen, ins Gegenteil umschlagen? Dank welcher Disposition können gewisse junge Menschen diesen sonst als unfehlbar geltenden Erziehungsansatz einfach aushebeln? Sind vielleicht andere, außerschulische Informationsquellen stärker, reichen sie so tief, dass eine gründliche und kritische Behandlung des Nationalsozialismus im Unterricht weiter nichts bewirkt, als den Missetätern nützliche Zusatzinformationen zu liefern?

Ein zweiter Fall aus Sachsen-Anhalt, der sich nur wenig später zutrug, legt diesen Schluss zumindest nahe. In Parey im Jerichower Land zwangen sechs Schüler einer Sekundarschule im Alter von vierzehn bis sechzehn Jahren einen Mitschüler, ein Schild um den Hals zu tragen, auf dem stand: »Ich bin im Ort das größte Schwein und lass mich nur mit Juden ein.« Auch dies ein lupenreines Zitat aus der braunen Vergangenheit: Mit solchen Schildern um den Hals und mit geschorenem Kopf wurden von den Nazis »arische« Bürger öffentlich an den Pranger gestellt, denen man intime Beziehungen mit Juden nachsagte, die sogenannte Rassenschande. Auch nicht jüdische Ehefrauen jüdischer Männer mussten diese Demütigung über sich ergehen lassen.

Der Ministerpräsident von Sachsen-Anhalt, Wolfgang Böhmer (CDU), räumte in den *Tagesthemen* der ARD zerknirscht ein, die Tat der Schüler sei »ein Zeichen für unterschwelligen Rechtsradikalismus in der Gesellschaft«. Doch leider habe dieser »sich bisher so richtig noch nicht fassen« lassen, so Böhmer. Umso erstaunlicher seine Feststellung, die Täter könnten das Vorbild für ihr makabres Tun nur »entweder aus einem Geschichtsbuch oder einem Dokumentationsbericht über die Judenverfolgung während der Nazizeit entnommen haben«. Das jedoch beweise, »dass sie wussten, was sie tun, und dass eigentlich die innere Hemmschwelle verloren gegangen sein muss«. Damit wären wir wieder bei dem bereits diagnostizierten Problem, dass neonazistische Taten heutzutage nicht nur aus dumpfer Unwissenheit geschehen, sondern teilweise umgedeutete Informationen aus dem Geschichtsunterricht recyceln, der eigentlich gerade aufklären und damit dem Rechtsextremismus den Boden entziehen soll. Böhmer erklärte, das Land Sachsen-Anhalt habe sich »besonders Mühe gegeben«, in der Gestaltung seiner Lehrpläne die NS-Vergangenheit zu berücksichtigen und »besonders deutlich zu machen, was für eine schlimme Zeit das war«. Dabei sei man aber »noch nicht so erfolgreich« gewesen wie erhofft. Was die beiden angeführten Fälle angeht, könnte man sogar sagen, dass die Bemühungen nach hinten losgegangen sind.

Noch eines ist an dem Fall von Parey erstaunlich: Nach Angaben der Behörden erschien das der linken Szene zugerechnete Opfer am Tag der Tat mit kahl geschorenem Kopf und Springerstiefeln in der Schule. Diese Optik war einstmals Erkennungszeichen rechtsradikaler Skinhead-

Gruppen. Die Tatverdächtigen fühlten sich offensichtlich durch den »in der Wolle gefärbten« Linken provoziert und zwangen ihn daraufhin unter Androhung von Schlägen, sich das besagte Schild umzuhängen. So weit ist es offenbar an einigen Schulen schon gekommen, dass Rechtsradikale darüber urteilen, was andere Kinder und Jugendliche sich erlauben dürfen und was nicht, und in ruchloser Selbstjustiz ihre Strafen für vermeintliches Fehlverhalten exekutieren. Immerhin alarmierte hier eine wachsame Lehrerin sogleich die Polizei, und die Staatsanwaltschaft in Stendal nahm Ermittlungen wegen des Verdachts auf Volksverhetzung, Nötigung und Beleidigung auf.

Man darf annehmen, dass die genannten Taten, die ob ihrer besonders empörenden Qualität einer größeren Öffentlichkeit bekannt wurden, keineswegs Einzelfälle ohne Vor- und Nachgeschichte sind. Nach dem Fall in Parey kam sogar ans Licht, dass die Realschule, an der sich das Geschehen abgespielt hatte, bereits zuvor einschlägig aufgefallen war. Nach Informationen der *Mitteldeutschen Zeitung* war es schon im Jahr 2005 zu Übergriffen auf einen libanesischen Mitschüler gekommen. Der Junge sei nach Angaben des Verfassungsschutzes mehrfach als »Döner-Ali« gedemütigt worden, bevor ihm vor der Schule eine brennende Zigarette am Hals ausgedrückt worden sei. Spätestens diese Tat hätte tief greifende Folgen zeitigen müssen – zeigte sie doch bereits deutlich, dass hier eine Gruppe von Schülern völlig unbekümmert, im Gefühl absoluter Sicherheit, ihre rechtsextremen Ressentiments gewaltsam ausleben konnte. Was aber ging dieser Tat wiederum voraus? Wie muss man sich das geistige Klima an so einer Schule vorstellen? Wie fest kneifen die Verantwortlichen hier ihre Augen zu? Und wie lange schon?

Gern würde man angesichts solcher und zahlreicher anderer Ereignisse und Übergriffe weiter von Einzelfällen oder verwirrten Tätern reden. Doch die vor allem in Ostdeutschland steigenden Zahlen rechtsextremer Gewalttaten sprechen leider eine ganz andere Sprache, ebenso die Wahlergebnisse der rechtsextremen NPD. Deren Anführer Udo Voigt hat Hitler wiederholt ganz offen als »bedeutenden deutschen Politiker« gepriesen, und die Partei wandelt sich rasant vom verschlafenen Rentnerverein zum Sammelbecken junger Neonazis und rechter Schläger. Besonders beängstigend ist, dass die Kader der NPD inzwischen nicht nur in einigen Regionen über einen schlagkräftigen Apparat, sondern auch über eine perfide, durchaus Erfolg versprechende Strategie verfügen. Als hätten sie den jüngsten *Thüringen-Monitor* bereits lange zuvor studiert, kreuzen sie in den östlichen Bundesländern ihr tiefbraunes Geschichtsbild und ihren aggressiven Rassismus und Nationalismus mit scheinbar »linkem« Sozialprotest gegen Massenarbeitslosigkeit und Hartz IV. Kurz: Sie machen wieder ernst mit einer nationalsozialistischen Ideologie im Wortsinne. Und mit örtlichem Engagement, das von der Bürgersprechstunde bis hin zu makabren Kulturangeboten wie der erwähnten Sonnwendfeier in Pretzien reicht, nisten sich ihre Funktionäre tief im Sozialgefüge der ostdeutschen Provinz ein.

So konnte die rechtsextreme Partei bei der letzten Landtagswahl in Mecklenburg-Vorpommern in einzelnen Orten über ein Drittel der Stimmen einfahren – zum Beispiel im vorpommerischen Postlow, wo die NPD erschreckende 38,2

Prozent holte. Was geht in solchen Orten vor? In Postlow wohnen vierhundertsiebenunddreißig Menschen, die Arbeitslosigkeit liegt näher an dreißig als an zwanzig Prozent. Ein beinahe menschenleerer Ort, der wie aufgegeben wirkt und in dem es weder eine Schule noch eine Kneipe gibt. Doch auch Skinheads, eine erkennbare rechte Szene, herumlungernde Jugendliche scheint es hier nicht zu geben. Angeblich wohnen hier ein paar zugezogene Neonazis und einige Anhänger der Freien Kameradschaften, doch diese Leute fallen nicht auf. Ausländer leben in Postlow allerdings auch nicht. Vielleicht ist das der Grund dafür, dass aus vielen Orten, in denen die NPD Rekordergebnisse einfährt, noch nie rechtsextreme Gewalttaten berichtet wurden: Es fehlt schlicht an geeigneten Opfern.

Das letzte Wahlergebnis erkläre sich aus dem »allgemeinen Frust« heraus, heißt es. Da aber wohl nicht hundert Prozent der Arbeitslosen in Postlow die NPD gewählt haben, hat sich dieser Frust, eine amorphe, schwer fassbare Mischung aus Perspektivlosigkeit, Randständigkeit und verbreiteter Abstiegsangst, offenbar schon weit in die Mitte der Bürgerschaft vorgefressen. In Orten wie Postlow brütet diese Stimmung vorerst noch hinter verschlossenen Türen vor sich hin und drückt sich »nur« an den Wahlurnen aus. Doch der psychische Druck, der sich durch solchen Dauerfrust aufstaut, kann bekanntlich gefährlich schnell in Aggression und offene Gewalt umkippen.

Rechtsradikale Ideologen liefern einfache Antworten für komplizierte Probleme. Wer versteht schon die volkswirtschaftlichen Verwerfungen, die sich nach 1990 aus der völlig unterschätzten Rückständigkeit der DDR-Wirtschaft und der politisch wohl unumgänglichen, ökonomisch aber waghalsigen Währungsunion über Nacht entwickelt haben? Wer durchblickt die verzwickten Welten globaler Finanzmärkte, internationaler Investitionsströme und weltumspannender Handelsabkommen? Dass die Bonzen prassen, der kleine Mann die Zeche zahlt und Ausländer ihm den Arbeitsplatz wegnehmen, das glaubt man dagegen wohl da besonders gern, wo die Mitglieder unserer Macht- und Entscheidungseliten so gut wie nie vorbeischauen und wo es weder genug Ausländer noch genug Arbeitsplätze gibt, um diese Stammtischweisheiten zu widerlegen. Und wer aufgrund seiner Lebenssituation nur wenig hat, auf das er mit vollem Recht stolz sein kann, für den mag es verlockend klingen, dass er immerhin »stolz« sein darf, »ein Deutscher zu sein«. Denn obwohl etwas so Zufälliges wie der Ort der eigenen Geburt logisch betrachtet völlig ungeeignet ist, Selbstbewusstsein zu verleihen, hat übersteigerter Nationalstolz immerhin einen Vorteil: Man muss ihn nicht mit eigenen Anstrengungen, Leistungen oder Begabungen begründen.

Bei vielen Jugendlichen, die einer rechtsradikalen Gesinnung verfallen, sich ein bedrohliches äußeres Erscheinungsbild zulegen und sich immer häufiger auch an offener Gewalt berauschen, mag noch etwas ganz Banales hinzukommen: In manch trostlosem Hochhausghetto und manch verödetem Kaff kann es durchaus sein, dass man sich nur mit rechtem Gehabe Zugang zu einer identitätsstiftenden Freizeitgestaltung verschafft. Denn wo keine Sportvereine sich um Jugendliche kümmern, wo weder die Kirche noch die Arbeiterwohlfahrt oder das Rote Kreuz Gelegenheit zum Engagement bieten, wo auch die Freiwillige Feuerwehr oder der Trachten-, Heimat- oder Schützenverein nicht den Weg in die soziale Gemeinschaft ebnen, da trifft man sich eben auf dem Dorfplatz, vor einem trostlosen Kiosk oder in einer miefigen Kneipe. Und was mit dumpfem Saufen anfängt, das kann im Extremfall damit enden, dass man »Neger klatschen« geht. Sind bestimmte, zunächst vielleicht nur äußerliche Insignien »rechter« Gesinnung erst einmal Ausdruck der Mehrheitskultur unter Jugendlichen, was leider in manchen Gegenden inzwischen der Fall ist, dann wird die harte nationalsozialistische Ideologie oft durch die Hintertür nachgeliefert.

Wie auf dem Boden von Langeweile und Mangel an sinnvoller Beschäftigung rechtsradikale Einstellungen gedeihen können, dafür gibt die einschlägige Musikszene erschreckende Beispiele. Spätestens seit den Fünfzigerjahren spielt die Rock- und Popmusik in ihren unzähligen Ausprägungen eine wichtige Rolle bei der Selbstfindung junger Menschen. Hinzu kommen dem jeweiligen Musikstil angepasste Kleidungsvorschriften, deren Befolgung es den Anhängern erlaubt, ihre Zugehörigkeitsgefühle weithin sichtbar zum Ausdruck zu bringen. In der jugendlichen rechten Szene unserer Tage ist das nicht anders, und zwar gleichermaßen in Ost und West. Beim Handel mit rechter Musik und Szenekleidung ist in der letzten Zeit ein sprunghafter Anstieg zu verzeichnen. So gibt es etwa in Nordrhein-Westfalen eine »sehr aktive Rechtsrock-Szene«, wie der Referent des antirassistischen Bildungsforums Rheinland, Jürgen Peters, berichtet. Schon die Namen der Bands lassen nicht den geringsten Zweifel aufkommen, wer ihre finsteren Vorbilder sind: Sie heißen »Sturmwehr«, »Division Germania« oder

»Weiße Wölfe«. Ihre Texte sind erschreckend eindeutig: »Ihr tut unsrer Ehre weh – unsre Antwort: Zyklon B«, heißt es da etwa. Oder, noch schlimmer: »Für unser Fest ist nichts zu teuer – zehntausend Juden für ein Freudenfeuer«. Unterlegt werden solche abscheulichen Naziparolen aber nicht mit treudeutscher Marschmusik im Stil des Horst-Wessel-Liedes, sondern mit hartem, modernem Rock, zu dem sich stampfende, ekstatische Tänze – Pogo genannt – aufführen lassen, die sich für den Unkundigen nur noch schwer von einer Massenschlägerei unterscheiden lassen.

Im Gegensatz zu den aufwendig und kapitalintensiv produzierten Killerspielen für den Computer lässt sich Nazirock leider in jeder Hinterhofgarage einspielen, denn hochwertige Tontechnik ist heute zum Heimanwenderpreis zu haben. Und sowohl über selbst gebrannte CDs wie über das Internet lässt sich diese besonders ekelerregende Unterart von Gewaltmedien auch billig und effizient vertreiben. Deshalb ist dem Problem wohl auch weder mit schärferen Gesetzen noch mit konsequenter Indizierung beizukommen.

Unsere Gesetze gegen nationalsozialistische, rassistische und volksverhetzende Propaganda sind gewiss eindeutig. Aber selbst schärfste Kontrollen hecheln der Verfertigung und Verbreitung solcher Machwerke leider immer hinterher. Die Live-Auftritte einschlägiger Bands legen sogar den Verdacht nahe, dass eine konspirative Komponente ihren Kick nur weiter erhöht. Denn nicht nur, dass sie in dubiosen Scheunen, unbeaufsichtigten Industrie- und Gewerberuinen oder Kneipen sympathisierender Wirte stattfinden, sie werden stets auch sehr kurzfristig angesetzt. Über ein ausgeklügeltes Netz von Internet-Foren und Mobilfunknummern werden die Fans in einer bestimmten Region dann zunächst zu Sammelplätzen an Autobahnen oder Landstraßen dirigiert, von wo aus sie zu Kontrollpunkten in der Nähe des Veranstaltungsortes geleitet werden. Dort erst geben verlässliche Helfer nach ausführlicher Gesichts- und Gesinnungskontrolle die eigentliche Adresse heraus. Die Jagd der Polizei auf rechtsradikale Bands und Konzerte gleicht somit einem fortwährenden Katz-und-Maus-Spiel.

Als würde es nicht schon reichen, dass einen solche Umstände ratlos und die Texte der Nazimusiker fassungslos machen, schnürt einem eine weitere Information fast den Atem ab: Nach Meinung von Experten liegt das Einstiegsalter für den Konsum dieser entsetzlichen Musik mittlerweile bei zwölf bis dreizehn Jahren. Das heißt: In einem Alter, in dem viele Eltern vor dreißig Jahren noch Abba-Songtexte für entwicklungspsychologisch bedenklich hielten, berauschen sich manche Kinder heute schon an offenen Verherrlichungen von Diktatur, Krieg und Völkermord.

Gegen solch widerliche Gehirnwäsche sind Staat und Polizei zwar letztlich machtlos. Aber umso mehr sind Eltern, Lehrer, Sporttrainer, Pfarrer, Sozialarbeiter, ist im Grunde jeder Einzelne, der mit einschlägig gefährdeten Kindern und Jugendlichen Umgang hat, gefordert, die neonazistische Schlammlawine zu stoppen. Denn Vier-Augen-Gespräche sind wohl die einzige Möglichkeit, überhaupt erfolgreiche Überzeugungsarbeit zu leisten – vorausgesetzt, man kennt sich aus. Man muss den Dreck erkennen, der sich in manchen CD-Hüllen und auf manchen MP3-Playern versteckt. Man muss auch wissen, dass Thor Steinar oder Consdaple Markennamen für Nazibekleidung sind. Und dass selbst Hemden und Jacken an sich völlig unschuldiger Sportartikelhersteller verdächtig sein können – etwa weil sich das Logo des norwegischen Sport- und Wanderkleidungsexperten Helly Hansen auch als »Heil Hitler« interpretieren lässt oder weil Neonazis die Textilien der englischen Marke Lonsdale – die übrigens inzwischen gezielt antirassistische Projekte fördert – aufgrund der im Namen enthaltenen Buchstabenfolge NSDA zeitweise zu ihrem Erkennungszeichen gemacht hatten.

Alle eindringlichen Gespräche können aber nur fruchten, wenn in den Köpfen der erwachsenen Bezugspersonen rechter Jugendlicher nicht ihrerseits braune oder diffus rechte Ressentiments herumspuken. Nur dann nämlich hätten eindeutige Verbote, die der Staat wohl nicht wirklich durchsetzen kann, wenigstens im Elternhaus eine Chance.

Der braune Sumpf, in dem so viele Jugendliche versinken, kann nur trockengelegt werden, wenn alle helfen, ihm seine unterirdischen Zuflüsse abzugraben. Sehr klar hat das nicht zuletzt Uwe-Karsten Heye im anfangs zitierten Interview gesagt. Diese Sätze waren weniger skandalträchtig als seine Empfehlung an ausländische WM-Gäste, bestimmte Regionen Ostdeutschlands aufgrund rechter Gewalt zu meiden; deshalb wurden sie leider auch viel seltener zitiert. Dabei gelten sie weit über ihren konkreten Anlass hinaus: »Ich bin der festen Überzeugung, dass wir, was die Politik angeht, endlich aufhören müssen, diese Vorgänge zu bagatellisieren, kleinzureden, am Ende den Opfern auch noch die Schuld zu geben, dass sie durchgeprügelt oder schwer verletzt worden sind. Ich glaube, dass es notwendig ist, lokale Bündnisse zu schließen, an denen Kirchen, Schulen, Polizei und vor allen

Dingen die Eltern beteiligt sind. Denn Elternarbeit scheint mir das Wichtigste zu sein oder mindestens so wichtig zu sein wie die Arbeit mit den jungen Schülerinnen und Schülern. Denn es wird keiner als Neonazi geboren. Er wird dazu gemacht, und ganz offenkundig haben Eltern hier auch einen Anteil, den sie erkennen müssen und den man gemeinsam erkennen muss.«

10. Einwanderungsland wider Willen

Warum die deutsche Integrationspolitik zu lange versagt hat

Die deutsche Einwanderungspolitik der letzten fünfzig Jahre war absurd. Nichts macht das deutlicher als die nachgerade historische Ironie, dass die Bundesrepublik im selben Jahr, in dem wir uns endlich offiziell eingestanden haben, in einem Einwanderungsland zu leben, faktisch ein Auswanderungsland war.

Nach jahrelangen politischen Querelen trat 2005 erstmals ein Zuwanderungsgesetz in Kraft. Die Staatsministerin für Ausländer und Integration im Bundeskanzleramt, Maria Böhmer (CDU), erklärte erstmals regierungsamtlich, dass Deutschland ein Einwanderungsland sei. Und mit dem Integrationsgipfel im Juli 2006 erhob erstmals ein konservativer Innenminister die Eingliederung von Zuwanderern praktisch zum Staatsziel. Seit Herbst 2006 schließlich dürfen sich sogar die rund zweihunderttausend nur geduldet in Deutschland lebenden Ausländer um Arbeit und um einen gesicherten Aufenthaltsstatus bemühen.

Andererseits wanderten 2005 knapp hundertfünfzigtausend Deutsche aus; das war die höchste registrierte Abwanderung seit 1950. Unterm Strich verließen damit zwanzigtausend Menschen mehr ihre Heimat, als im Gegenzug nach Deutschland zurückkehrten. Der von rechten Scharfmachern immer noch beschworene »Zustrom von

Ausländern« ist dafür längst versiegt: 2005 kamen gerade noch fünfhundertneunundsiebzigtausend zu uns, während über vierhundertachtzigtausend in ihre Heimatländer zurückkehrten. Zieht man von diesen Zuwanderern reine Saison- und Zeitarbeiter ab, außerdem Menschen, die aufgrund verschiedener Sonderregelungen – etwa zum Familiennachzug – zu uns kamen, so bleiben am Schluss gerade noch zwanzigtausend »echte« Einwanderer übrig, die 2005 aus eigenem Entschluss nach Deutschland kamen, um hier zu leben und zu arbeiten.

Ein besonderer Schlag ins Wasser war die von der Regierung Schröder im Jahr 2000 mit großem Getöse ins Werk gesetzte deutsche Greencard für hoch qualifizierte Zuwanderer. In fünf Jahren folgten nicht einmal fünfzehntausend Spezialisten dem Ruf der Regierung und der Computerindustrie, 2005 wanderten noch ganze neunhundert von ihnen zu.

Und auch die früher zum Untergang des Abendlandes hochstilisierte Asylantenflut ist höchstens noch ein Rinnsal. Im Jahr 1992 beantragte noch fast eine halbe Million Menschen in der Bundesrepublik Deutschland politisches Asyl. 2005 suchten gerade noch neunundzwanzigtausend Menschen bei uns Zuflucht vor Verfolgung, Folter oder Völkermord, 2006 werden es sogar nur etwa zwanzigtausend sein – und höchstens ein Zehntel von ihnen kann am Ende mit einer Anerkennung rechnen. Das entspricht der Bevölkerungszahl eines mittleren Dorfes.

Dass die Bundesrepublik Deutschland aber zumindest ein Einwanderungsland *war*, lässt sich aufgrund der Fakten nicht bestreiten. 7,3 Millionen der zweiundachtzig Millionen Einwohner unseres Landes sind Ausländer. Das entspricht

8,8 Prozent der Bevölkerung. Zählt man all jene Bürger hinzu, die nicht in Deutschland geboren wurden, also die 1,6 Millionen Eingebürgerten sowie die vier Millionen – statistisch nicht als Ausländer geltenden – Aussiedler aus den Nachfolgestaaten der ehemaligen Sowjetunion und aus Osteuropa, schließlich alle Deutschen mit mindestens einem ausländischen Elternteil, so stellt man fest, dass neunzehn Prozent aller in der Bundesrepublik lebenden Menschen einen sogenannten Migrationshintergrund haben. Das ist ein Fünftel unserer Wohnbevölkerung.

Nicht vergessen sollten wir schließlich, dass unser Land nach dem Zweiten Weltkrieg zwölf Millionen Heimatvertriebene integriert hat – und dass zu Beginn des 20. Jahrhunderts phasenweise mehr als ein Drittel aller Bergarbeiter im Ruhrgebiet Polen waren, die sich dann rasch in die hiesige Gesellschaft eingegliedert haben. Insofern war es nur folgerichtig, einem der beliebtesten *Tatort*-Kommissare aller Zeiten den nicht eben urdeutschen Namen Schimanski zu geben.

Wir haben nicht nur vergessen, dass polnische Immigranten in manchen Städten des Ruhrgebiets einmal die Mehrheit stellten. Auch die Tatsache, dass die Bundesrepublik seit 1955, spätestens seit 1961, wieder ein Einwanderungsland war, wurde politisch überaus hartnäckig verdrängt – mit teilweise fatalen Folgen. 1955, als die Regierung unter Konrad Adenauer das erste Anwerbeabkommen mit Italien schloss, fehlten unserem Wirtschaftswunderland Hunderttausende von Arbeitern – viele davon übrigens wieder im Bergbau zwischen Duisburg und Dortmund. Doch die Zuwanderung von Arbeitskräften begann auf der Grundlage einer strikten Regelung, die den sprachlich wie menschlich verunglückten Begriff des Gastarbeiters sogar in gewisser Weise rechtfertigte. Denn nach längstens drei Jahren sollten die angeworbenen Arbeitskräfte aus Südeuropa, die ohne ihre Familien meist in ärmlichen Baracken wohnten, wieder in ihre Heimatländer zurückkehren. 1960 wurden mit Spanien und Griechenland, 1961 mit der Türkei, 1963 mit Marokko, 1964 mit Portugal, 1965 mit Tunesien und 1968 mit Jugoslawien noch weitere Anwerbeabkommen geschlossen. Bis 1961 wurden jährlich nur rund zwanzigtausend Gastarbeiter nach Deutschland vermittelt – ein bescheidener, politisch verträglicher Zuzug, der wirtschaftlich allerdings völlig unzureichend war.

Neun Jahre nach dem ersten Anwerbeabkommen waren in Deutschland immer noch sechshunderttausend Stellen unbesetzt, und die deutsche Wirtschaft bemerkte immer schmerzlicher, welcher Unsinn es war, gerade mühsam qualifizierte Arbeiter wieder entlassen und durch die nächste Kolonne von Ungelernten ersetzen zu müssen. Also forderten Unternehmen und Wirtschaftsverbände gesetzliche Regelungen zur Verlängerung der Aufenthaltserlaubnis. 1964 gab man das ineffiziente Rotationsprinzip endgültig auf. Außerdem war längst deutlich geworden, dass man Menschen nicht acht oder zehn Stunden unter Tage, in der Fabrik oder auf dem Bau schuften lassen und sie dann mit einem Butterbrot ins Bett schicken konnte. So begann recht bald auch der Familiennachzug.

Eigentlich hätte also spätestens ab Mitte der Sechzigerjahre des vorigen Jahrhunderts die Illusion vom »Gast«-Arbeiter platzen müssen: Wirtschaftlich war diese höhere Form von Wanderarbeiterwesen nicht praktikabel. Menschlich war sie eine Zumutung. Und auch ein nüchterner Blick in die Geschichte hätte gezeigt, dass so etwas nicht gut geht: Noch nie haben Menschen in der Hoffnung auf ein besseres Leben ihre Heimat verlassen, um dann nach den ersten, schwierigsten Jahren in der Fremde einfach wieder in die Armut zurückzukehren. Migranten, das lehrt die Historie, bleiben meist auf Dauer da, wo sie unter großen Mühen und Entbehrungen von vorn angefangen haben. Sie bringen entweder gleich Frauen und Kinder mit oder lassen diese später nachkommen – oder sie gründen irgendwann Familien mit Partnerinnen aus der neuen Heimat. Es gilt mithin wirklich der Satz des Schriftstellers Max Frisch: »Wir haben Arbeitskräfte gerufen, und es sind Menschen gekommen.« Es hätte schon 1955 keiner höheren humanen und politischen Weisheit bedurft, um das zu begreifen.

Doch 1966/67 – ausgerechnet in der Regierungszeit Ludwig Erhards, des Vaters des Wirtschaftswunders – erlebte die Bundesrepublik ihre erste Wirtschaftskrise. Das Wachstum hatte sich über die Jahre von neun auf unter drei Prozent pro Jahr verlangsamt, 1967 fiel das Bruttosozialprodukt erstmals seit dem Krieg um 0,2 Prozent. Lag die Arbeitslosenquote 1966 noch bei 0,7 Prozent, so stieg sie im folgenden Jahr auf 2,2 Prozent. Statt gerade einmal hundertsechzigtausend standen im Sommer 1967 plötzlich fast eine halbe Million Menschen auf der Straße. Heute würde eine solche Zahl als totale Vollbeschäftigung gelten, damals war sie ein Schock für die Bürger. Und da gleichzeitig zwischen 1961 und 1966 die Gesamtzahl der ausländischen Arbeiter in Deutschland auf 1,3 Millionen gestiegen war, war es nur logisch, dass man erstmals die Milchmädchenrechnung der »deutschen Arbeitsplätze für deutsche Arbeiter« aufmachte: Schmeißen wir einfach die Hälfte der Fremden wieder raus, und es gibt keine Arbeitslosigkeit mehr! Anderen dämmerte allerdings schon, dass Deutsche viele der Arbeiten wohl gar nicht mehr erstrebten, die nun Italiener, Spanier, Griechen, Jugoslawen und auch schon einige Türken verrichteten. Doch bevor ein dramatischer Kurswechsel bei der Arbeitsimmigration überhaupt ins Auge gefasst werden konnte, hellte sich der Konjunkturhimmel schon wieder auf. Bald fehlten denn auch wieder Arbeitskräfte, und so stieg die Zahl der nach wie vor als »Gastarbeiter« verkannten Neubürger bis 1973, dem Jahr des Anwerbestopps, auf 2,6 Millionen.

Geleugnete Einwanderung, verdrängte Probleme

Während nach der weit schwereren Wirtschaftskrise von 1974 keine Arbeitskräfte mehr angeworben wurden, zog der inzwischen gesetzlich geregelte Familiennachzug umso kräftiger an. Abermals war das menschlich nur zu verständlich, statistisch vorhersehbar und gesellschaftspolitisch eigentlich auch zu bewältigen. 1980 lag die Zahl der in Deutschland lebenden Ausländer bei 4,4 Millionen. Längst hatten viele von ihnen Geschäfte und Restaurants eröffnet, um zunächst ihre Landsleute, schließlich auch uns mit all jenen Kulturgütern des Mittelmeerraums zu versorgen, die im kartoffel- und bratwurstseligen Norden anfangs so schmerzlich gefehlt hatten. Längst gingen die Kinder der ersten Einwanderer auf unsere Schulen. Und längst hätte man deshalb bemerken können, dass die Sprach- und Kulturbarrieren zwischen Alt-

und Neubürgern sich nicht auf die grammatisch korrekt gestellte Frage nach der Uhrzeit oder auf die richtige Zubereitung von Auberginen beschränkten.

Stattdessen verharrte Deutschland stur in seiner Ignoranz gegenüber der faktischen Zuwanderung – und gegenüber den sich abzeichnenden Integrationsproblemen. Die wenigen Stimmen, die schon damals zu mehr Realismus und einer aktiven Eingliederungspolitik aufriefen, wurden überhört. So hatte etwa der erste Ausländerbeauftragte der Bundesregierung, der vormalige nordrhein-westfälische Ministerpräsident Heinz Kühn (SPD), schon 1979 gemahnt, dass die Bundesrepublik ihren Status als Einwanderungsland anerkennen und infolgedessen deutlich mehr für die sprachliche, politische und gesellschaftliche Integration ihrer Zuwanderer tun müsse. Doch dann kamen die goldenen Achtzigerjahre, wirtschaftliche Sorgen traten in den Hintergrund, die Regierung Kohl eröffnete die Weltmeisterschaften im Aussitzen von Strukturproblemen – und die Schwierigkeiten unserer inzwischen zu »ausländischen Mitbürgern« veredelten Zuwanderer wurden von den Politikern und der Bevölkerungsmehrheit weiterhin verdrängt. Nur unser damals vergleichsweise großzügiges Asylrecht taugte als gelegentlicher Aufreger: Stiegen die Zahlen der Arbeitslosen und der Asylbewerber parallel an, dann brachen stets hektische Debatten unter dem Schlagwort »Das Boot ist voll« aus.

Derweil wurden andere Entwicklungen lange übersehen. Zum Beispiel, dass die Arbeitslosigkeit unter türkischen Zuwanderern fast doppelt so schnell zunahm wie im Landesdurchschnitt. Dass auch die Kinder und Enkel anatolischer Immigranten nicht richtig Deutsch lernten und schulisch immer öfter zurückfielen. Dass sich – ganz ähnlich wie übrigens in der Türkei selbst – eine immer breitere kulturelle Kluft zwischen modernen, liberalen Türken einerseits und ihren provinziellen, in finstere Traditionen und religiöse Intoleranz zurückfallenden Landsleuten andererseits auftat. Dass sich zwar die südeuropäischen Herkunftsländer wie Italien, Spanien, Portugal oder Griechenland – und mit ihnen die Zuwanderer aus diesen Ländern – längst mit Siebenmeilenstiefeln in die globalisierte Moderne aufgemacht hatten, die Türkei und das seit 1990 zerfallende Jugoslawien diese Entwicklung aber verpassten.

All das wurde unter anderem durch das Ende des Kalten Krieges und die Wiedervereinigung Europas überdeckt. So bemerkte anfangs auch kaum jemand, dass die letzte große Welle russlanddeutscher Aussiedler vor und nach dem Zerfall der Sowjetunion ähnlich gravierende Integrationsprobleme aufzuwerfen begann. Diese Menschen waren zwar formell keine Ausländer, aber sie waren mindestens genauso fremd im eigenen Land, ebenso häufig des Deutschen kaum mächtig und mit den Zumutungen unserer modernen Gesellschaft ebenso überfordert wie die Zuwanderer aus der Türkei oder den arabischen Staaten. Auch sie wurden zunehmend ghettoisiert oder isolierten sich selbst, und hinter den sozialen Grenzen gediehen in besorgniserregendem Ausmaß Bildungsrückstände, Medienverwahrlosung und Gewaltneigungen.

Wirtschaftlich gab es anfangs keine echte Alternative zur Immigration. Das erkennt man schon daran, dass fast alle Länder Westeuropas in den Jahrzehnten nach dem Krieg einen ähnlichen Anstieg der Zuwandererzahlen zu verzeichnen hatten. Allerdings stellte sich das statistisch nicht überall gleich dar, da Staaten wie England, Frankreich oder die Niederlande ihre zusätzlichen Arbeitskräfte hauptsächlich aus ehemaligen Kolonien rekrutierten, sodass die Einwanderer entweder schon Pässe ihrer neuen Heimatländer besaßen oder schnell welche erhielten. Solche Einwanderungswellen verlaufen nie ganz konfliktfrei, aber wenn man sich Neubürger ins Land holt, dann muss man trotz solcher Verwerfungen bereit sein, sie irgendwann als vollwertige Bürger des eigenen Gemeinwesens zu akzeptieren. Zuwanderer sollen ihre kulturellen Traditionen ruhig weiter pflegen, aber politisch, ökonomisch und sozial müssen die Einwanderungsländer sie rechtzeitig integrieren – und zwar vollständig. Ansonsten wacht man eines Tages mit den allseits gefürchteten Parallelgesellschaften auf.

Einwanderer müssen Bürger werden

Grob gesagt gibt es in der Einbürgerungspolitik drei Wege: einen mühsamen, einen streng restriktiven und einen unrealistischen. Unrealistisch ist das verträumte Multikulti-Ideal: Es komme, wer wolle, vom traumatisierten Kindersoldaten aus dem Kongo bis zum avantgardistischen Künstler aus Kathmandu. Denn das sind alles großartige Menschen, gewiss gebeutelt vom Erbe des Kolonialismus, aber mit faszinierenden Traditionen und leckeren Rezepten. Außerdem helfen sie uns, aus unseren verstockten, provinziellen, im Herzen immer noch rassistischen Mitmenschen tolerante Weltbürger zu formen. Ach ja, und eventuelle Konflikte einer solchen bunten Einwanderungsgesellschaft werden sich mit der Zeit schon auflösen …

Für eine restriktive Lösung der Einwanderungsproblematik hat sich zum Beispiel die Schweiz entschieden: Zunächst wird eine Aufenthaltsgenehmigung für nur ein Jahr erteilt, deren Verlängerung stets an eine Prüfung der Umstände – vor allem Arbeitsstatus und Kriminalität – gebunden ist. Nach frühestens fünf, als Nicht-EU-Bürger sogar erst nach zehn Jahren ist eine unbefristete Niederlassung möglich, eine Einbürgerung nach frühestens zwölf Jahren. Und diese Einbürgerungsprozedur gibt ein beliebtes Kabarett-Thema ab, da sie unendlich kompliziert ist: Schließlich gilt es nicht nur bundesgesetzliche, sondern auch eine Unzahl kantonaler und kommunaler Bestimmungen einzuhalten.

Auf andere Art konsequent ist das Verfahren der meisten klassischen Einwanderungsländer, etwa der USA, Kanadas oder Australiens: Sie kontingentieren von vornherein die jährliche Zahl ihrer Einwanderer, und sie wählen sie nach meist recht strengen Kriterien, vor allem nach Bildung, Beruf und finanzieller Situation aus. Lebt ein solcher Einwanderer dann aber einige Jahre straffrei im Land, wird er auf Wunsch zügig eingebürgert. So haben es Immigranten in solchen Ländern in der ersten Generation oft nicht weniger schwer als Immigranten zu allen Zeiten; die zweite Generation ist meist schon recht gut integriert, die dritte, spätestens aber die vierte Generation bereits assimiliert. Außer am Namen und an gewissen, eher folkloristischen Traditionen lassen sich diese Bürger nicht mehr als Einwandererkinder ausmachen.

Der mühselige Weg schließlich ist der, den die Bundesrepublik mit ihrer Ignoranz und mangelnden Flexibilität eingeschlagen hat. Zunächst nämlich fand bei uns kaum eine aktive Auswahl unter den möglichen Einwanderern statt – und wenn, dann entpuppte sie sich später als kontraproduktiv. Denn deutsche Firmen wollten zunächst vor allem körperlich schwere, häufig unangenehme, dafür einfache Jobs von Gastarbeitern verrichten lassen. Nur so konnte überhaupt die Idee einer Rotation entstehen: Länger als zwei bis drei Jahre wird ohnehin kein Mensch eine solche Arbeit verrichten wollen, und dann kann gleich morgen der Nächste anfangen. So freute man sich über das Kommen armer, einfacher, ungebildeter Menschen vom Lande, die für gutes Geld keine Anstrengungen scheuten, die schön brav schafften, ohne zu streiken, zu protestieren oder aufwendige Forderungen zu stellen. Und dann, so hoffte man, gehen sie wieder zurück in die Heimat, kaufen sich dort vom hart Ersparten eine Parzelle, bauen darauf ein Häuschen und leben künftig von Gemüseanbau oder Schafzucht auf eigenem Grund und Boden.

Da diese Menschen dann aber doch bei uns blieben, hat Deutschland jahrelang einen »organisierten Unterschichtenimport« betrieben, wie der Osnabrücker Migrationsforscher Klaus Bade das Phänomen einmal böse bezeichnet hat: Arme, bildungsferne, häufig in beengten, bisweilen archaischen ländlichen Traditionen befangene Menschen wurden über Nacht in eine wohlhabende, komplexe, weitgehend offene, in ihren Augen gar lasterhafte Industrie- und Konsumgesellschaft katapultiert. Wird dieser ohnehin schon harte kulturelle Bruch noch durch ganz unterschiedliche religiöse Traditionen überlagert, dann sind nicht nur Konflikte, sondern ernsthafte Krisen vorprogrammiert.

Aber der Tunnelblick der Nachkriegsgesellschaft verhinderte diese Erkenntnis. Seit 1945 betrachteten wir alles unter dem Aspekt des wirtschaftlichen Wohlergehens. Soziale und kulturelle Probleme wurden so immer erst sichtbar, wenn sie an irgendeiner Stelle des Systems Kosten produzierten, die wir nicht tragen wollten. Solange unsere Immigranten halfen, das Bruttosozialprodukt zu steigern – fein! Pizza, Pasta, Paella und Döner, Chianti, griechischer Mokka und Raki trugen ja auch zur Steigerung des Wohlbefindens bei.

Hätten die Politiker und größere Teile der bundesdeutschen Gesellschaft sich dagegen von Anbeginn auch einmal für die Menschen interessiert, die unsere Dreckarbeit machten und unsere Speisezettel bereicherten, man hätte viel früher erkennen können, dass die ungebildeten, anfangs zum Teil sogar analphabetischen, traditionsverwurzelten Menschen aus den ärmsten Regionen ihrer Herkunftsländer besonderer Förderung bedurften, was wiederum besondere Anstrengungen etwa in der Bildungspolitik nötig gemacht hätte. Man hätte eher realisiert, dass es Probleme geben kann, wenn die Kinder dieser Einwanderer zwar deutsche Schulen besuchen, aber dann doch »unverdorbene« Cousinen aus dem Heimatdorf der Eltern heiraten und dadurch die Bildungsrückstände in jeder Generation aufs Neue reproduzieren. Dass es vielleicht Folgen hat, wenn sich Hunderttausende von Satellitenschüsseln Richtung Istanbul drehen und also türkische Dauerbeschallung die deutsche Sprache völlig aus den Wohnzimmern dieser Familien verdrängt. Dass der Staat sich mit den Umständen der Bestallung von Imamen für die zwei Millionen nunmehr einheimischen Muslime irgendwann einmal befassen muss. Und dass man nicht den Güterausgleich bei Scheidungen deutscher Paare bis auf die dritte Nachkommastelle regeln, dafür aber die Schlichtung von Streitigkeiten in kurdischen Familien einer archaischen Selbstjustiz überlassen kann.

Um wenigstens mittelfristig doch noch eine echte Integration zu erreichen, bräuchte es mindestens vier Dinge. Erstens: zügige Einbürgerung – und zwar aller Ausländer in Deutschland, die das wünschen und die mindestens sechs oder acht Jahre legal und straffrei in Deutschland leben. In Deutschland geborene Kinder sollten meines Erachtens grundsätzlich die deutsche Staatsbürgerschaft erhalten. Und da kaum ein Land auf der Welt große Probleme mit doppelten Staatsbürgerschaften hat, sollte auch unser Staat den eher symbolischen Affentanz um diese Frage aufgeben. Wer den Pass seines Heimatlandes behalten will, der soll das, wenn dieses es selbst erlaubt, auch tun.

Apropos Affentanz: In den letzten zwei Jahren haben etliche Politiker Einbürgerungstests gefordert. Kein gebürtiger Deutscher muss einen Eid auf das Grundgesetz ablegen, obwohl vielen das sicher guttäte. Dies von Neubürgern zu verlangen ist platter Populismus, zumal ein Meineid im juristischen Sinn ohnehin kaum nachweisbar wäre. Und wohin es führen würde, wenn man mit Ausländern eine staatspolitische Variante von *Wer wird Millionär?* spielte, das haben mehr oder weniger alle kursierenden Testentwürfe gezeigt. Entweder man fragt so, dass reine Lippenbekenntnisse genügen, was fruchtlos bis kontraproduktiv wäre. Oder man entwickelt Fragebögen, aufgrund deren auch fünfundsiebzig Prozent der Deutschen durch den Einbürgerungstest rasseln würden. Damit hätte man quasi den Ausbürgerungstest erfunden!

Künftig allerdings sollten wir verfahren wie alle klassischen Einwanderungsländer: Wir brauchen Zuwanderung, aber *wir* bestimmen, wie viele Menschen jedes Jahr einwandern können, und wir erlauben uns unter den Interessenten auch eine gewisse Auswahl. Im Prinzip ist das der Ansatz unseres neuen Zuwanderungsgesetzes. Ob dieses die Grundidee im Einzelnen korrekt und praktikabel umsetzt, das mag der Ausgang des Expertenstreits beziehungsweise die Praxis zeigen. Im Moment sieht es jedenfalls nicht danach aus, dass die Menschen sich förmlich darum reißen würden, Deutsche zu werden.

Zweitens müssen wir gewaltige Anstrengungen in der Bildungspolitik unternehmen. Das beginnt mit massiver Sprachförderung, geht über jede nur denkbare Maßnahme zur beruflichen Qualifikation und endet noch nicht bei einem gezielten, mit massiven Finanzmitteln gestützten Programm zur Ausbildung ausländischer oder eingewanderter Pädagogen. Fromme Wünsche und Proklamationen, dass wir irgendwie mehr Lehrer bräuchten, die selbst Immigranten sind, reichen nicht aus. Ich meine wirklich ein gezieltes Programm aller Kultusminister, das sich das klare Ziel setzt, zum Beispiel bis zum Jahr 2012 fünfundzwanzigtausend qualifizierte türkische, arabische oder russlanddeutsche Lehrer in den Schuldienst zu bringen. Das wären gerade einmal drei Prozent der deutschen Lehrer – wahrlich nicht zu viel angesichts der Zahl zugewanderter Bürger und der Schulprobleme vieler ihrer Kinder und Enkel.

Nur über Bildung und noch mehr Bildung wird sich langfristig auch die archaische Macho-Kultur mancher Immigranten aufbrechen lassen. Gegen Ehrenmorde und Zwangsehen helfen natürlich nur Gesetze und Gerichte – übrigens auch in der Türkei, in der eine islamisch geprägte Regierung zusammen mit der Geistlichkeit ebenfalls versucht, diese Seuche im rückständigen Osten des Landes in den Griff zu bekommen. Aber das dahinterstehende Denken lässt sich weder mit polizeilichen Maßnahmen noch mit ein paar Schnellkursen in partnerschaftlichem Diskussionsverhalten überwinden. Ohne Geduld und geeignete Vorbilder wird sich hier nichts ausrichten lassen.

Damit sind wir beim dritten Punkt: Wir müssen mit den Immigranten und ihren Verbänden und Vertretern kooperieren, wo immer es geht. Dazu ist der Integrationsgipfel im Sommer 2006 gewiss ein erster Schritt gewesen. Deutschkurse und Antiaggressionstrainings müssen eben nicht nur in den Schulen, sondern auch in Moscheen oder Arbeiter- und Kulturvereinen stattfinden. Erst wenn auch in den Freitagsgebeten flächendeckend gegen Ehrenmorde gewettert wird, werden diese sich zurückdrängen lassen. Wie wichtig es ist, Deutsch zu lernen, das erfahren zugewanderte Frauen letztlich kaum von deutschen Klassenlehrern, sondern viel eher von anderen Frauen aus ihrer eigenen Kultur, zum Beispiel von jenen ehrenamtlichen oder teilzeitbeschäftigten Stadtteilmüttern, mit denen mehrere deutsche Großstädte erste gute Erfahrungen gemacht haben. Die Devise muss lauten: alles probieren – und wenn etwas davon funktioniert, dann muss man die Modellprojekte zügig flächendeckend ausbauen und angemessen finanzieren.

Viertens schließlich kann im Bereich der Integration ausländischer Mitbürger auch wohlplatzierte und -dosierte Symbolpolitik wirklich helfen. Wenn der Papst bei seinem

Türkeibesuch Ende 2006 die misstrauische Ablehnung, die ihm anfangs entgegenschlug, allein dadurch in fast euphorischen Jubel verwandeln konnte, dass er Atatürk zitierte und in der Blauen Moschee in Istanbul gen Mekka betete, was könnte dann eine Ansprache des Bundespräsidenten zum Beginn des Ramadan bewirken, deren Begrüßungs- und abschließende Segensworte er auf Türkisch und Arabisch vortrüge? Natürlich ist es richtig, einzelne sogenannte Hassprediger auszuweisen. Aber warum erscheinen hohe Repräsentanten von Staat und christlichen Kirchen so selten, wenn hierzulande eine große Moschee eingeweiht wird? Und wenn doch, warum wird darüber nicht ebenso ausführlich berichtet wie über die historische Einweihung des neuen jüdischen Gemeindezentrums in München? Wenn es in einem Land zwei Millionen Muslime gibt, warum ist es dann so schwer, dort islamische Theologie zu studieren?

Wo sich die sozialen und ökonomischen Probleme vieler Einwanderer über Nacht nicht lösen, manche der kulturellen Gräben nicht so schnell zuschütten lassen, da sollte die Politik wenigstens ab und an ein Zeichen setzen: Unser Zusammenleben in diesem Land ist gewiss nicht immer eitel Sonnenschein. Stets dürfen, manchmal *müssen* Konflikte sogar mit deutlichen Worten ausgetragen werden. Aber wir wollen, dass dieses Zusammenleben auf Dauer gelingt. Wir wollen nicht, dass so viele eurer Kinder quasi automatisch zu Verlierern heranwachsen. Denn wenn ihr heute ein Fünftel unserer Bürger stellt, dann sind eure Kinder auch ein Fünftel der Zukunft unseres Landes.

11. Der Rotstift als Waffe

Investieren wir endlich in die Zukunft unserer Kinder!

Nicht selten habe ich in der Vergangenheit deutsche Strafrichter aufgrund unangemessener, meist unangemessen harter Strafen kritisiert. Als Anwalt ist das nun einmal meine Aufgabe. Umso schöner ist es zu sehen, dass Justitia in einzelnen, durchaus spektakulären Fällen auch einmal Umsicht und Milde walten lässt. So gibt sie vielleicht auch straffälligen Jugendlichen ein Zeichen, dass das Gesetz nicht nur erbarmungslose Härte kennt, sondern – tätige Reue und eine günstige Sozialprognose vorausgesetzt – durchaus Gnade vor Recht ergehen lassen kann.

So geschehen etwa in einem Verfahren vor dem Landgericht Düsseldorf im November 2006. Angeklagt waren dort unter anderem Klaus E. und Joachim F. (Namen nicht geändert), die im Jahr 2000 bei der Übernahme eines deutschen Stahl- und Telekommunikationsunternehmens durch einen britischen Wettbewerber hohe Abfindungen und Prämien erhalten hatten. E., der damalige Vorstandsvorsitzende des Traditionskonzerns, hatte dabei rund dreißig Millionen Euro vereinnahmt, F., der Aufsichtsratsvorsitzende, eine Prämie von 3,1 Millionen Euro. Genehmigt worden waren die Zahlungen in einer Nachtsitzung des Aufsichtsrates nach Ende der Übernahmeschlacht, und zwar mit der Begründung, die Herren hätten durch ihre aufopferungsvolle Tätigkeit »den

Unternehmenswert erheblich gesteigert«. Neben F., der sich bei dieser Aktion gleichsam selbst belohnt hatte, waren an dem Beschluss auch die Aufsichtsräte Josef A., ein Bankier, und Klaus Z., Vertreter der Gewerkschaften in besagtem Kontrollgremium, beteiligt. Nach einem Freispruch aller Angeklagten in erster Instanz hatte der Bundesgerichtshof das Urteil als zu milde verworfen. Daraufhin zeigten sich die der schweren Untreue Beschuldigten, die im ersten Verfahren die Öffentlichkeit noch verbal und gestisch erheblich provoziert hatten, immerhin reuig, wenngleich nicht geständig. So wurde das Verfahren gegen Geldauflagen eingestellt. A., der seinen Jahresverdienst etwas unpräzise mit »ungefähr fünfzehn bis zwanzig Millionen Euro« angab, wird 3,2 Millionen zahlen, obwohl er bei der fraglichen Transaktion selbst nicht zu den Begünstigten zählte. E., der Hauptnutznießer des Übernahmepokers, muss ein knappes Zehntel seiner damaligen Prämie von sechzehn Millionen Euro (jedoch nichts von seiner Abfindung) an das Gericht abführen, Joachim F. eine Million. Die übrigen Angeklagten kamen mit fünfstelligen Geldauflagen davon, so etwa Arbeiterführer Z., der sechzigtausend Euro zahlen soll. Die insgesamt 5,8 Millionen Euro Sühnegeld werden vom Gericht mildtätigen Zwecken zugeführt.

Verständnis für die Sorgen und Nöte geschasster Wirtschaftsführer zeigte Anfang Dezember 2006 auch das Verwaltungsgericht Frankfurt. Ernst W., von 1999 bis 2004 Präsident der Bundesbank, hatte anlässlich der Feiern zur Euro-Einführung beim Jahreswechsel 2002/03 zusammen mit seiner Familie ein paar schöne Tage im Berliner Luxushotel A. verbracht – ungeschickterweise auf Kosten eines privaten Kreditinstituts, dessen Beaufsichtigung zu den Aufgaben von W. und seinem Hause gehörte. Als die Petitesse im April 2004 ruchbar wurde, räumte W. ein, die Einladung könne Anlass zu »Kritik und Missverständnissen« geben, und übernahm die Hotelkosten von siebentausendfünfhundert Euro selbst. Doch die Meute der Enthüllungsjournalisten ließ nicht locker. Schließlich kam noch heraus, dass W. im Jahr 2003 anlässlich eines Autorennens im Fürstentum Monaco daselbst auf Kosten eines bekannten bayerischen Automobilherstellers logiert hatte – der leider auch eine Bank sein Eigen nennt, die W. in seiner Funktion als Bundesbankpräsident zu beaufsichtigen hatte. So trat W. am 16. April 2004 von seinem Posten zurück. Durch verschiedene öffentliche Ämter hatte er nun nicht unbeträchtliche Pensionsansprüche erworben. Doch irgendwie muss in seinem Heimatland Hessen ein Beamter von Rachsucht oder Sozialneid geplagt worden sein. Denn statt W. auch seine Ansprüche aus der einundzwanzigjährigen Tätigkeit als Landtagsabgeordneter anzurechnen, bemaß er die Höhe der Pension einzig aufgrund jener Bezüge, die W. in seinem letzten Amt erhalten hatte. So ergab sich ein karger Monatsbetrag von achttausend Euro – zu wenig, wie W. fand. Also klagte er und forderte eine Verdoppelung seiner Altersruhebezüge. »Jeder weiß, dass man mit dreiunddreißig Prozent seines Gehalts seinen bisherigen Lebensstandard nicht aufrechterhalten kann«, begründete W. sein Ansinnen vor Gericht. Dieses gab ihm im Wesentlichen recht und verurteilte das Land Hessen in erster Instanz dazu, die Pension auf zwölftausendfünfhundert Euro aufzustocken. Zusammen mit den Bezügen für die Tätigkeit in den Aufsichtsräten einer Bank mit Sitz in Rostow am Don sowie eines Düsseldorfer Immobilienunternehmens und seinen Unternehmensberaterhonoraren könnte das gerade zur Aufrechterhaltung des »bisherigen Lebensstandards« reichen.

Warum erzähle ich das? Weil diese heiteren Begebenheiten nicht die ersten und nicht die letzten in einer Reihe von Affären waren, aus denen die Öffentlichkeit den Schluss gezogen hat, dass in den Chefetagen der deutschen Wirtschaft und in der Politik nicht das Wohl der Unternehmen und die Interessen des Gemeinwesens das Denken und Handeln der Akteure leiten, sondern Raffgier, Selbstbedienungsmentalität, nacktes Profitstreben und Korruption. Solche Pauschalurteile seien ungerecht, tönt es dann immer sofort. Die meisten Manager und Politiker würden ihren Job höchst korrekt, mit großem Verantwortungsgefühl und frei von unangemessenen privaten Interessen versehen. Mag sein. Aber das wäre kein Verdienst, sondern eine bare Selbstverständlichkeit. So wie wir von jungen Menschen erwarten, dass sie nicht klauen, in der U-Bahn nicht randalieren oder auf Lehrer und Mitschüler nicht mit Waffen losgehen, so können wir von unserer Führungselite verlangen, dass sie nicht in die eigene Tasche wirtschaftet und ihre Ziele nicht mit windigen Methoden zu erreichen versucht. Und ebenso, wie jeder Amoklauf, jede in Gewalt und Chaos versinkende Schule nicht nur als Einzelfall betrachtet wird, sondern gleich zu kernigen Pauschalurteilen über die Jugend Anlass gibt, so nehmen die Menschen auch angesichts spektakulärer Einzelfälle von Korruption und Günstlingswirtschaft den Teil für das Ganze.

So ist seit Flick, Neuer Heimat und Kohls schwarzen Kassen, dann durch die Börsenschiebereien der New Economy und jüngst wieder durch den Mannesmann-Prozess und die Siemens-Affäre der Eindruck entstanden, wir seien im Grunde eine Bananenrepublik. Nimmt man zu diesem Eindruck noch die schamlose Zurschaustellung von Luxus und gepflegter Langeweile durch die sogenannten Schönen, Reichen und Prominenten hinzu, so darf man sich am Ende nicht wundern, wenn schlichter gestrickte Gemüter irgendwann finden, sie müssten sich ebenfalls ohne ehrliche Arbeit ein Stückchen vom Kuchen abschneiden. So zocken die einen an der Börse, während die anderen Lotto spielen oder sich die Finger wund wählen, um einmal bei *Wer wird Millionär* zu sitzen. Und während die Neureichen unserer Raffke-Gesellschaft ihren sozialen Status durch Porsches, Rolex-Uhren, Pelze oder Louis-Vuitton-Koffer zu dokumentieren versuchen, strebt man in der neuerdings wiederentdeckten Unterschicht eben nach dem tiefergelegten Opel oder dem fetten Gelbgoldkettchen am Hals. Mit einem Wort: Wenn am Rande der Gesellschaft die soziale und moralische Verwahrlosung droht, dann deshalb, weil auch den oberen Zehntausend jede Glaubwürdigkeit und jede echte Werteorientierung verloren gegangen sind.

Zusammen mit der anscheinend unausrottbaren Massenarbeitslosigkeit und dem wirtschaftlichen Abstieg breiter Bevölkerungskreise entsteht so ein gesellschaftliches Klima, in dem es auch unsere Jugend immer schwerer hat, klare Orientierung zu finden und halbwegs hoffnungsfroh in die Zukunft zu blicken. Schon längst geht es nicht mehr darum, dass »unsere Kinder es einmal besser haben sollen«: Dass es nicht ewig nur bergauf gehen kann, muss und kann man verkraften. Nichtsdestoweniger brauchen junge Menschen Perspektiven. Doch unsere Gesellschaft tut beinahe systematisch alles, um der Jugend ihre Chancen und ihre Zukunftsaussichten zu verbauen. Mit einer ökologisch nach wie vor unverantwortlichen, wenig nachhaltigen Wirtschaftsweise gefährden wir die Schöpfung. Mit einer immensen Staatsverschuldung und defizitären Sozialsystemen bürden wir unseren Kindern die Lasten unseres heutigen Konsums auf. Und weil wir materiell und finanziell so leben, als gäbe es kein Morgen, fällt uns auch kaum auf, dass jene Institutionen zu verkommen drohen, in denen die Grundlagen für die Zukunft einer jeden Nation gelegt werden.

»Die Wettbewerbsfähigkeit eines Landes beginnt nicht in der Fabrikhalle oder im Forschungslabor. Sie beginnt im Klassenzimmer«, erkannte schon der amerikanische Industrielle Henry Ford. Doch in Deutschland sind, allen vollmundigen Bekenntnissen der Politik zur »Bildung als Zukunftsinvestition« zum Trotz, die Schulen nach wie vor dramatisch unterfinanziert. In keinem Industrieland der Welt hängt der Bildungserfolg zudem so stark von der sozialen Herkunft ab wie bei uns. Während die skandinavischen Länder, die uns bei schulischen Leistungsvergleichen allesamt abhängen, auf ein Schulsystem setzen, in dem die besseren Schüler die schwächeren unterstützen und fördern, setzen wir immer noch auf Auslese. Unsere Schulen verfolgen nicht das Ziel, dass noch der schlechteste Schüler den für ihn bestmöglichen Abschluss erreicht, sondern sie sorgen dafür, dass die Schwächsten einfach aus dem System herausfallen.

Dieser Missstand ist einerseits in der Struktur unseres Schulwesens begründet, andererseits in seiner unzureichenden finanziellen Ausstattung. Dabei ist unter Experten längst klar, was grundsätzlich zu tun wäre. Erstens brauchen wir kein dreigliedriges, sondern ein dreistufiges Schulsystem: eine möglichst sechsjährige Grundschule, dann eine vierjährige Mittelstufe, die entweder auf einer aus Haupt- und Realschule gebildeten Sekundarschule oder auf dem Gymnasium absolviert wird, und schließlich eine zwei- oder dreijährige gymnasiale oder berufsfachliche Oberstufe. Zweitens sollte mindestens das letzte Kindergartenjahr vor dem Schuleintritt verpflichtend sein. Drittens müssen unsere Schulen flächendeckend zu Ganztagsschulen umgebaut werden. Viertens muss der Staat endlich mehr Geld in die Schulen stecken – für mehr Lehrer, für eine bessere Lehreraus- und -fortbildung, für eine bessere bauliche und materielle Ausstattung und für zusätzliche Angebote im sozialpädagogischen, musisch-kulturellen und sportlichen Bereich. Und fünftens braucht unser Schulsystem bundeseinheitliche Bildungsstandards sowie eine permanente, von der Schulbürokratie unabhängige Qualitätskontrolle.

Doch selbst das beste Bildungssystem der Welt wäre überfordert, wenn es auf Dauer als Reparaturbetrieb für familiäre Sozialisationsdefizite dienen müsste. Die Grundlagen kindlicher Entwicklung werden in der Familie gelegt. Seelische, geistige und habituelle Fehlentwicklungen, die im Elternhaus verursacht werden, können Kindergarten und Schule kaum vollständig und zudem nur unter größten Mühen ausgleichen. Den gesellschaftlichen Entwicklungen, die die Familie bedrohen, darunter Arbeitslosigkeit, soziale Spaltung,

Zeit- beziehungsweise Mobilitätsdruck in der Arbeitswelt, hohe Scheidungsraten und Medienverwahrlosung, lassen sich freilich nicht so leicht konsensfähige politische Forderungen entgegenstellen. Denn wie eine gerechte Gesellschaft zu gestalten wäre, das ist weit schwerer zu beantworten als die Frage, wie ein gutes Schulsystem funktionieren könnte, und die denkbaren Konzepte fallen recht kontrovers aus.

Familienpolitische Maßnahmen wie etwa das neue Erziehungsgeld haben sicher ihren guten Sinn. Auch mag es angesichts des Wandels traditioneller Rollenbilder notwendig sein, dass Politik und Wirtschaft Wege finden, wie Männer *und* Frauen Familie und Beruf besser vereinbaren können. Doch ob die Familie auch heute noch das Fundament der gesellschaftlichen Ordnung ist beziehungsweise sein sollte, das ist eine grundsätzliche Wertefrage. Diese kann nur die Gesellschaft insgesamt beantworten, und das heißt zunächst einmal: nur jeder Einzelne für sich. Wer, wie ich, in dieser Frage dezidiert wertkonservativ, aber nicht staatsautoritär denkt, der kann nicht viel mehr tun, als zu appellieren und zu werben – in diesem Fall für eine Rückbesinnung auf die fundamentalen Werte von Treue, Vertrauen, Geborgenheit und gegenseitiger Zuwendung und Sorge. Ich persönlich vermag nicht zu erkennen, dass andere Modelle diese Werte besser verkörpern könnten als die traditionelle Kernfamilie. Aber das mögen andere Menschen anders sehen und für ihr Leben auch anders entscheiden.

Eines dagegen lässt sich ernsthaft nicht bezweifeln: Wo Familien bei der Sorge für ihre Kinder, bei ihrer Erziehung und Pflege versagen, aus welchen Gründen auch immer, da muss der Staat sein vom Grundgesetz vorgeschriebenes

Wächteramt umfassend ausüben. Er muss es allerdings auch ausüben *können*. Tragische Fälle wie der des kleinen Kevin aus Bremen haben indes gezeigt, dass hier vieles im Argen liegt. Wo die zuständigen Behörden nicht vernünftig kommunizieren oder zu Verschiebebahnhöfen für Verantwortung werden, da müssen ihre Strukturen auf den Prüfstand. Je unbürokratischer, selbstständiger und näher an den Betroffenen die Mitarbeiter von Jugend- und Sozialbehörden arbeiten können, desto eher werden kaputte Familien Hilfe von außen akzeptieren. Bevor man bei anderen staatlichen oder halbstaatlichen Einrichtungen das Wort Amt durch irgendwelche modischen Begriffe wie Agentur ersetzt, hätte man erst einmal den für Jugend, Familie, Schule und soziale Angelegenheiten zuständigen Stellen den Amtsschimmel, das Behördendeutsch, das Berufsbeamtentum und das Denken in Aktenvermerken austreiben müssen.

Auch in diesen Bereichen wird am Ende freilich immer Politik gemacht. Wenn es hart auf hart kommt, geht es also immer um Geld. Deshalb – allen Finanzministern und Haushaltsdezernenten sei es ins Stammbuch geschrieben – steht am Beginn jeder wirksamen Politik für die Familie die schlichte Einsicht, dass die Zukunft unserer Kinder nicht zum Nulltarif zu haben ist. Das aber heißt: Auf diesem Feld ist der Rotstift letztlich eine tödliche Waffe.

Millionen Arbeitslose, neue Armut, leere Staatskassen. Was geschieht, wenn Deutschland auf die Straße geht?

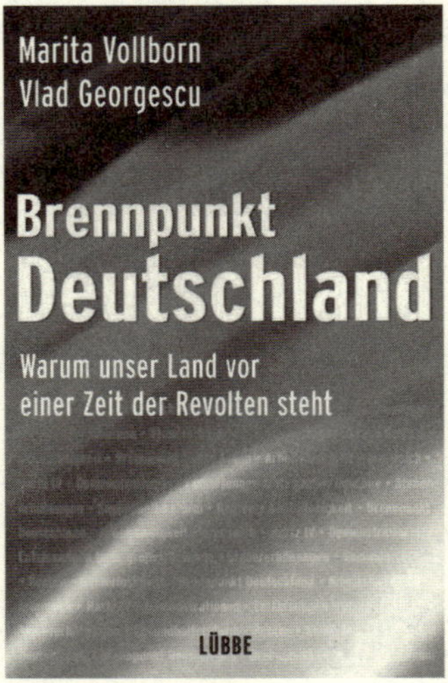

Marita Vollborn
Vlad Georgescu
BRENNPUNKT DEUTSCHLAND
Warum unser Land
vor einer Zeit der Revolten steht
368 Seiten
Gebunden mit Schutzumschlag
ISBN 978-3-7857-2282-4

Das Heer der Beschäftigungslosen in Deutschland wächst beständig, und die Schere zwischen Arm und Reich klafft immer weiter auf. Die »neue Unterschicht« – was von Politik und Medien als lösbares Problem dargestellt wird – ist in Wahrheit der dramatischste Umbruch unserer Gesellschaft seit Ende des Zweiten Weltkrieges. Die Frage ist nicht mehr ob, sondern wie die Umwälzungen unser Leben verändern werden. Stehen wir vor einer friedlichen Umgestaltung, oder entlädt sich der Unmut der frustrierten Massen bald in gewalttätigen Ausschreitungen? Die Unruhen und Straßenschlachten in Frankreich waren vielleicht nur ein Vorgeschmack auf die Zukunft. Kommt nach 160 Jahren die zweite Deutsche Revolution?

Gustav Lübbe Verlag

Mein Kräuterhexenbuch zum Wohlfühlen

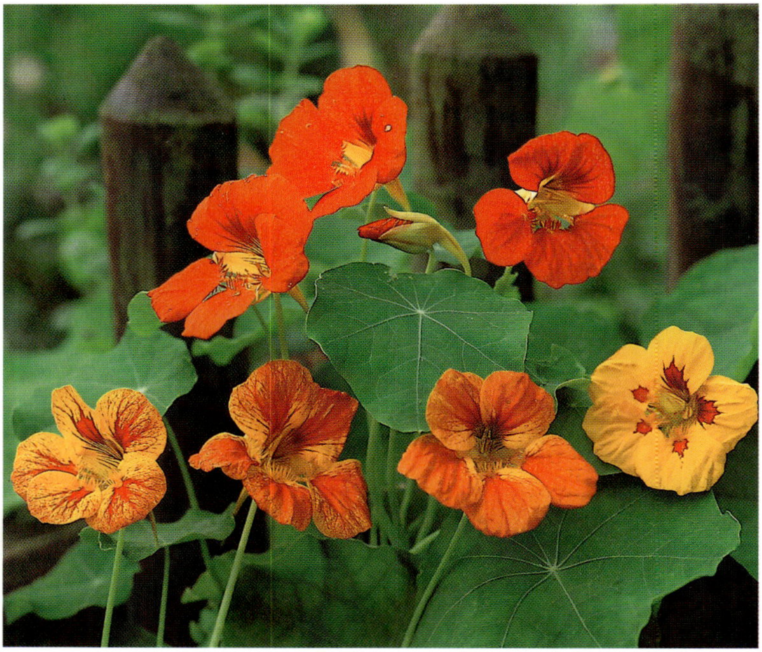

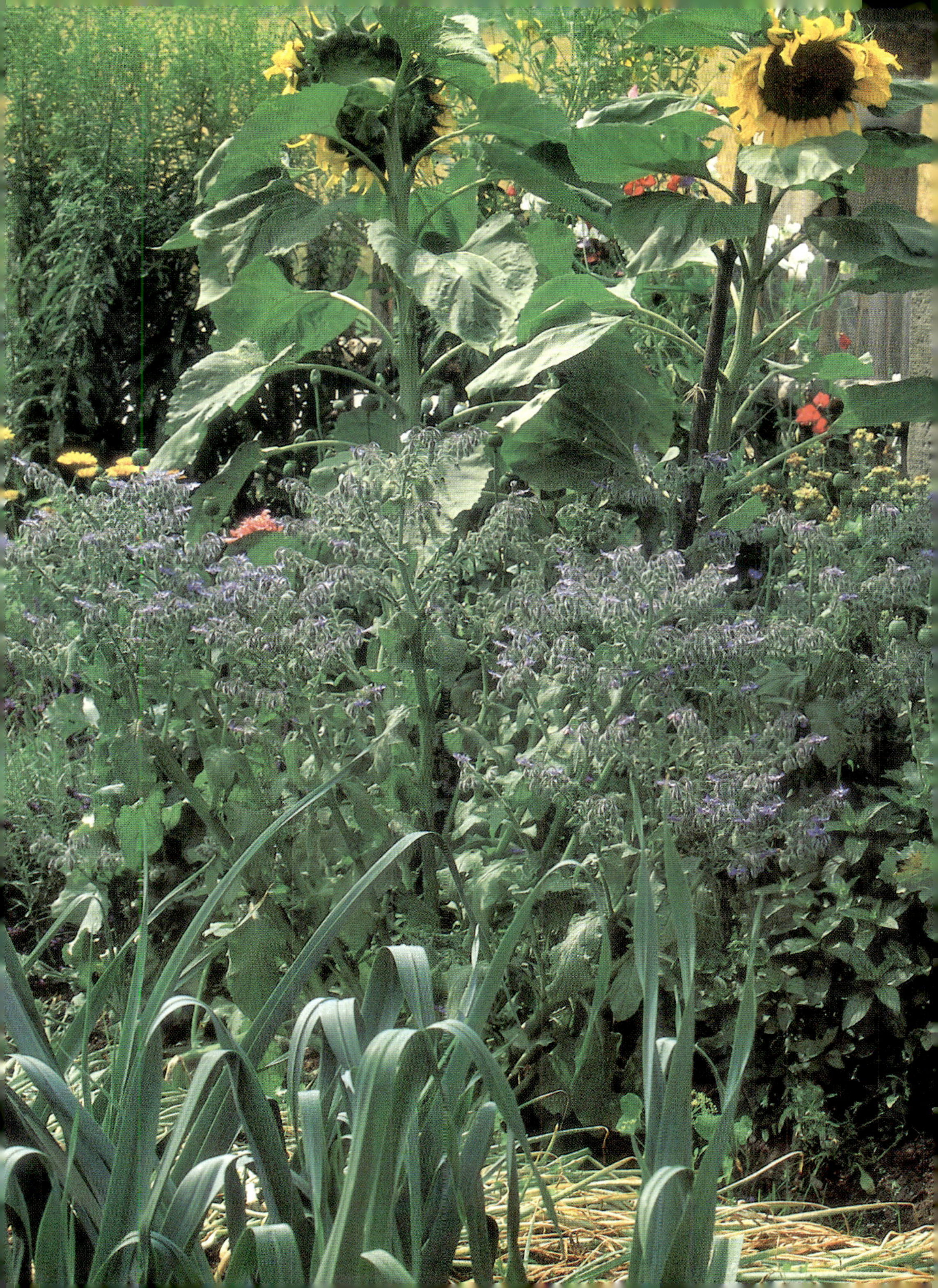

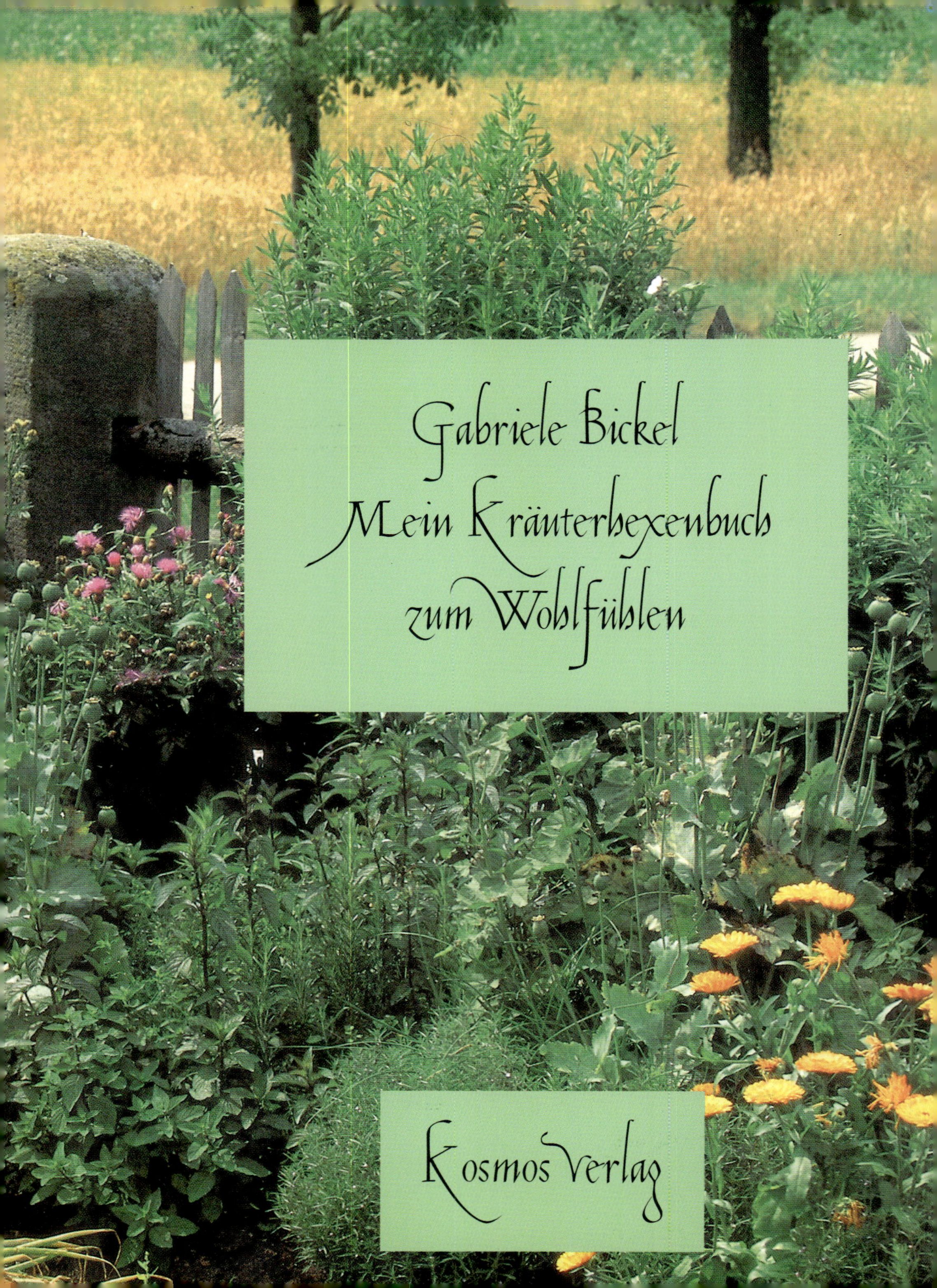

Gabriele Bickel

Mein Kräuterhexenbuch zum Wohlfühlen

Kosmos Verlag

Inhalt

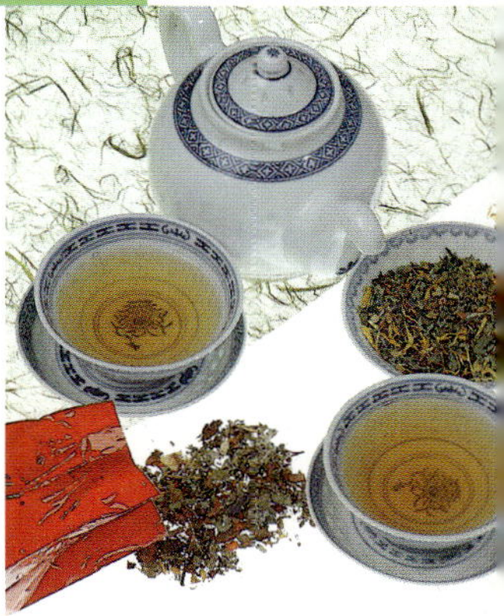

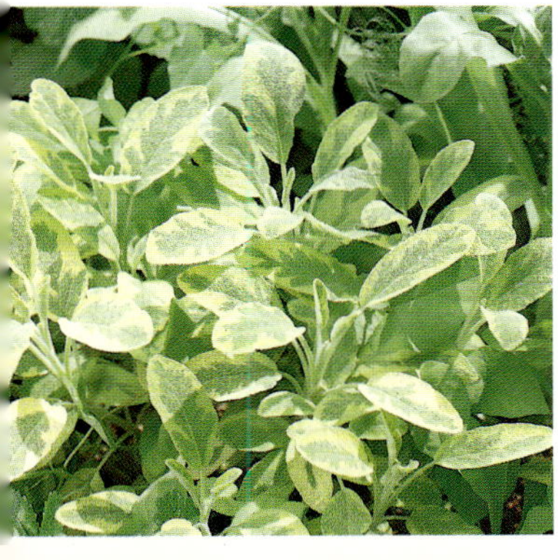

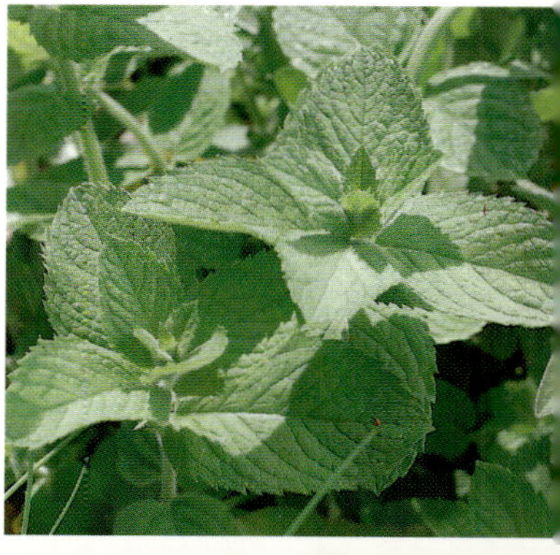

6

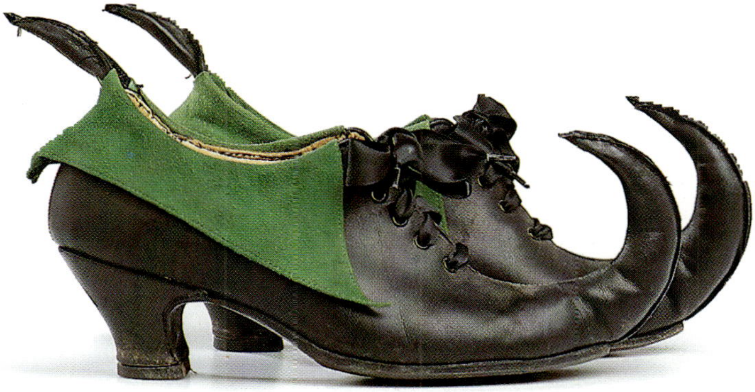

Meine Hexenschuhe

Zum Geleit

Erfahrungen aus meiner Tätigkeit als Kräuterhexe

In den vergangenen Jahren meiner Kräuterhexentätigkeit habe ich die Erfahrung gemacht, daß der Trend zu natürlichen Heilmitteln und -methoden in der Bevölkerung ständig zunimmt. Viele Menschen haben es offensichtlich satt, gegen »alles und jedes« Medikamente zu schlucken, deren eventuelle Nebenwirkungen nicht unerheblich sind, und suchen daher zunehmend ihr Heil in pflanzlichen Alternativen. Ich möchte an dieser Stelle aber gleich einen weitverbreiteten Irrtum ausräumen: auch pflanzliche Arzneimittel sind hochwirksame, oftmals mit zum Teil giftigen Inhaltsstoffen versehene Zubereitungen. Auch Maiglöckchen, Fingerhut, Efeu, Mohn, Tollkirsche usw. zählen zu den Vertretern aus dem Pflanzenreich, welche in pharmazeutischen Präparaten verarbeitet werden. Wie von alters her beschrieben, bestimmt die Dosis den Grad der Giftigkeit. Mit den Vertretern aus dem Reich der Giftpflanzen werden wir uns in diesem Begleitbuch allerdings nicht befassen.

Die Ratschläge und Tips der Kräuterhexe, die in der letzten Zeit wieder vermehrt in Anspruch genommen werden, möchte ich Ihnen mit auf Ihren Weg geben, damit dieser dann in eine bessere gesundheitliche Zukunft und zu einer daraus resultierenden positiven Lebenseinstellung führt.

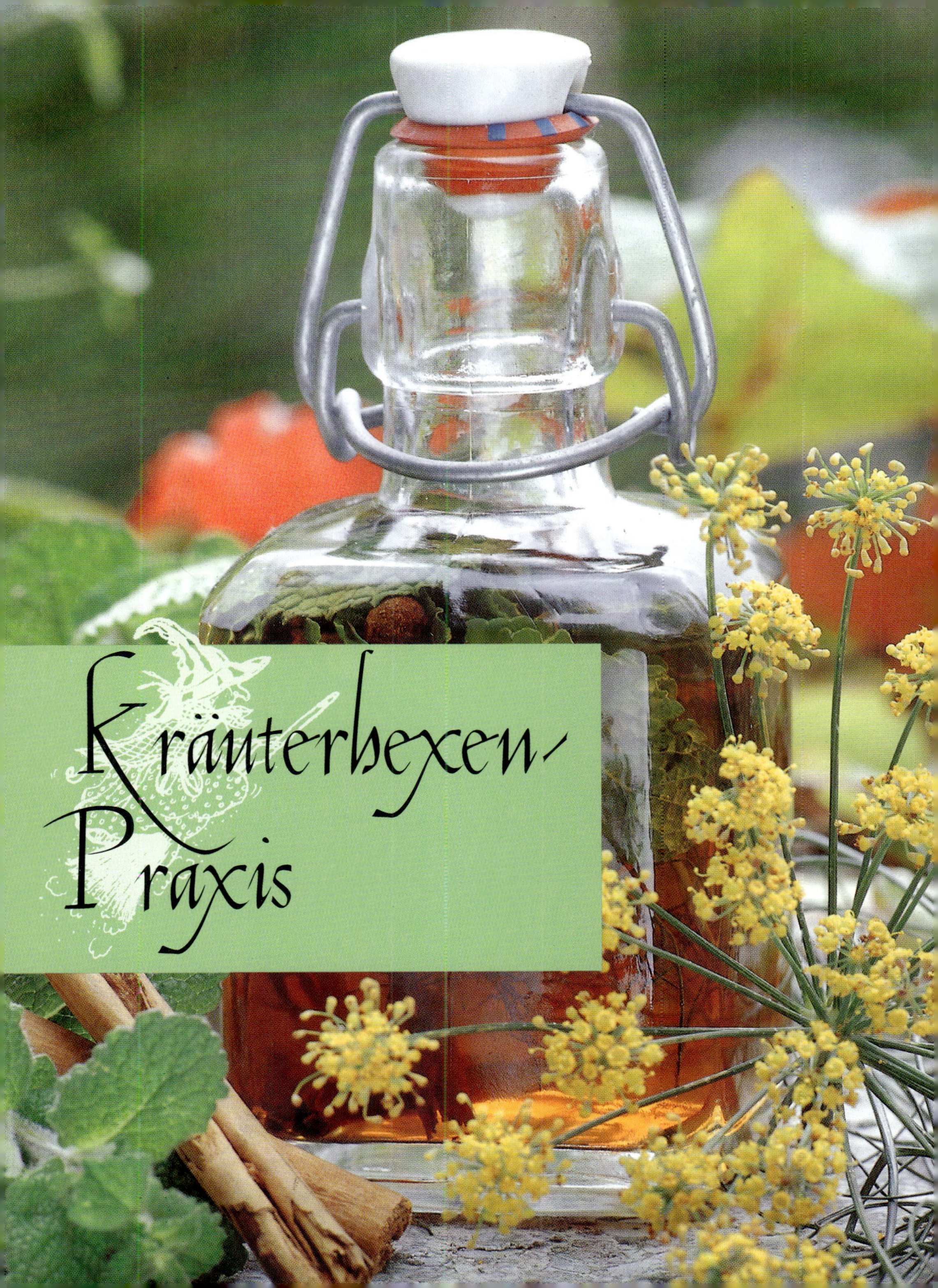
Kräuterhexen-
Praxis

Anwendungsformen

Zunächst ist es sehr wichtig, um später einmal erfolgreich mit Pflanzen arbeiten zu können, daß man sich über ihr Aussehen, ihren Standort, ihren Namen und über ihre ganz spezielle Verwendung kundig macht. Pflanzen sind für mich als Kräuterhexe sogenannte »Gesamtkunstwerke« aus der Natur, und nur der sachkundige Umgang mit diesen Schätzen ermöglicht einen Einsatz zum Wohl für unsere Gesundheit.

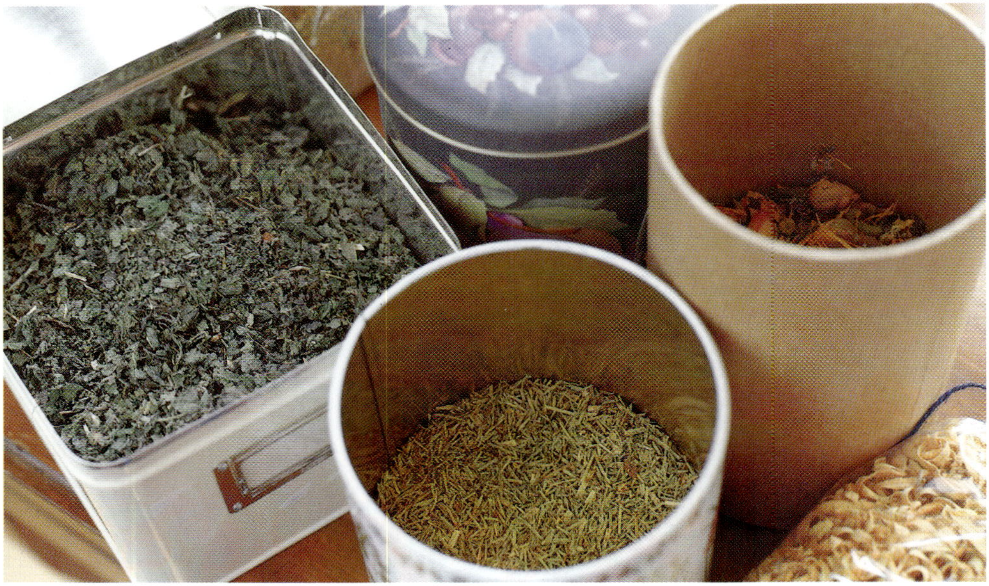

Kräuter werden trocken und dunkel aufbewahrt.

Es gibt in der Zwischenzeit eine Menge »Kräuterliteratur«, in welcher Heil- und Gewürzkräuter eingehend dargestellt und beschrieben werden, so daß ich mir im Rahmen dieses Büchleins erlaube, von einer gewissen Vorbildung des Lesers ausgehen zu können. Ein gutes »Kräuter-Kennenlernen-Buch« zeichnet sich u. a. dadurch aus, daß auch die Inhaltsstoffe der Kräuter wie ätherische Öle, Alkaloide, Bitterstoffe, Gerbstoffe, Glykoside, Schleimstoffe, Saponine sowie Mineralstoffgehalt, Vitamine und deren Wirkung auf unseren Organismus beschrieben werden.

Auf naturgetreue Abbildungen sollte man ebenfalls achten.

Teezubereitungen

Beginnen wir mit der ursprünglichsten Art der Heilkräuterzubereitung: dem Heilkräutertee.
Tee ist nicht gleich Tee! Diesen Sachverhalt möchte ich gleich vorwegnehmen, wenn es sich auch noch so banal anhört. Zunächst muß geklärt werden, welche Pflanzenteile von welchen Pflanzen überhaupt benutzt werden können, um einen Tee mit Heilwirkung zu erhalten. Es ist nämlich durchaus nicht gleichgültig, ob ich Blüten, Blätter, das ganze Kraut oder nur die Wurzel verwende, denn der Wirkstoffgehalt ist nicht immer und überall gleichmäßig verteilt.

Manche Kräuter haben sogar einen mehrfachen Nutzen, je nachdem, welche Teile ich verwende. Der altbekannte Löwenzahn zum Beispiel kann als Blüte, als Wurzel oder als Kraut für drei verschiedene Heilwirkungen verwendet werden.

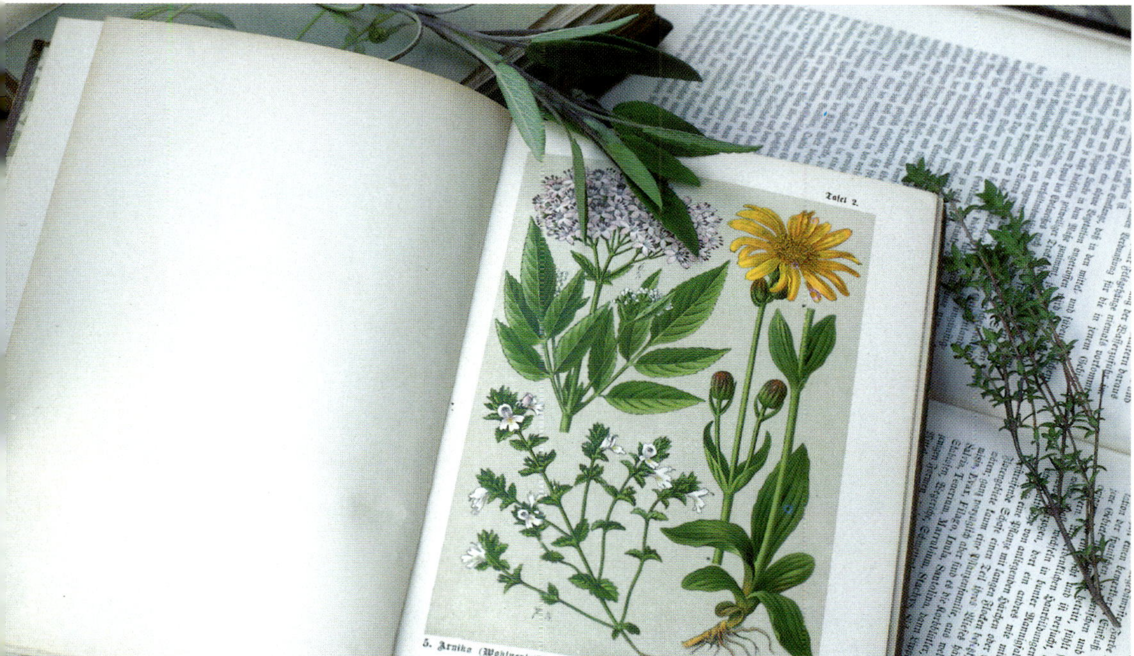

Es gibt viele Kräuterbücher, in denen Heil- und Gewürzkräuter ausführlich dargestellt werden.

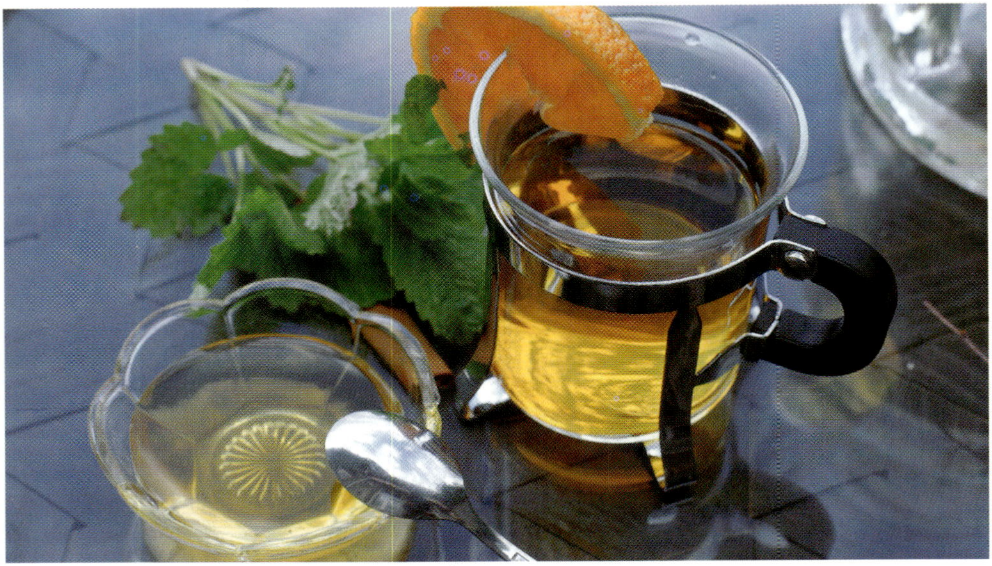

Frischtee verfeinere ich gerne mit Orange und Honig.

Frischtee

Eine nach meiner Kräuterhexenerfahrung noch bei vielen unbekannte Teezubereitung ist der Frischtee. Es herrscht wohl noch die verbreitete Meinung vor, Teeherstellung sei nur von getrockneten Drogen möglich. Der Begriff »Droge« hat übrigens ursprünglich nichts mit »Rauschgift« zu tun, sondern ist ein sogenannter Terminus technicus für getrocknete oder Pflanzenteile schlechthin. Der negative »Beigeschmack« entstand erst in den vergangenen zwei Jahrzehnten mit der zunehmenden Drogensucht und den damit verbundenen Problemen.

Frischkräutertee

Nehmen Sie je eine Prise der erwähnten Pflanzenteile von frisch erblühten Duftrosenblütenblättern, Ananassalbeiblättern, Minzeblättern, Lavendelblüten, Ringelblumenblüten, Melissenblättern, Basilikumblättern, Verbenenblättern, Kornblumenblüten, Schafgarbenblüten, Salbeiblüten, Ysopblüten und -blättern u. a. m. für eine Tasse Tee. Sie können diese Kräuter einzeln oder als Mischung genießen. Dafür werden die frischen Pflanzenteile gehackt oder kleingeschnitten, heiß übergossen und nach fünf Minuten abgeseiht. Ein solcher Frischtee schmeckt gesüßt oder ungesüßt und löscht im Sommer auch »kalt« hervorragend den Durst.

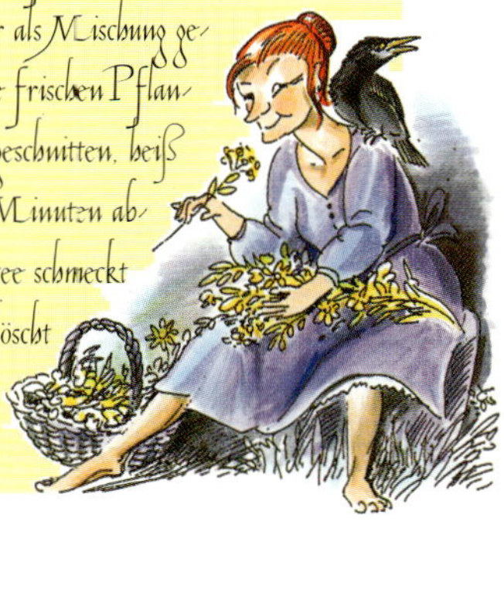

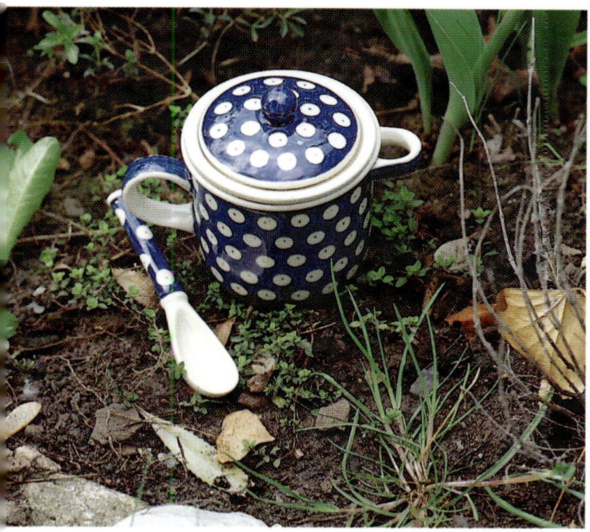

Es gibt schöne Teetassen mit Deckel, in denen man direkt den Tee aufbrühen kann.

Doch zurück zum Frischtee! Solange frische Pflanzen zu ernten sind, kann daraus jederzeit Tee zubereitet werden. Probieren Sie einmal frische Minze, Kamille, Schafgarbe, Melisse, Salbei usw. kleingeschnitten als Tee aufgebrüht und mit einigen frischen Beeren, Orangenscheiben, Honig oder einer Zimtstange gewürzt. Sie werden sich wundern, wie gut so ein Tee schmecken kann, auch wenn man *nicht* krank ist. Der Winter ist wieder lange genug. Wenn Sie nicht wissen, welche Pflanzenteile Sie verwenden sollen, gehen Sie einfach »Ihrer Nase nach«: intensiv duftende Blätter oder Blüten weisen Ihnen den richtigen Weg. Das ist übrigens die älteste Methode des Pflanzenkennenlernens. Eine Faustregel für die Zubereitung eines Frischtees ist allerdings zu beachten: Pflanzenzellen beinhalten Kristallwasser. Somit liegt deren Wirkstoffgehalt verdünnt vor, und Sie benötigen daher die doppelte Menge frischer Pflanzen im Vergleich zu getrockneten Substanzen. Das klingt etwas kompliziert, ist es aber nicht. Wenn Sie für eine Tasse Tee einen Eßlöffel getrockneten Tee benötigen, so brauchen Sie für einen Frischtee eben zwei Eßlöffel pro Tasse.

Wohlfühltee No. 1

Man mischt zu gleichen Teilen gestoßene Anisfrüchte, Orangenblüten, Melissenblätter, geschnittene Süßholzwurzel, Ringelblumenblüten, Lindenblüten und Römische Kamille (alles Trockenkräuter). Pro Tasse übergießt man einen gehäuften Teelöffel dieser Teemischung, deckt die Tasse ab und läßt das Ganze fünf Minuten ziehen. Danach wird abgeseiht und nach Belieben gesüßt (oder auch nicht). Schluckweise genießen!

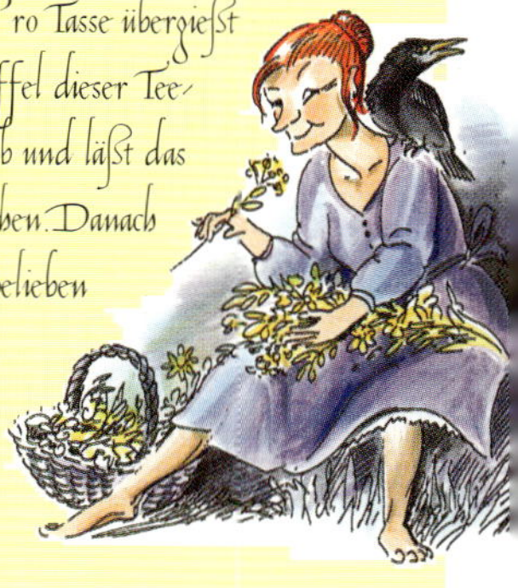

Trockentee Die weitaus bekannteste Teezubereitung ist die aus getrockneten Pflanzenteilen. Natürlich erreichen Sie mit einer einzigen Tasse Tee noch keine Heilwirkung. Kräutertees entfalten ihre Wirkung schonend und nicht als »Bombe«. Das bedeutet: nach einer Tasse wissen Sie zwar, wie der Tee schmeckt, aber um eine Heilwirkung zu erreichen, müssen Sie ihn oft und regelmäßig trinken! Bei Ihrem Apotheker finden Sie alles, getrocknet und fertig zum Aufbrühen!

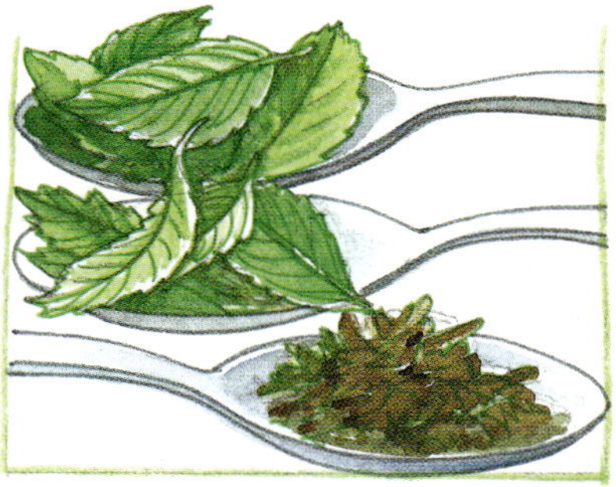

Ein Teelöffel Trockentee entspricht zwei Teelöffeln Frischtee.

Die Vorteile des »Trockentees« liegen darin, daß ein solcher Tee eine gute Lagerfähigkeit besitzt, darüber hinaus kann bei sachgemäßem Umgang eine weitgehendst gleichbleibende Qualität gewährleistet werden. Auf diese Art und Weise ist auch eine Versorgung in jenen Gegenden möglich, in denen nicht alle oder nur manche Teepflanzen vorkommen. Dies gilt auch für Heilpflanzen und Gewürze aus fremden Ländern, die übrigens

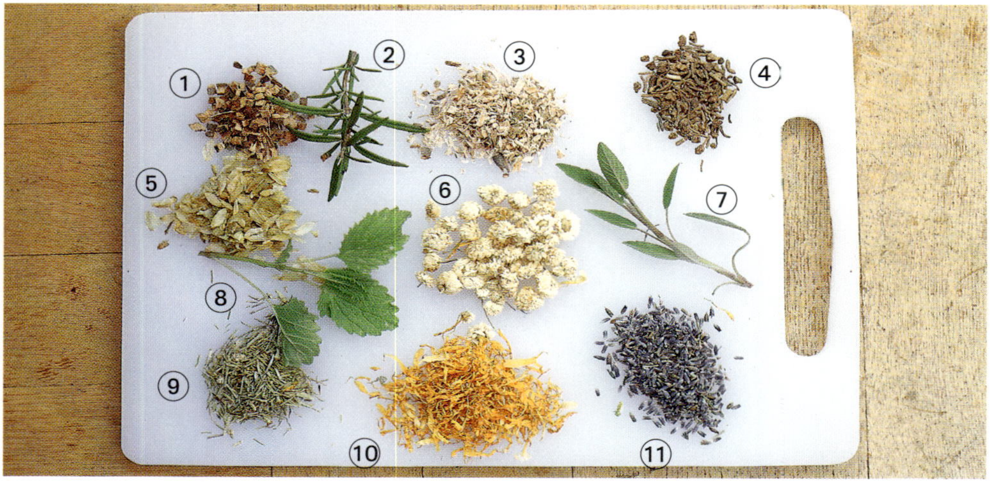

Allerlei Wurzeln, Blüten und Blätter auf einen Blick:
1 Eichenrinde, 2 Rosmarin, 3 Weidenrinde, 4 Baldrian, 5 Hopfen, 6 Römische Kamille, 7 Salbei, 8 Zitronenmelisse, 9 Zinnkraut, 10 Ringelblume, 11 Lavendel

einen großen Anteil auf dem Heilpflanzensektor bilden.

In der Apotheke dürfen nur Heilkräuter abgegeben werden, welche in Laboratorien auf Wirkstoffgehalt, Rückstandsfreiheit und Reinheitsgrad untersucht sind, d. h. sie entsprechen den Vorschriften der geltenden Arzneibücher. Auch meine Heilkräuter sind in den Laboratorien der Lieferanten dementsprechend untersucht, d. h. sie entsprechen den Vorschriften des Europäischen und Deutschen Arzneibuches.

Kräuter sammeln

Ich kann mir nun gut vorstellen, daß Sie durch die vorher ausgeführten Zusammenhängen auf die Idee kommen, diejenigen Kräuter, welche in Ihrer Region vorkommen, selbst sammeln zu wollen. Es gibt sicherlich noch viele Gegenden in unserem Land, in denen ein großes Kräutervorkommen zu verzeichnen und zu beobachten ist - wenn man sich auskennt. Ein Umstand, der nicht mehr als selbstverständlich vorausgesetzt werden kann. Auf

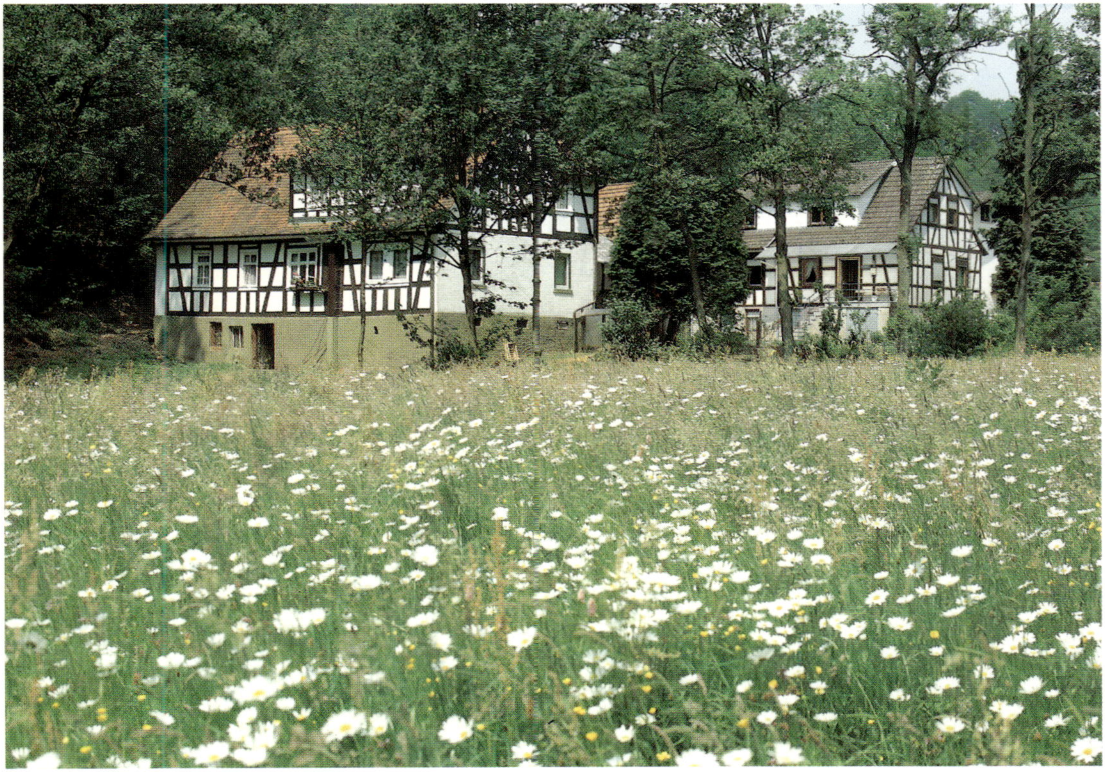

Auf diesen naturbelassenen Wiesen lassen sich noch allerlei Wildpflanzen sammeln.

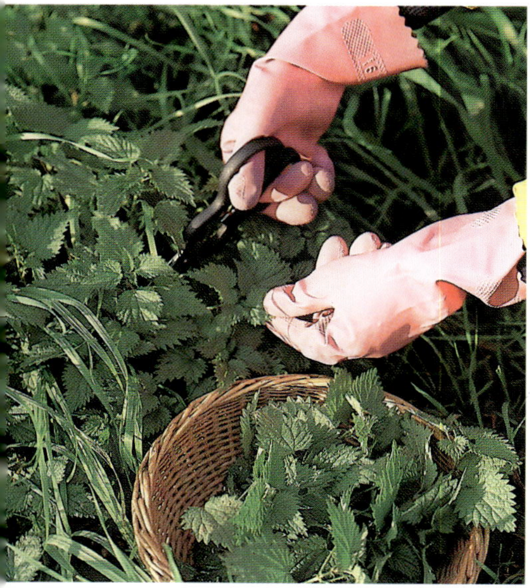

Nicht vergessen: bei der Brennesselernte besser Handschuhe verwenden.

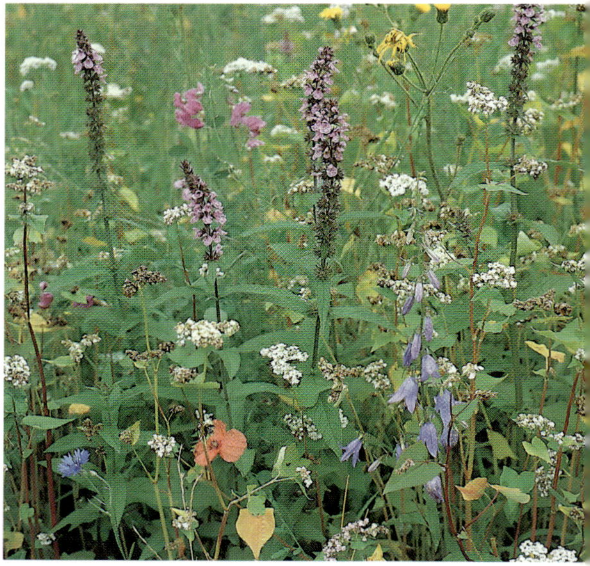

Auch Wiesen- und Waldränder eignen sich als Sammelort für Wildkräuter.

meinen Kräuterwanderungen habe ich die Erfahrung gemacht, daß die Kriegs- und unmittelbare Nachkriegsgeneration noch sehr wohl ein umfangreiches Wissen in bezug aufs Kräutersammeln in der Natur besitzt. Die Menschen wurden damals noch von der Obrigkeit und Lehrerschaft dazu angehalten, Kräuter für die Versorgung der Bevölkerung zu beschaffen. Dieser Zwang war bestimmt nicht angenehm und hat so manchen Zeitgenossen in der darauffolgenden Wirtschaftswunderzeit dazu gebracht, sich nie wieder mit dieser Materie befassen zu wollen. Heute sind wir ein halbes Jahrhundert weiter, und so mancher meiner Besucher ist froh, wenn er sein Kräuterwissen wieder auffrischen kann, denn Tabletten sind offensichtlich doch nicht immer das Mittel der Wahl . . .

Es gibt heutzutage allerdings einige Dinge und Tatsachen zu beachten, die mir als Kräuterhexe und jedem Kräutersammler in spe das Leben schwermachen. Die gesamte Problematik läßt sich in einer durchaus berechtigten Frage zusammenfassen: Wo kann ich heute überhaupt noch mit ruhigem Gewissen Kräuter sammeln? Ja, und da wird es selbst für mich manchmal schwierig, die richtige Antwort zu finden. Die aus heutiger Sicht paradiesischen Umweltverhältnisse unserer Vorfahren sind endgültig dahin. Es bleiben also nur noch kleine »Oasen« in

einer umweltbelasteten Wüste übrig. Gott sei Dank, muß sich kein Mensch bei uns heute mehr von Selbstgesammeltem ernähren; er würde schlicht und ergreifend verhungern. Aber es gibt sie noch, jene Oasen, und ich werde nicht müde, sie meinen interessierten Besuchern zu beschreiben.

Da wären zunächst die Wiesen, die Waldränder und -lichtungen abseits vom Straßenverkehr, überdüngten und gespritzten Feldern und Weinbergen – und Wegränder ohne »Hundeverkehr«. Ich bezeichne als die vier Wermutstropfen der heutigen Kräuterhexen: das Düngen, das Spritzen, den Straßenverkehr und das Gassiführen von Hunden am Ortsrand – alles Dinge, die uns davon abhalten, in solchen Bereichen Kräuter zu sammeln. Aber selbst abgelegene Stellen bedürfen einer exakten Beobachtung zu verschiedenen Zeiten, um sicher gehen zu können, daß es sich lohnt, dort zu sammeln. Ein an Kräutern interessierter Naturfreund wird sich also nicht sofort zum Sammeln bücken, sondern seinen Weg des öfteren in ein von ihm als bevorzugt angesehenes Gebiet lenken.

Nicht zu vergessen wäre übrigens der eigene Garten, sofern vorhanden. Als Gartenbesitzer wissen Sie am besten darüber Bescheid, wie Sie ihn behandeln. Einen Rat: Zügeln Sie Ihre »Unkrautrupfwut«, und viele Heilkräuter finden von alleine den Weg in Ihren Garten. Sie brauchen sich dann nur noch zu bücken, um zu ernten. Sie sparen somit Weg und Zeit und können zu optimalen Erntezeiten Ihren Sofortbedarf und Ihren Vorrat decken.

Streuobstwiesen und Wasserschutzgebiete sind ebenfalls relativ unbelastet, wenn wir einmal vergessen, was durch die »Luft kommt«. Aber schließlich müssen wir ja auch atmen.

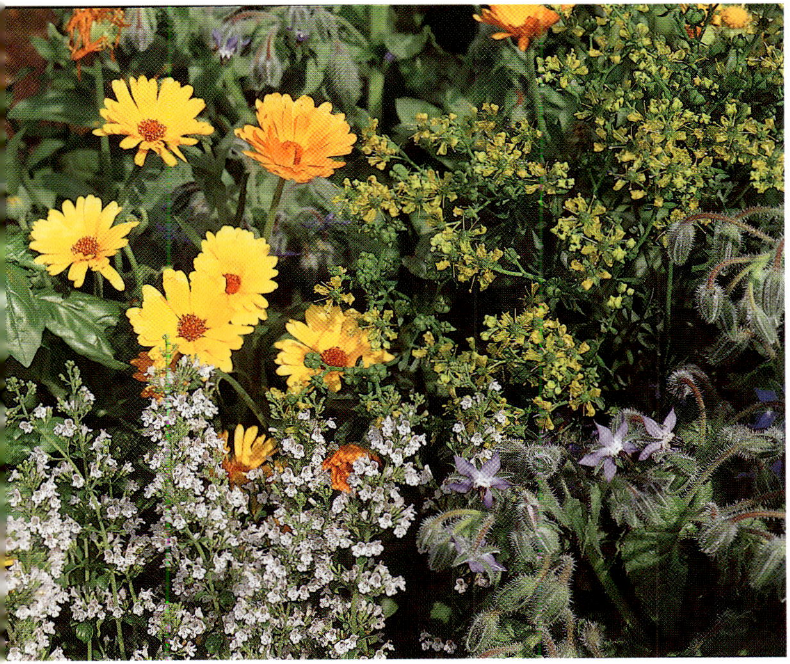

Wer einen eigenen Kräutergarten hat, kann dort seine Kräuter selbst anbauen.

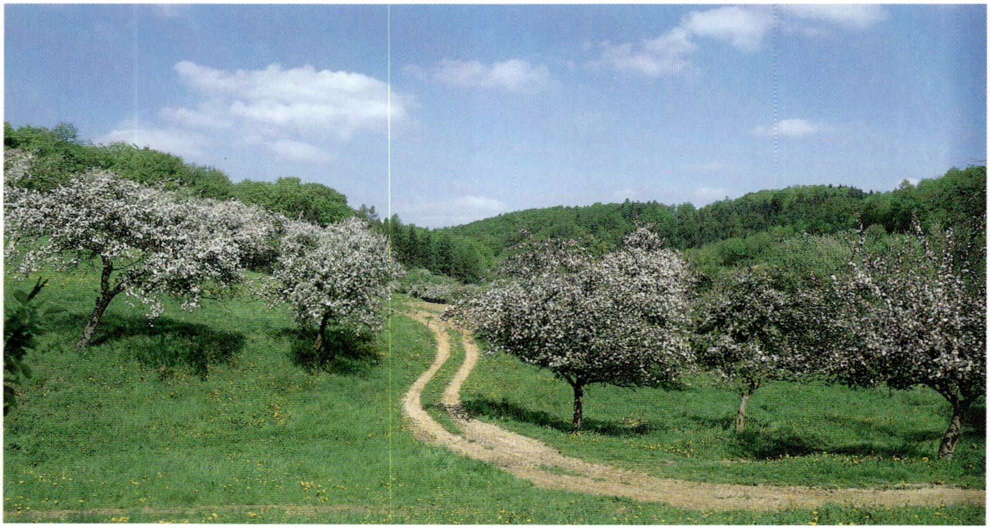

Auf Streuobstwiesen lassen sich viele Wildkräuter finden.

Kräutersammel-Geschichte

Bereits aus der Steinzeit gibt es Hinweise darauf, daß die Menschen Kräuter verwendet haben; zum größten Teil zur normalen Ernährung, aber auch, um sich im Krankheitsfall Linderung zu verschaffen. Die Naturverbundenheit jener Menschen war noch so intensiv, daß sie durchaus in der Lage waren, aufgrund von Beobachtungen die Heilwirkung oder den Nahrungszweck der Pflanzen zu erkennen. Verwendet wurden Blätter, Wurzeln, Knollen, Früchte und Samen. Die Anwendung von Heilpflanzen in frühester Zeit läßt sich anhand von archäologischen Funden nachweisen. Die Hochkulturen auf der ganzen Welt haben sich seit Jahrtausenden mit Heilpflanzen befaßt und behandelt.

Im Mittelalter waren es in erster Linie die Frauen, Kräutersammlerinnen, die Jäger und Hirten, die aufgrund ihrer Naturverbundenheit und dem Leben »draußen« als heilkundig betrachtet wurden. Gerade diese Jäger und Hirten führten die ersten sogenannten »Tierversuche« (nach heutiger Lesart) durch, indem sie das Verhalten kranker Tiere exakt beobachteten und ihre Schlüsse daraus zogen.

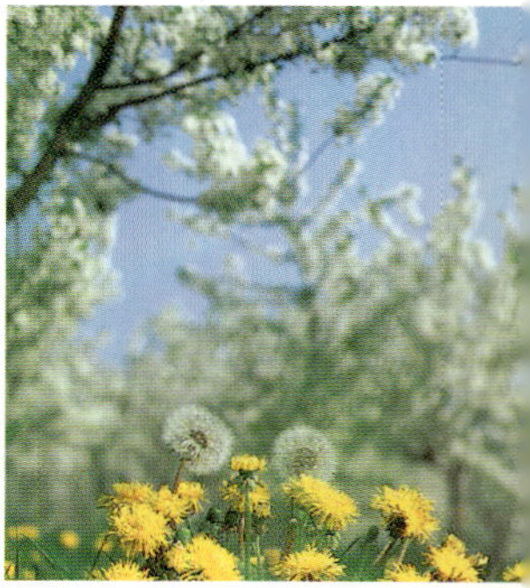

Löwenzahn unter blühendem Apfelbaum

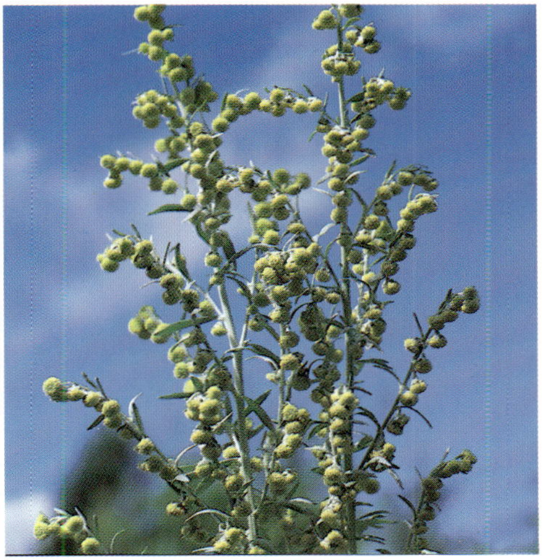

Wermut, ***Artemisia absinthium***

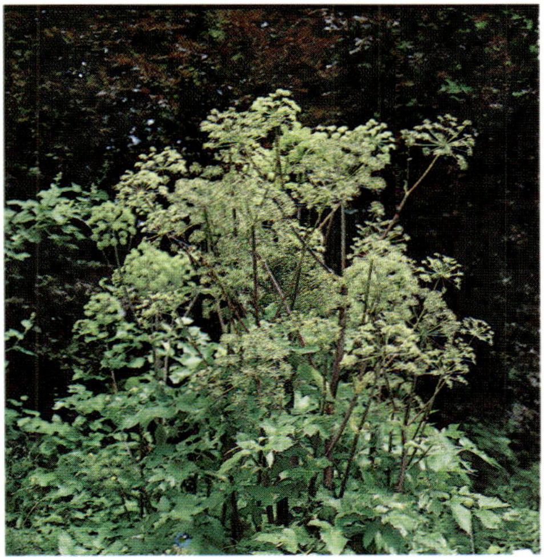

Arznei-Engelwurz, ***Angelica archangelica***

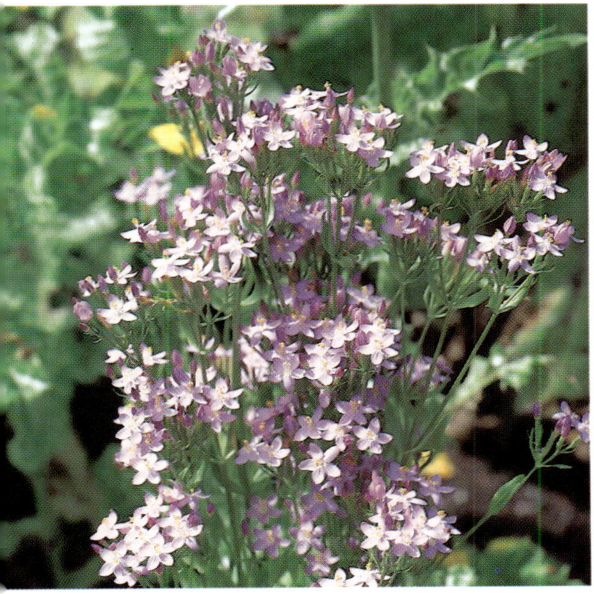

Echtes Tausendgüldenkraut,
Centaurium erythraea

Der Teeaufguß

Gehen wir nun einmal davon aus, daß es Ihnen gelungen ist, sich in den Besitz eines Kräutertees zu bringen. Schon stellt sich die Frage: Wie wird er zubereitet?

Als Kräuterhexe möchte ich Ihnen zunächst die verschiedenen Möglichkeiten einer Teezubereitung näherbringen. Welche Pflanzen und Pflanzenteile für welche Zubereitung geeignet sind, werde ich noch im einzelnen ausführen.

Die wohl bekannteste Art, Tee zu brühen, ist der Aufguß. Bei einem Teeaufguß werden die zerkleinerten Drogen mit kochendem Wasser überbrüht.

Das Ganze läßt man eine bestimmte Zeit ziehen, seiht dann ab und hat den trinkfertigen Teeauszug. Das klingt sehr einfach, aber

gerade hierbei werden nach meiner jahrelangen Kräuterhexenerfahrung die meisten Fehler gemacht. Doch dazu später.

Geeignete Pflanzenteile für den Teeaufguß sind Blüten und Blätter oder aber das ganze Kraut einer Heilpflanze, sofern die Stiele noch nicht zu sehr verholzt sind. Solch ein Aufguß ist die schonendste Art, einen Tee zuzubereiten, und eignet sich daher auch speziell für Kräuter mit einem hohen Anteil an ätherischen Ölen, welche sich bei starkem Erhitzen oder gar Kochen verflüchtigen würden. Aber selbst grobe Pflanzenteile wie Wurzeln, Rinden oder Samen (Früchte) können bei einem entsprechenden Zerkleinerungsgrad auf diese Weise zubereitet werden. Ein Teeaufguß ist für die frische Zubereitung wie auch für einen »Trokkentee« geeignet. Die meisten Kräuterbäder werden auf dieselbe Art und Weise hergestellt.

Ich möchte Sie an dieser Stelle nun auf mögliche Fehler aufmerksam machen, die immer wieder geschehen können und Ihnen dann Ihren Teegenuß vermiesen. Als Kräuterhexe werde ich häufig danach gefragt, an was es wohl liegen kann, daß manche Tees schrecklich bitter schmecken. Wenn ich mich daraufhin nach dem Zubereitungsrezept des Fragestellers erkundige, liegt das Problem meist in der Zeit begründet. Ein wohlschmeckender Teeaufguß ist bereits nach fünf Minuten trinkfertig. Dies gilt auch für Heiltees aus Blüten und Blättern sowie zerkleinerten Früchten, wie zum Beispiel von Fenchel und Anis. Das Herausziehen von möglichst viel »Heilkraft« durch längeres Stehenlassen des Aufgusses geht leider meist auf Kosten des Geschmacks! Oder, wenn diese fünf Minuten überschritten werden, weil man vergißt, die Pflanzenteile aus dem Wasser zu entnehmen, werden Gerb- und Bitterstoffe, die sich in fast jeder Pflanze befinden, mit dem Ergebnis herausgelöst, daß

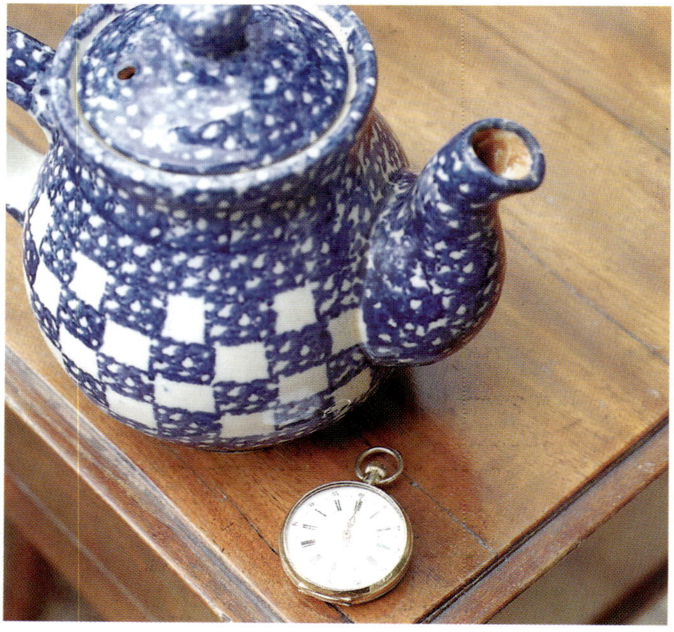

Lassen Sie den Tee nicht zu lange ziehen.

der Tee als bitter und unangenehm empfunden wird. Mit einer Ausnahme: Heiltees mit einem bewußt gewählten Anteil Bitterkräuter, wie zum Beispiel Wermut, Tausendgüldenkraut, Engelwurz und Löwenzahn, werden immer bitter schmecken. Das ist dann die Heilwirkung. Bitterstoffe lassen sich übrigens auch mit Zucker nicht »vertuschen«.

Ein weiterer möglicher Fehler, der sich dann sowohl im Geschmack wie auch in der ausbleibenden Heilwirkung bemerkbar macht, besteht darin, daß oftmals die Vorschrift »zugedeckt ziehen lassen« nicht berücksichtigt wird. Aufgrund dieser Nachlässigkeit haben dann sämtliche ätherischen Öle, die übrigens zu den wirksamsten Teebestandteilen gehören, die Möglichkeit – bedingt durch ihre rasche bzw. hohe Flüchtigkeit –, sich im

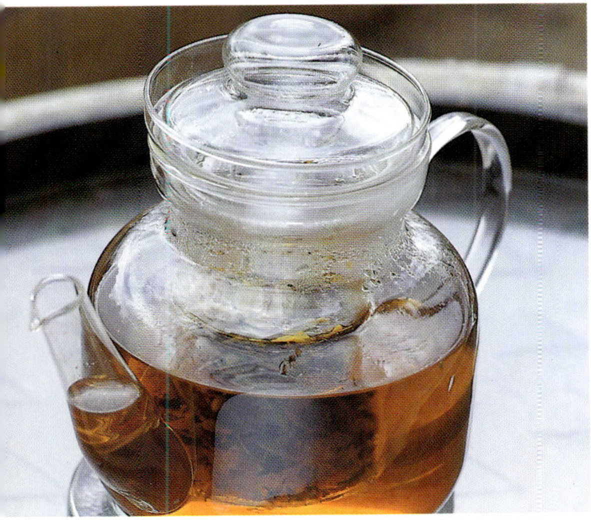

Kräutertees müssen zugedeckt ziehen.

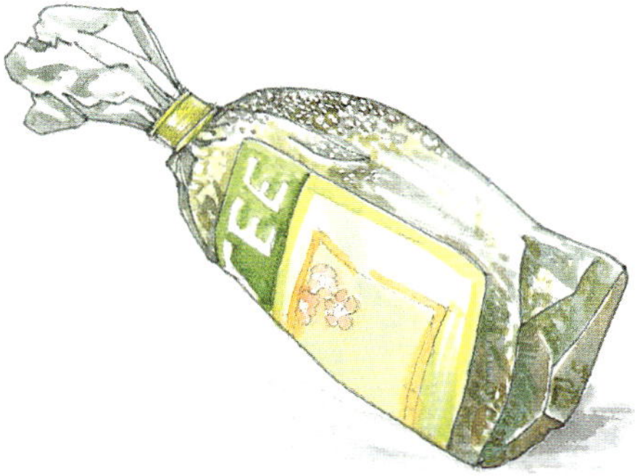

Wenn der Kräutertee in der Packung geschwitzt hat, müssen Sie den Beutel öffnen und die Feuchtigkeit entweichen lassen.

ganzen Raum zu verteilen, was Ihnen aber als Teetrinker freilich wenig nützt.

Wir kennen zwar auch die Methode der Aromatherapie, aber das ist ein anderes Thema.

Ja, und dann noch ein paar Worte der Kräuterhexe über das Aufbewahren von Teekräutern. Alle Trockenkräuter möchten auch als solche behandelt werden, d. h. trocken, dunkel und – wenn möglich – bei Zimmertemperatur lagern. Geeignete Vorratsgefäße sind Dosen mit einem festschließenden Deckel, um Feuchtigkeit und eventuelle Untermieter in Form von Motten und anderem Getier fernzuhalten. Sie können auch Einmachgläser mit Schraubdeckel verwenden, wenn diese im Schrank, d. h. im Dunkeln stehen. Gläser haben gegenüber Dosen übrigens den Vorteil, daß »Bewohner« sehr schnell entdeckt werden können, bevor sie es sich

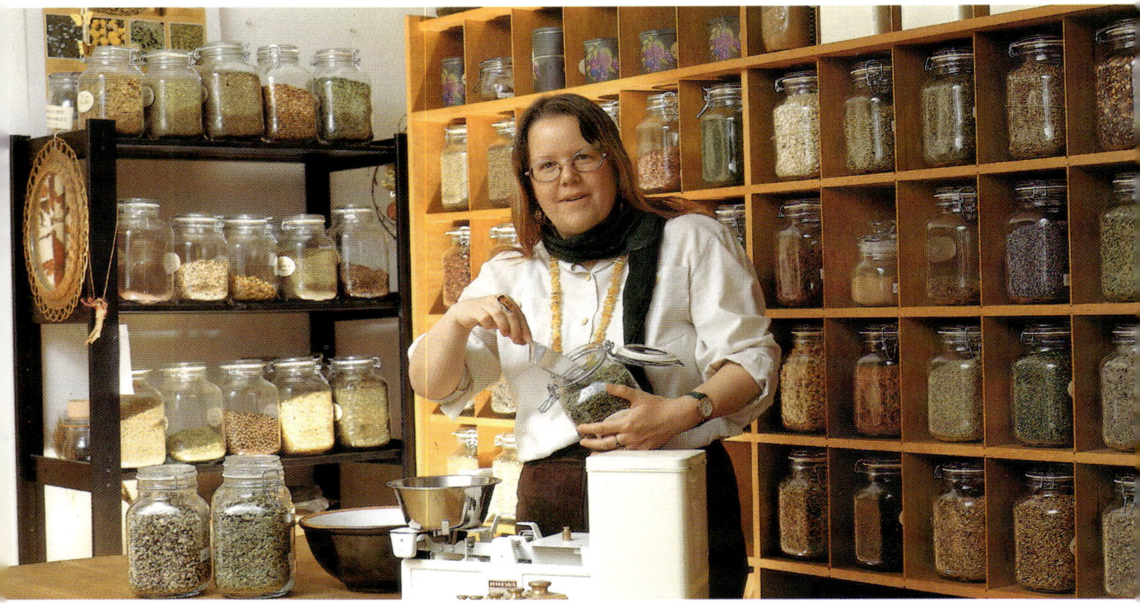

Hier stehe ich in meinem Kräuterhexenladen und stelle individuelle Teemischungen zusammen.

am Dosenboden gemütlich gemacht haben. Feucht gewordene Tees schimmeln in kürzester Zeit, eine Tatsache, die nicht nur bei der Lagerung, sondern auch bei der Beschaffung von getrockneten Kräutern besonders beachtet werden sollte. Denn es kann durchaus sein, daß durch hohe Termperaturunterschiede (z. B. Außentemperatur zu Auto-Innentemperatur) Ihr Tee in der Tüte »schwitzt« und somit Feuchtigkeit zieht. Dann darf er natürlich nicht sofort in ein dichtschließendes Gefäß gepackt werden. Wenn Sie nun diese kleinen Tips der Kräuterhexe berücksichtigen, kann Ihrem Teegenuß nichts mehr im Wege stehen.

Die Abkochung

Eine eigene Art der Teezubereitung stellt das sog. »Decoct« (lat.) oder auf deutsch die Abkochung dar. Ich meine hiermit nicht das Decoct im Sinne des Deutschen Arzneibuches, das wäre zu kompliziert, sondern einen Tee, der »gekocht« wird. Abgekocht werden alle Pflanzenteile, die wir landläufig als hart bezeichnen würden. Das sind: Rinden, Hölzer, Wurzeln, grobe Blätter und unzerkleinerte Früchte, zum Beispiel von Fenchel, Hagebutten und Kümmel. Zu den Rinden und Hölzern, die als Teegrundlage verwendet werden können, gehören Weiden- und Eichenrinde, Zimtrinde und Rotes Sandelholz. Wurzeln,

die gekocht werden sollten, sind unter anderem Liebstöckel, Löwenzahn, Baldrian, Hauhechelwurzel, Süßholzwurzel.

Ich gehe davon aus, daß Sie schon einmal eine Teemischung empfohlen bekommen haben, in welcher neben Blüten- und Blattdrogen auch Wurzel- und Rindenteile zu finden waren. Sie fragen sich jetzt natürlich zu Recht, wieso diese Heiltees nicht gekocht werden sollen. Die Antwort der Kräuterhexe lautet: der Zerkleinerungsgrad der holzigen Bestandteile wurde so fein gewählt, daß ein Auszug auch durch Überbrühen wirksam ist. Teemischungen mit Rinden und Wurzeln ergeben u. a. Hustentees, Blasen- und Nierentees, Hauttees und – nicht zu vergessen – Heilkräutermischungen generell gegen Schmerzen.

Zinnkrauttee muß wegen seiner relativ harten Pflanzensubstanz ebenfalls gekocht werden. Die Kochzeit für alle Drogen beträgt ca. zehn Minuten.

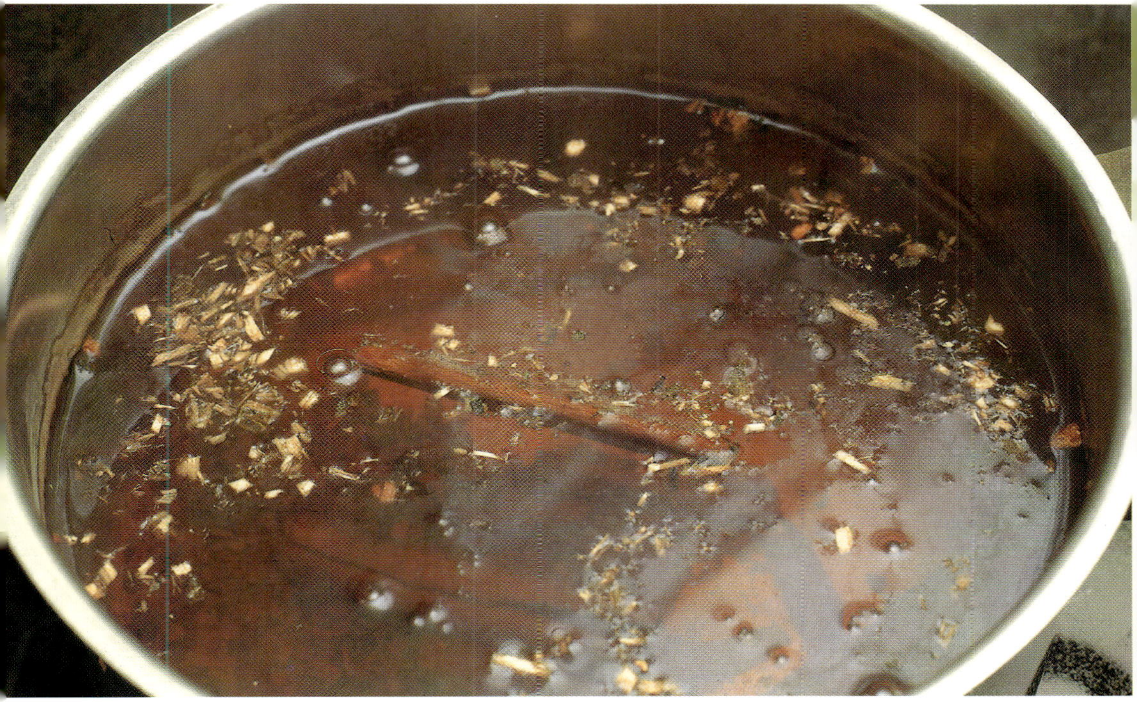

Harte Pflanzenteile wie Rinden, Hölzer und Wurzeln müssen abgekocht werden.

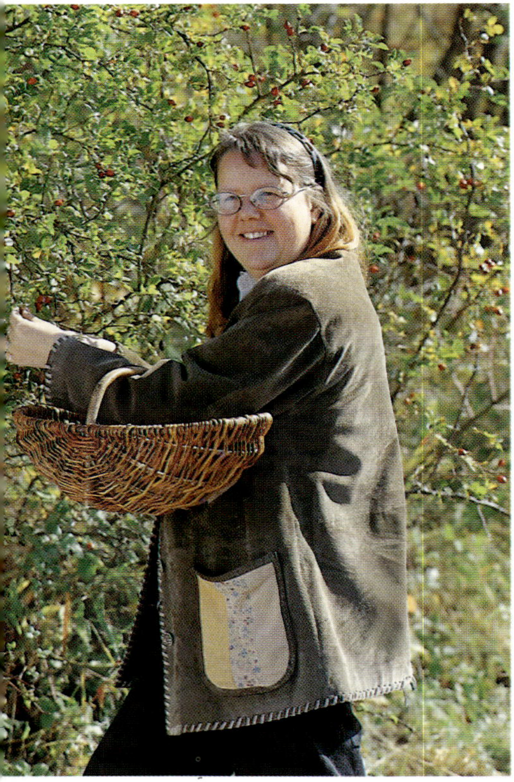

Hier ernte ich im eigenen Kräutergarten.

Der Kaltansatz

Eine Besonderheit bei der Zubereitung von Tees oder Pflanzenauszügen allgemein stellt der sogenannte Kaltauszug dar. Er ist immer dann angebracht, wenn es sich um Pflanzen mit einem hohen Schleimstoffgehalt handelt oder um Kräuter mit Inhaltsstoffen, die bei einem heißen Aufguß oder gar beim Kochen herausgelöst werden und dann eine leicht giftige Wirkung zeigen. Der Kaltansatz löst aus diesen Heilpflanzen nur die für unsere Gesundheit wichtigen Substanzen heraus.

Ein Kaltansatz wird am besten am Vorabend angesetzt. Man übergießt die entsprechende Heilpflanze (z. B. Eibisch, Leinsamen oder Mistel) mit kaltem Wasser. Man nimmt einen Teelöffel davon pro Tasse Wasser.

Das Ganze läßt man zugedeckt über Nacht ziehen, dann seiht man die Pflanzenteile ab und erwärmt diesen Wasserauszug auf Trinktemperatur (Nicht sieden! Nicht kochen!).

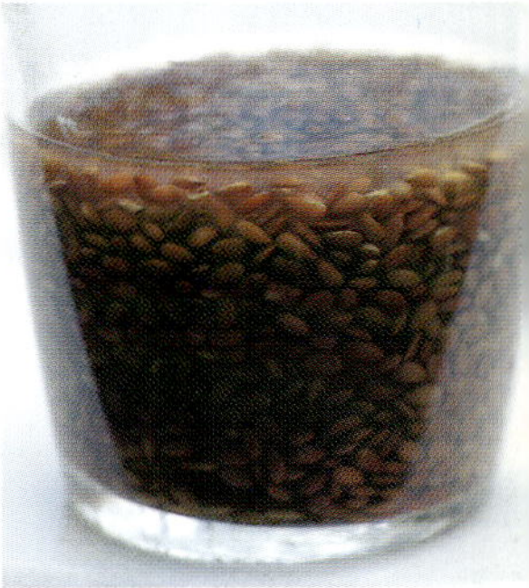

Leinsamen werden kalt angesetzt.

Grundsätzlich sollten **alle** Teezubereitungen immer frisch hergestellt werden, da durch eine zu lange Hitzeeinwirkung, z. B. in einer Thermoskanne, viele wichtige Inhaltsstoffe und auch der gute Geschmack verloren gehen. Eine Thermoskanne mit heißem Wasser bietet sich jedoch an, wenn keine Möglichkeit besteht, solches zu bekommen (z. B. unterwegs). Der Tee wird dann damit zubereitet. Die benötigte Menge Tee kann man sich in Teefilterbeuteln ebenfalls für unterwegs vorrichten.

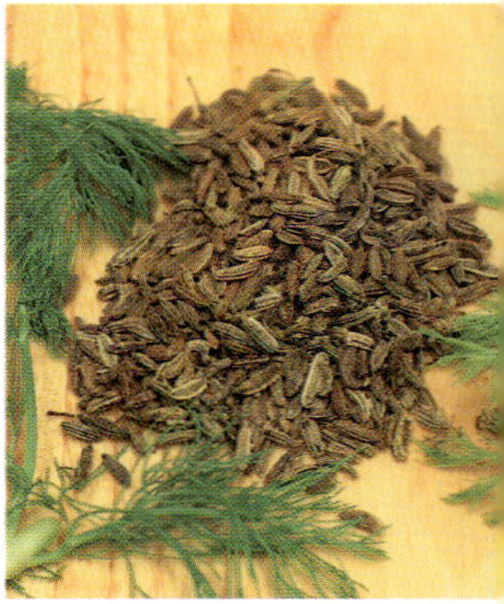

Fenchel, *Foeniculum vulgare*, mit Fenchelkraut

Elixiere und Tinkturen

Bei Elixieren und Tinkturen handelt es sich, einfach ausgedrückt, um alkoholische Pflanzenauszüge. Tinkturen gehören mit zu den ältesten Anwendungsformen von Heilpflanzen. Sie wurden aus frischen oder getrockneten Kräutern angesetzt und waren bzw. sind heute noch bei sachgemäßer Aufbewahrung eine lange Zeit haltbare Arzneiform. Die Tinktur enthält so gut wie alle Wirkstoffe einer Pflanze, da hochprozentiger Alkohol, mit dem sie hergestellt wird, ein sehr gutes Lösungsmittel ist, und zwar ohne daß die Kräuter dabei erhitzt werden müssen.

Tinkturen standen in der Vergangenheit auch aus einem anderen Grund schon immer hoch im Kurs. Es war mit ihnen möglich, auch für hochgiftige Pflanzen eine Arzneiform zu schaffen – und das nicht nur im positiven, d. h. der Gesundheit zuträglichen Sinne, sondern auch für das Gegenteil, wenn Sie wissen, was ich meine ...? So mancher störende oder unbeliebte Zeitgenosse wurde mit Hilfe eines überdosierten Tinktur-Cocktails ins Jenseits befördert. Gerade bei den Tinkturen bestimmt die Dosierung den noch gesundheitsförderlichen oder aber den tödlichen Grad der Verabreichung. Das Wissen um diesen Sachverhalt war daher schon immer das wichtigste geistige Kapital der Kräuterhexen und führte leider oftmals zu deren Vernichtung; denn es war in den Zeiten der Hexenverfolgung sehr einfach, den Tatbestand einer Vergiftung als Anklagepunkt anzuführen. Diese Zeiten liegen – Gott sei Dank! – weit zurück, denn ich weiß nicht, ob ich sonst noch dazu in der Lage gewesen wäre, das vorliegende Buch für Sie verfaßt zu haben.

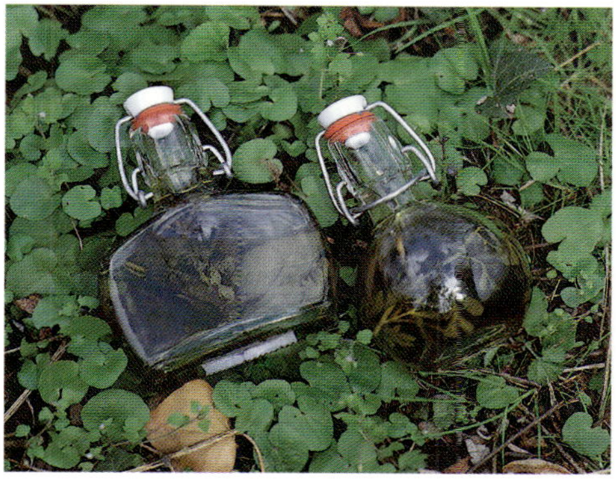

Mein Bitter-Elixier

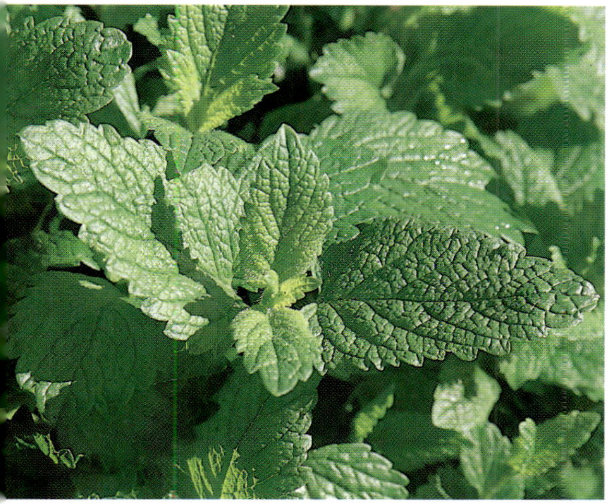

Zitronenmelisse, *Melissa officinalis*

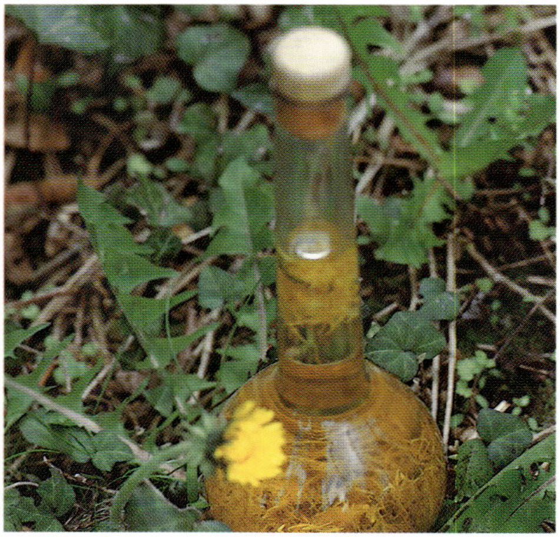

Kräuterwein nach Kräuterhexenart

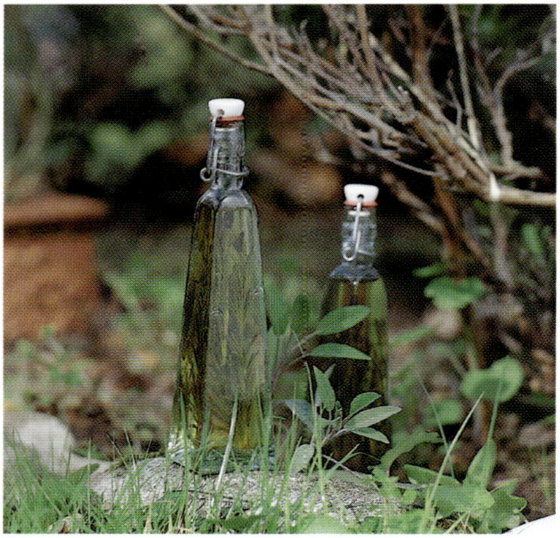

Salbei-Rosmarin-Elixier
aus meinem Kräuterhexenladen

Elixiere Sie sind laut einschlägiger Lexika – und wie ich es bereits in meinem Buch »Mein Kräuterhexenwissen« (auch erschienen im Kosmos Verlag) ausgeführt habe – alkoholische Auszüge oder Mixturen aus pflanzlichen Substanzen mit Zusätzen wie Zucker, Extrakten und ätherischen Ölen. Diese Definition möchte ich nun noch etwas näher erläutern. Schon was die Art des Alkohols betrifft, werde ich immer wieder gefragt, welcher denn wohl am geeignetsten wäre. Übliche Sorten sind Obstbrand (Äpfel/Birnen), Doppelkorn, Gin oder Rum, wen der Eigengeschmack dieses Zuckerrohr-Destillats nicht stört. Ungeeignet sind: Kirsch-, Mirabellen-, Zwetschgen- oder Himbeerbrände, da diese über ein sehr intensives Eigenaroma verfügen, das sich mit dem der Kräuter oft schlecht verträgt. Minde-

Lavendel-Minze-Elixier

20 Stengel Lavendel (frisch), fünf Zweige Pfefferminze (frisch), 30 g abgezupfte Verbenenblätter in eine Flasche mit einem Liter Fassungsvermögen geben (es geht auch mit getrockneten Pflanzen). Zwei Stangen Zimt und 20 g gestoßene Fenchelfrüchte in ein Mullsäckchen füllen und ebenfalls in die Flasche geben. Das Ganze mit einem Liter Obstschnaps auffüllen und zwei Monate im Hellen reifen lassen. Gelegentlich rütteln und danach abfiltrieren und mit 100 g weißem Kandiszucker leicht süßen.

Diese ungewöhnliche Provence-Mischung ergibt ein besonders gut schmeckendes Verdauungströpfchen.

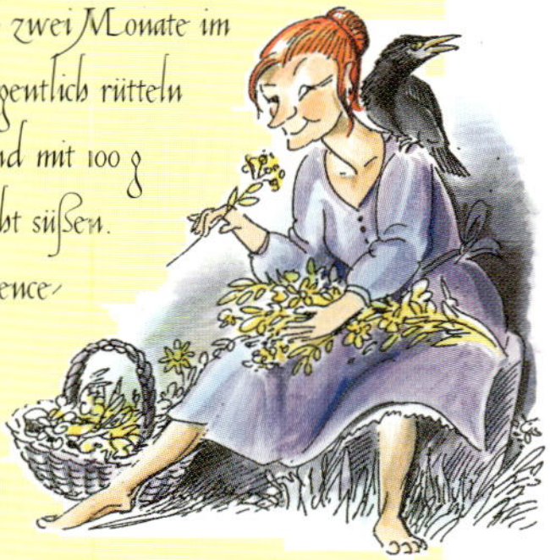

Blutwurzelelixier

Nach Art der Kräuterhexe

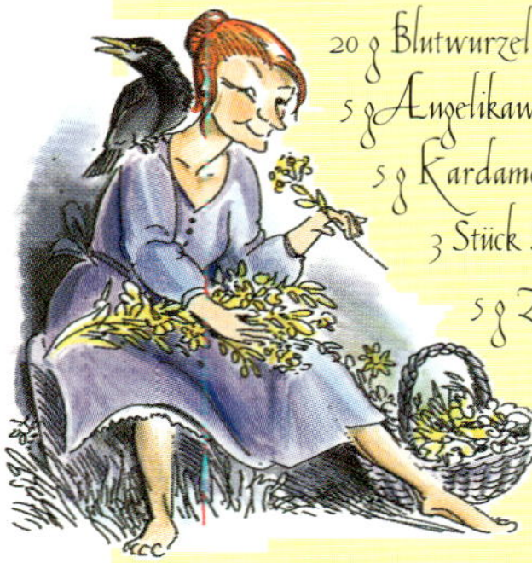

20 g Blutwurzel,
5 g Angelikawurzel,
5 g Kardamomkapseln (ganz),
3 Stück Sternanis,
5 g Zimt (geschrotet),
5 g Wacholderbeeren (gestoßen), 5 g Wermutblätter (geschnitten),
5 g Orangenschalen

Die Kräuter-Gewürzmischung wird in eine Weithalsflasche mit einem Liter Fassungsvermögen gegeben und mit 40%-igem Alkohol (Obstler, Korn) oder noch besser Topinamburschnaps aufgefüllt, verschlossen und mindestens 14 Tage lang im Hellen stehen gelassen. Danach abfiltrieren und zehn Tropfen reines ätherisches Pfefferminzöl zusetzen.

Als Heiltrank bei Verdauungsstörungen und Völlegefühl ungesüßt anwenden. Als Aperitif wird die Gesamtmenge Flüssigkeit mit zwei Esslöffeln Krümelkandis gesüßt. Danach noch einmal eine Woche reifen lassen.

stens genauso wichtig wie die Art des ausgesuchten Alkohols ist dessen »Konzentration«. Sie sollte mindestens 38 % Vol. betragen. Nur dann ist ein zufriedenstellender Pflanzenauszug möglich. Was nun die Kräuter betrifft, aus denen das Elixier hergestellt werden soll, gibt es eine fast unerschöpfliche Anzahl von Auswahlmöglichkeiten. Es ist daher sehr wichtig, sich vor dem Ansatz Gedanken zu machen, welchen Zweck ich mit einem solchen Trank erfüllen möchte, d. h. wie dieser wirken soll. Für ein Magenelixier benötigt man andere Kräuter als für eines gegen Herz-Kreislauf-Beschwerden oder ein Tränklein lediglich zum allgemeinen Wohlbefinden.

Wichtige Magenkräuter sind: Wermut, Weinraute, Melisse, Kümmel, Pfefferminze, Enzianwurzel, Blutwurzel, Tausendgüldenkraut, um nur einige zu nennen. Ein Herz-Kreislauf-Elixier benötigt u. a. Weißdorn, Rosmarin, Veilchen- und Lavendelblüten. Das ist ebenfalls nur eine kleine Auswahl. Mein »Jeden-Tag-Stärkungs-Elixier« wird mit Sicherheit auch noch einige Fruchtauszüge beinhalten. Was die restlichen Zutaten laut Definition betrifft, können diese – je nach Rezept – in unterschiedlichen Anteilen zugesetzt werden. Ohne Süße geht es nicht! Mögliche Sü-

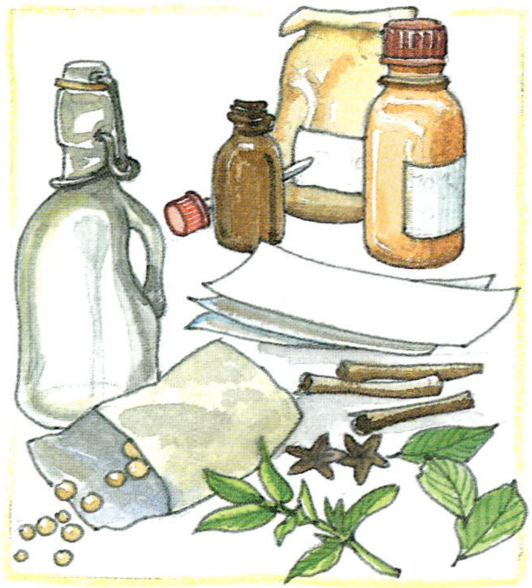

Herstellung eines Elixiers:

1. Zuerst müssen Sie alle Utensilien zusammenstellen.

ßungsmittel sind neben dem üblichen Weißzucker natürlich auch Honig, Rohrzucker oder Kandiszucker. Ein Tip von der Kräuterhexe: den Zucker (gleich welchen) immer erst dem sauber abfiltrierten Pflanzenauszug zugeben. Warum? Zucker macht die Lösung »dick«, und wir müssen uns ausgesprochen quälen, wenn der gelöste Zucker mitfiltriert werden muß. Das dauert dann sehr lange oder ist im schlimmsten Falle sogar unmöglich. Zum Filtern eignet sich normales, haushaltsübliches Kaffeefilterpapier.
Manche Pflanzenauszüge werden, meist in getrockneter Form, im Handel bereits als Extrakte angeboten. Diese werden dann in der Alkoholbasis gelöst. Ätherische Öle, wie zum Beispiel Pfefferminzöl, werden tropfenweise dazugegeben.

Tinkturen

»Tinkturen sind Auszüge aus Drogen, die mit Äthanol verschiedener Konzentration, Äther oder deren Mischungen, gegebenenfalls mit bestimmten Zusätzen, so hergestellt werden, daß ein Teil Droge mit mehr als zwei, aber höchstens zehn Teilen Extraktionsflüssigkeit ausgezogen wird.« Nach diesem Zitat aus meinem »Kräuterhexenbuch«, sprich »Der Pharmazeutische Assistent«, Band 1, brauche ich wohl nicht mehr separat zu erwähnen, daß die Herstellung einer Pflanzentinktur nicht unbedingt für jeden nachvollziehbar ist. Ich denke jedoch nicht, daß jeder seine eigene Baldriantinktur brauen möchte. Tinkturen sind hochwirksame pflanzliche Arzneimittel und werden tropfenweise angewendet.

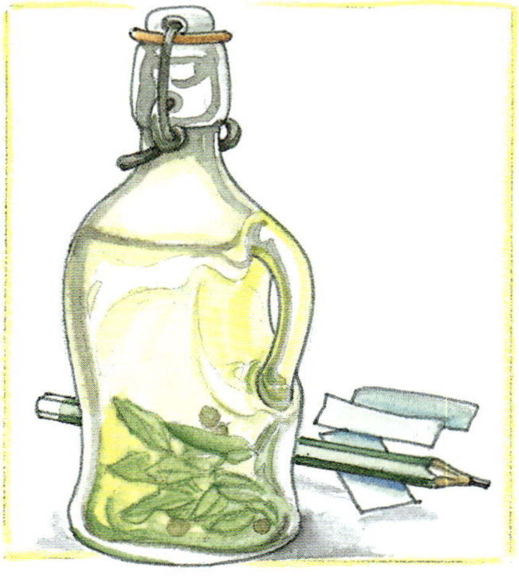

2. Die Kräuter und/oder Beeren sowie der Alkohol werden in die Flasche gefüllt. Die Flasche wird verschlossen und stehengelassen.

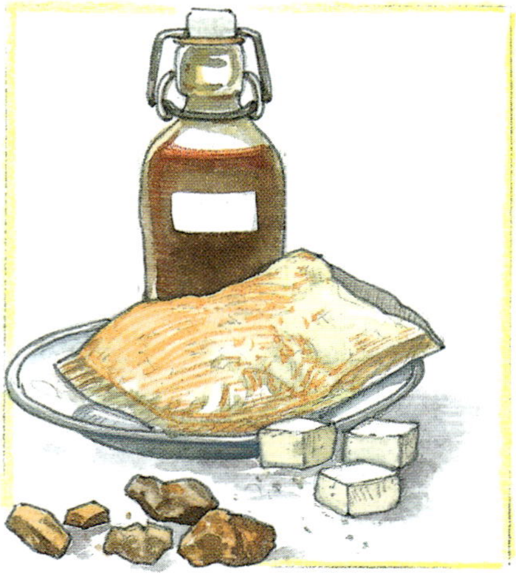

3. Den Zucker gebe ich erst nach dem Abfiltrieren dazu. Die Flasche anschließend gut verschließen.

Kräuterbäder

Eine sehr wohltuende, wenn auch vielfach aus der Mode gekommene Zubereitung aus Kräutern ist das altbewährte Kräuterbad.
Es gibt für mich nichts Schöneres, als mich nach einem anstrengenden Tag am Abend in mein Badezimmer zurückzuziehen und bei einem wohlig warmen, duftenden Kräuterbad und einer interessanten Lektüre die Anspannungen des Tages zu vergessen und abzubauen. Entspannung, seelisches Wohlbefinden und eine Weile Zeit für sich selbst sind die Faktoren, die ein Kräuterbad neben der Körperpflege so wertvoll machen.

Gerade in der dunklen, kalten Jahreszeit ist eine solche Anwendung zu empfehlen, denn neben entspannenden und pflegenden Badezusätzen können auch zur Vorbeugung gegen eine Erkältung ätherische Öle oder Kräuterauszüge in das Badewasser gegeben werden. Für ein Kräuterbad werden 100 g (z. B. bei Rosmarin oder Lavendel nur 50 g) getrocknete oder frische Kräuter mit einem Liter kochendem Wasser aufgegossen und zehn Minuten stehen gelassen. Dieser Aufguß wird dann filtriert dem Badewasser zugesetzt. Als Grundsubstanz für ein Schaumbad kann jedes neutrale, im Handel erhältliche Produkt dienen. Empfehlenswerte Badekräuter sind z. B. Melissenblätter, Lavendelblüten, Rosenblüten, Thymianblätter und, wer es anregend mag, Rosmarinblätter.

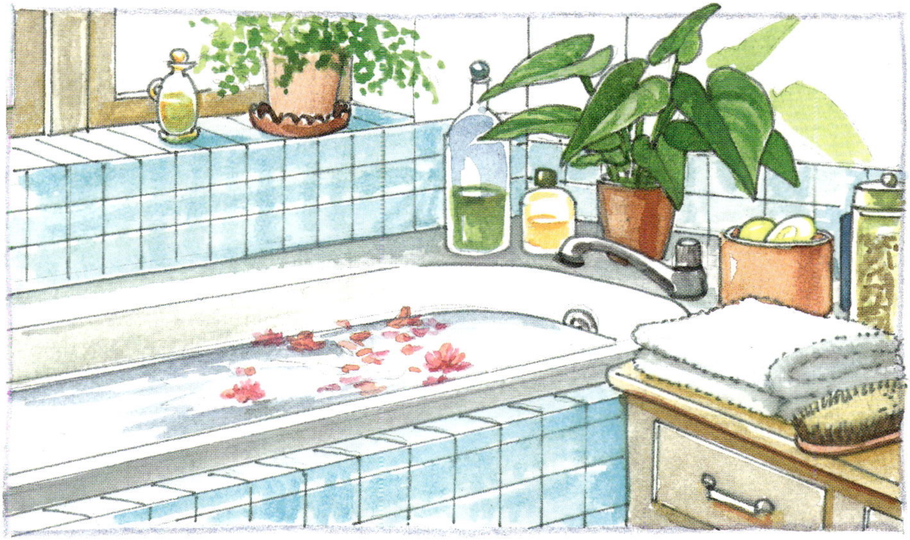

Ich liebe Kräuterbäder, die nicht nur den Körper reinigen, sondern auch die Seele »streicheln«.

Duft aus Kräutern

Der Geruchssinn ist der empfindlichste, den wir besitzen, und er steuert unser Verhalten täglich, ohne daß wir es bewußt wahrnehmen. Unangenehme Gerüche werden meistens sehr direkt empfunden, und man wird versuchen, sich dieser Beleidigung der Nase zu entziehen. Völlig anders verhält es sich jedoch bei der Wahrnehmung angenehmer Düfte. Wir fühlen uns im wahrsten Sinne des Wortes »angezogen«.

Unsere Nase ist direkt mit einer sogenannten »Schaltzentrale« im Gehirn, dem Limbischen System, verbunden. Diese steuert unser vegetatives Nervensystem und unsere seelischen Regungen. Was liegt also näher, als sich diese Tatsache für die Unterstützung unserer Gesundheit zunutzezumachen. Dies geschieht mit Hilfe der »Seele« der Pflanzen, der »Quinta Essentia« der Alchimisten, heute besser bekannt unter dem Begriff »ätherische Öle« oder, allgemein ausgedrückt, die Duftstoffe der Pflanzen.

Jeder Mensch macht seine eigenen Dufterfahrungen – und das vom ersten Lebenstag an. Eine Behandlungsmethode, die von der Ganzheitlichkeit des Menschen, d. h. von seinem seelischen und körperlichen Gleichgewicht, ausgeht, ist die Aromatherapie. Diese benutzt die Wirkung der ätherischen Öle auf unseren Körper – und besonders auf unsere Seele –, um Beschwerden und Krankheiten zu behandeln. Ätherische Öle sind hochwirksame Substanzen und sollten daher nur sehr sparsam verwendet werden und (von wenigen Ausnahmen abgesehen) auch nur verdünnt. Ausreichende Kenntnisse über die Wirkung der ätherischen Öle sind unbedingt notwendig, um eine Überdosierung mit Nebenwirkungen, wie z. B. Hautekzeme, Asthmaanfälle und Kopfschmerzen, zu vermeiden. Die Aromatherapie ist daher den Fachleuten vorbehalten.

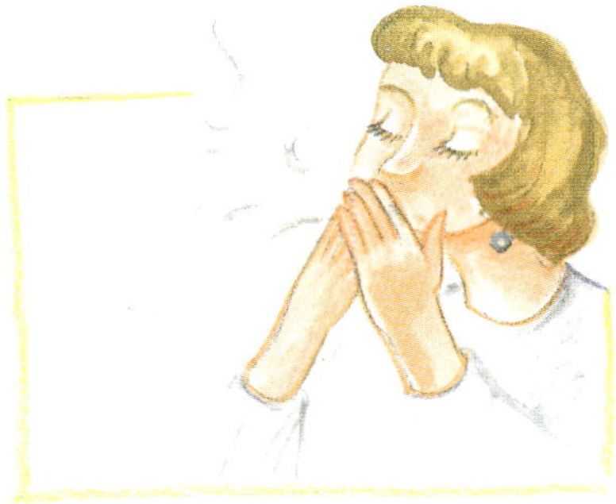

Duftatmen als »schnelle Hilfe« (s. auch S. 35)

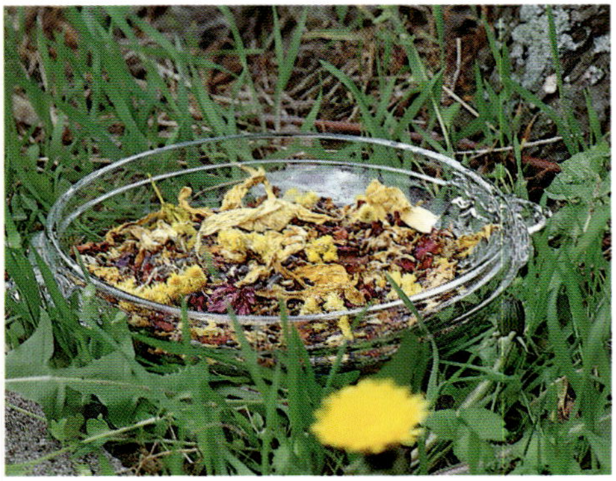

Frühlingspotpourri nach Kräuterhexenart

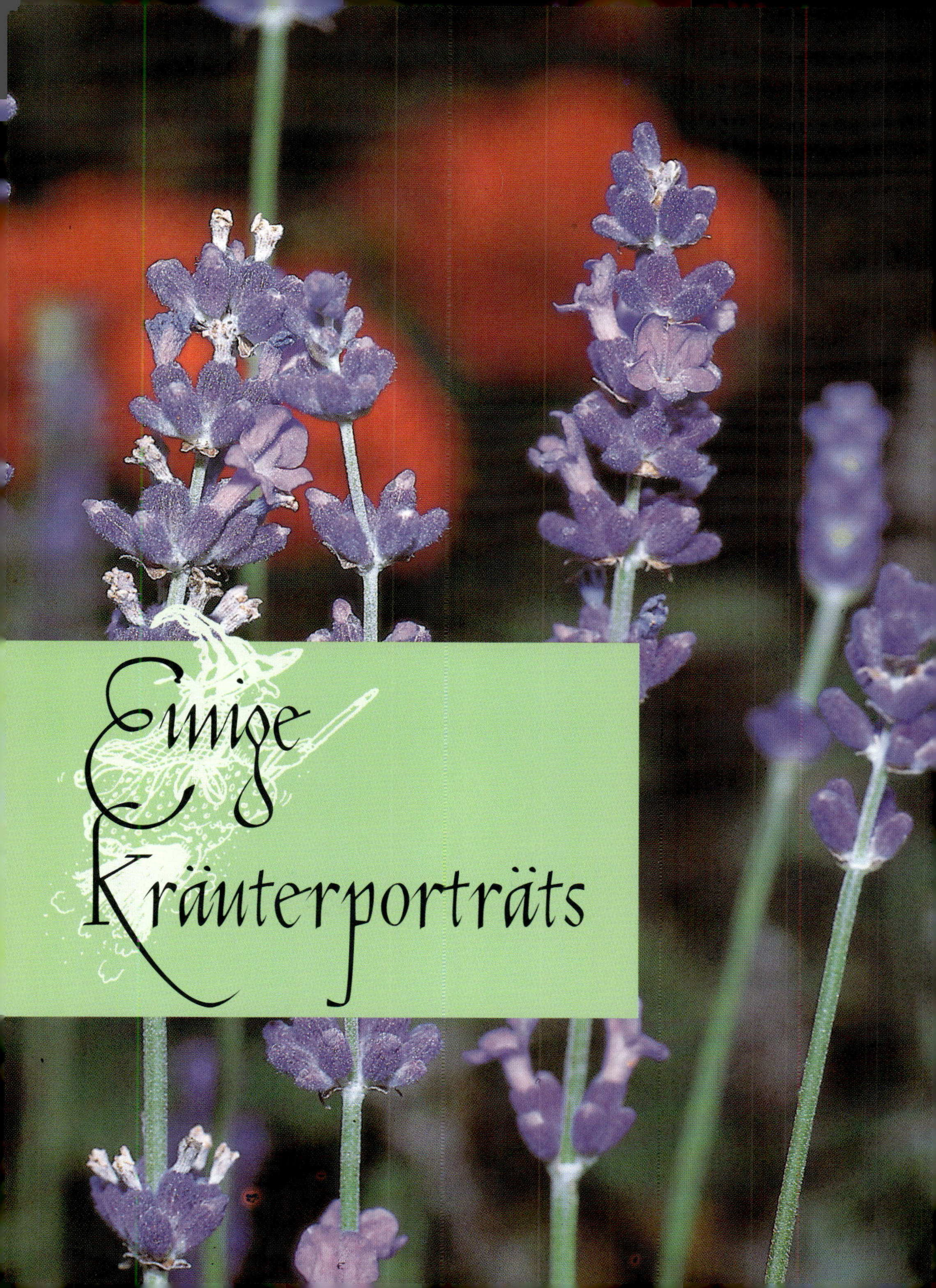

Einige Kräuterporträts

Sammeln und Ernten von Kräutern

Im ersten Kapitel des Buches (siehe Seite 14ff.) habe ich bereits geeignete und ungeeignete Stellen für das Sammeln von Kräutern erwähnt. Hier noch einige Tips für die Kräuterernte an sich.

Geerntet wird möglichst in den Vormittagsstunden eines trockenen Tages. »Wetterfrösche« - ich meine nicht die im Glas, sondern die hinter dem Glas, also im TV - sind zwar informativ, aber Selbsteinschätzung bringt uns hier weiter. Als Ernte-Utensilien brauchen wir ein Messer oder eine Schere, einen Korb oder einen Stoffsack - und manchmal sogar Handschuhe, zum Beispiel bei der Ernte von Brennesseln. Kräuter, die getrocknet werden sollen, werden nicht gewaschen, um die Trocknungszeit nicht unnötig zu verlängern. Sonst könnten wir auch bei Regen sammeln. Grob anhaftende Erde, Sand oder Steinchen werden kurz abgeschüttelt oder fallen während des Trockenvorganges von selbst ab.

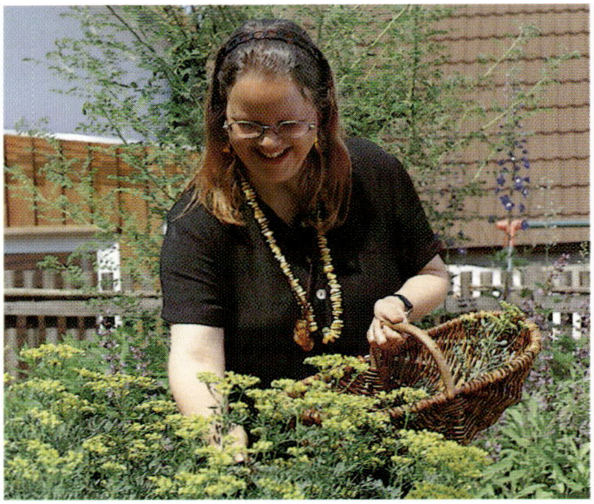

Weinrauten-Ernte in meinem Kräutergarten

Kräuter für die Frischverarbeitung in Form von Tee, Suppen, Soßen usw. werden kurz heiß abgewaschen, trockengetupft und dann sofort verarbeitet.

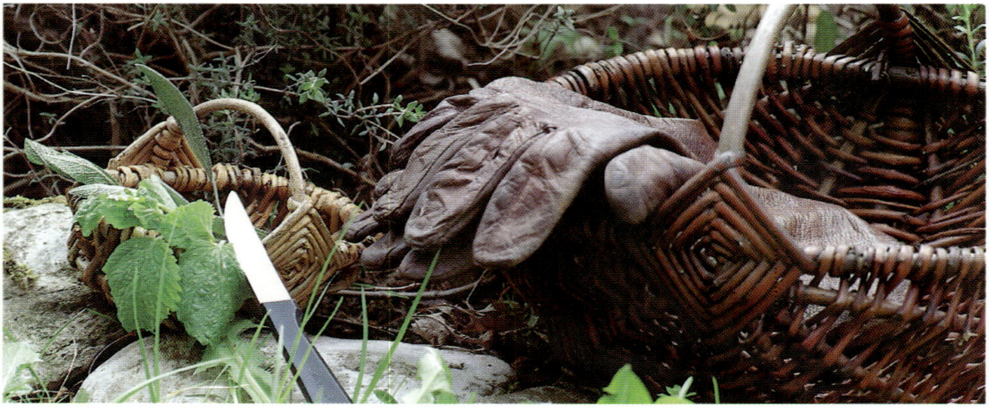

Für die Ernte benötigen Sie einen Korb, Handschuhe und ein Messer oder eine kleine Schere.

Kräuterbeschreibungen

Ich möchte Ihnen nun einige bekannte und weniger bekannte Kräuter kurz vorstellen, die ich meistens verwende und empfehle, wenn das Wohlbefinden zu wünschen übrig läßt.

Kamille und Römische Kamille

Mit der guten alten Kamille hat wohl jeder Mensch in unseren Breiten zum Teil schon in frühester Kindheit einmal Bekanntschaft gemacht. Sei es als Tee, als Umschlag, als Bad, Salbe oder als Kamillendampf bei einer starken Erkältung. Aus dieser Aufzählung ist die Wichtigkeit dieser Heilpflanze einfach abzuleiten. Kamille hilft bei Entzündungen aller Art, bei Krämpfen und heilt als Inhalat den entzündeten Hals-Rachen-Raum bei einer Erkältung. Als Magentee bei entzündeten Magenschleimhäuten ist ein Kamillentee oft, jedoch nicht bei jedem Menschen zu empfehlen. Die Inhaltsstoffe der Kamille können bei empfindlichen Menschen genau das Gegenteil bewirken, nämlich daß der Magen gereizt wird. In solch einem Fall sollte man dann auf Schafgarbenblüten oder Pfefferminzblätter zurückgreifen.

Kamillenblüten sind auch sehr gut dafür geeignet, als Teil einer beruhigenden Kräuterkissenmischung eingesetzt zu werden. Absolut ungeeignet – entgegen der landläufigen Meinung – sind Kompressen daraus bei der Behandlung einer Bindehautentzündung am Auge, die auf diese Art und Weise noch verschlimmert wird.

Kamille ist eigentlich ein Wildkraut und

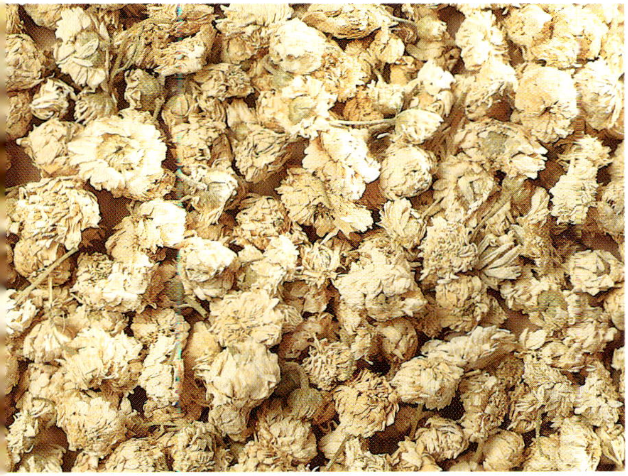

Römische Kamille (getrocknet)

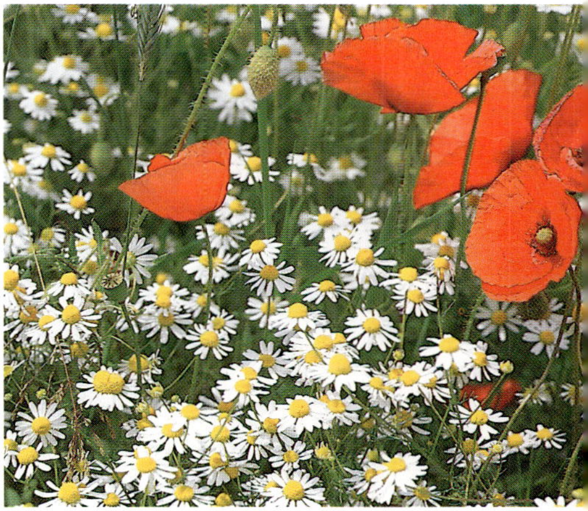

Echte Kamille mit rotem Mohn

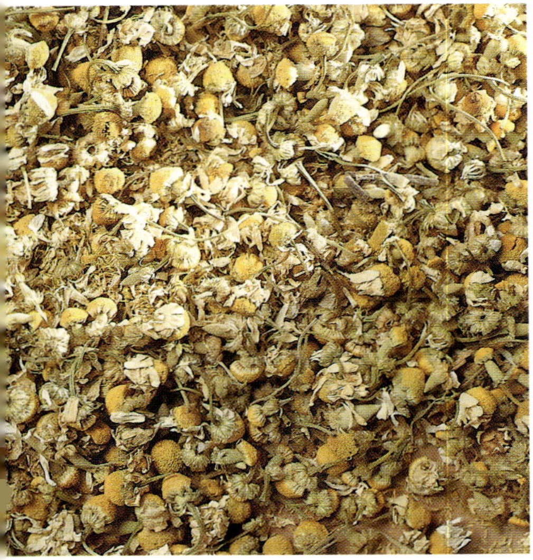

Getrocknete Echte Kamille

kommt auf Feldwegen, Äckern und Schuttplätzen vor, alles Stellen allerdings, die ein Sammeln aufgrund der Bodenbelastung durch Spritz- und Düngemittel nicht zulassen. Sie kann aber genausogut durch Saatgut im eigenen Garten angesiedelt werden. Geerntet werden die Blütenköpfchen zu dem Zeitpunkt, wenn sie sich gerade entfalten.

Eine weniger bekannte, aber durchaus beachtenswerte Art ist die Römische Kamille. Sie ist ein ausdauernder Bodendecker mit gefüllten Blüten, deren Kamillenaroma für meine Begriffe viel feiner ausfällt. Ich gebe sie gerne als Geschmacksverbesserer zu Teemischungen. Ein hochdosierter Auszug der Römischen Kamille kann in Form einer Spülung als »Aufheller« für blonde Haare verwendet werden – rein pflanzlich, versteht sich.

Ein Kräuterschlafkissen

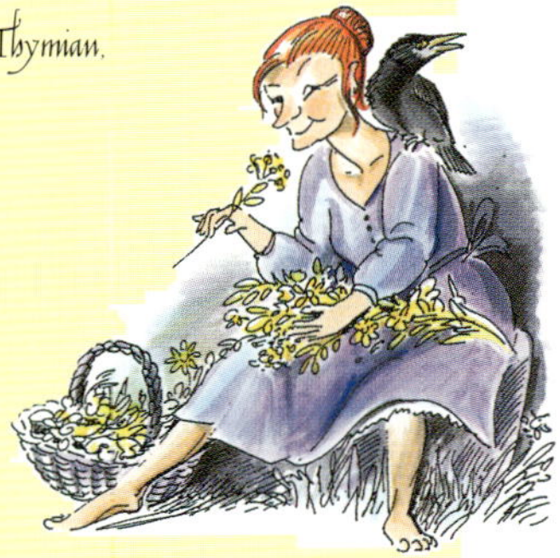

20 g Anis, 20 g Kamillenblüten,
40 g Hopfenzapfen, 30 g Thymian,
10 g Salbeiblätter,
20 g Baldrianwurzeln,
30 g Pfefferminze,
20 g Wohlriechendes
Eisenkraut (Verbene),
20 g Basilikum,
30 g Lavendelblüten,
60 g Heublumen

werden mit einem Eßlöffel Iriswurzel gemischt. Zu dieser Mischung gibt man fünf Tropfen Ylang-Ylang-Öl und läßt das Ganze eine Woche lang in einem gut schließenden Behältnis reifen. Danach füllt man diese beruhigende Kräuterkombination (alles Trockenkräuter) in einen ca. 30 x 20 cm großen Kuschelkissenbezug aus Baumwolle. Die Wirkung der Kräuter hält ca. ein halbes bis ein Jahr an.

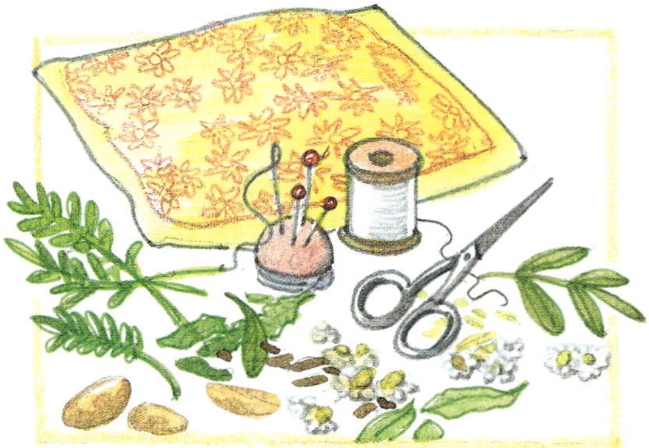

Ein Schlafkissen läßt sich aus einem Stoffrest und den Kräutern leicht selbst herstellen.

Pfefferminze

Wenn Ihnen etwas auf den »Magen geschlagen« hat, greifen Sie zu einem Pfefferminztee! Er wirkt krampflösend, blähungstreibend und durch seine ätherischen Öle verdauungsfördernd sowie gegen Übelkeit.

Als erfrischender Eistee im Sommer sollte er dann aus den frischen Blättern zubereitet werden. Sie werden von diesem feinen Aroma überrascht sein. Pfefferminze ist eine Kreuzung aus drei verschiedenen Minzearten und ist daher nur als Wurzelableger zu vermehren. Ein Minzenbeet im Garten – und hierfür sind in Gärtnereien übrigens mehrere Varietäten erhältlich – sollte immer so angelegt sein, daß es den Wandertrieb der Minzen einschränkt. Dies kann als Containerbeet oder in Form eines Frühbeetes mit Begrenzungen geschehen. Die Blätter der Pfefferminze werden bis kurz vor dem Beginn der Blütezeit geerntet.

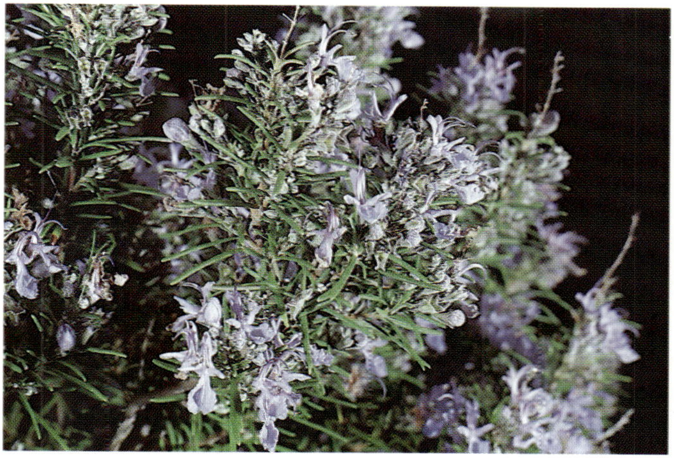

Rosmarin, ***Rosmarinus officinalis***

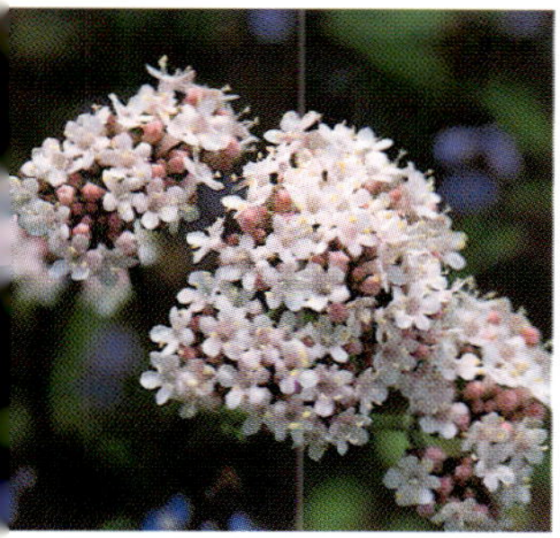

Baldrianblüte,
Valeriana officinalis

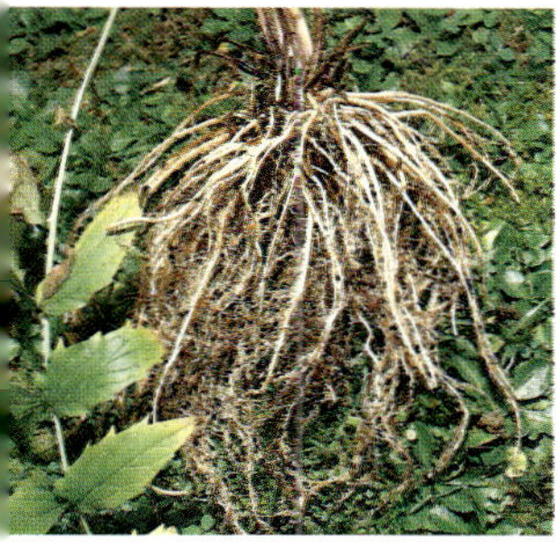

Baldrianwurzel,
Valeriana officinalis

Rosmarin

Gehören auch Sie zu den Menschen mit Anlaufschwächen am Morgen, ewig kalten Händen und Füßen, Kreislaufproblemen und schwachen Nerven? Dann probieren Sie es einmal mit Rosmarin. Diese Pflanze aus dem Mittelmeerbereich mit ihren nadelartigen Blättern und wunderschönen, blauen Blüten, die sich übrigens im Winter entfalten, kann kleine Wunder bewirken. Ähnlich wie Lavendel ist Rosmarin hauptsächlich als Duft- und Würzpflanze bekannt, was aber ihrer großen Bedeutung als Heilpflanze nicht gerecht wird.

Für einen Rosmarintee nimmt man eine Prise geschnittenen Rosmarin auf eine Tasse Wasser. Er hilft bei Kreislaufschwäche, kräf-

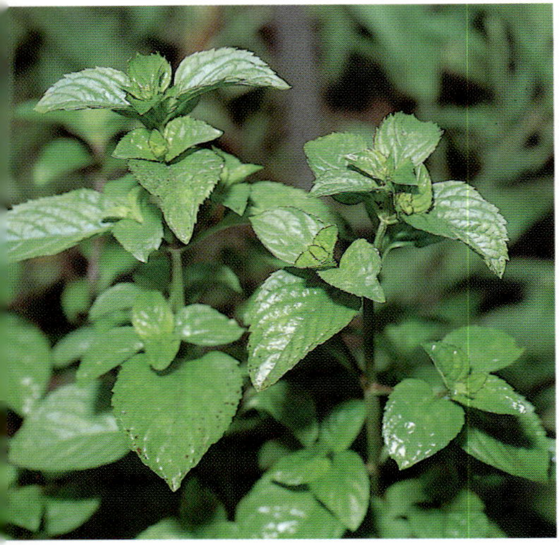

Echte Pfefferminze, *Mentha x piperita*

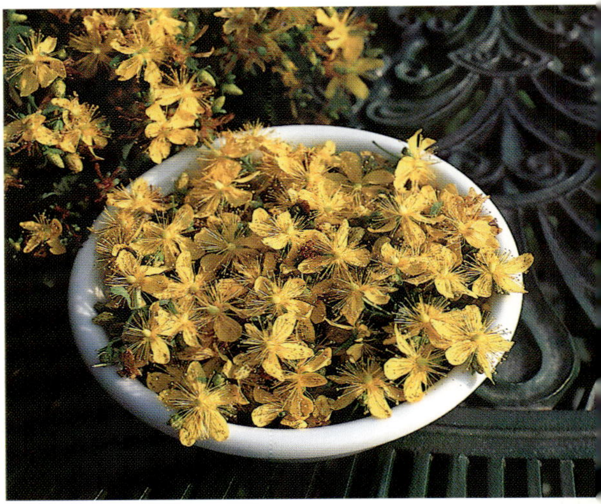

Tüpfel-Johanniskraut, *Hypericum perforatum*

tigt das Herz und stärkt die Nerven. Noch wirksamer als Tee (nicht in der Schwangerschaft anwenden) ist das reine ätherische Rosmarinöl. Man nimmt es bei Kopfschmerzen, beginnender Migräne oder einem sich anbahnenden Kreislaufkollaps: Ein bis zwei Tropfen schnell in der Handfläche verreiben und intensiv inhalieren. Die Heilwirkung wird sich innerhalb von Sekunden bemerkbar machen. Ich trage als »Erste-Hilfe-Tropfen« immer ein Fläschchen dieses Rosmarinöls bei mir.

Baldrianwurzel und Johanniskraut

Ein äußerst wirksames »Gespann« bei psychischer Erschöpfung oder wenn einfach die Nerven nicht mehr mitmachen. Baldrian ist eine bei uns weitverbreitete Wildpflanze, nur wird sie von den meisten Menschen nicht erkannt. Es ist auch nicht gerade einfach, von dem Honigduft der blühenden Staude auf den etwas eigentümlichen Geruch der Baldriantropfen zu schließen. Diese werden nämlich aus den Wurzeln gewonnen. Die Baldrianwurzeln werden im Herbst ausgegraben und unter fließendem Wasser gereinigt. Danach legt man sie zum Trocknen aus und schneidet sie in kleine Stückchen. Während des Trockenvorgangs bildet sich der typische Baldriangeruch aus. Daher ist es unbedingt notwendig, die Wurzeln »katzensicher« zu verwahren; denn Katzen lieben Baldrian über alles und Ihre Ernte wäre dann in kürzester Zeit »verschwunden«.

Um die Wurzeln im Herbst, wenn die oberir-

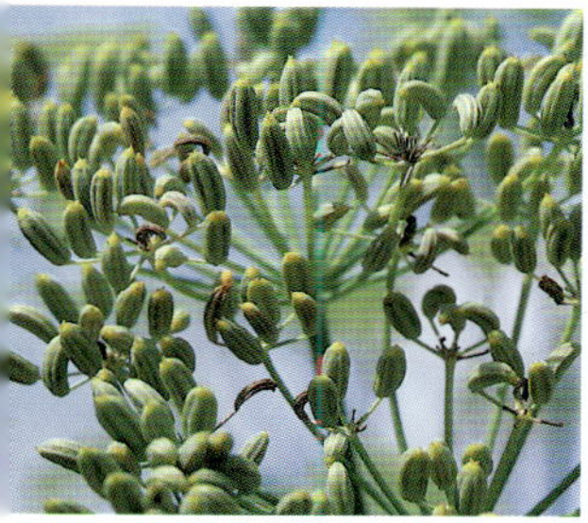

Fenchel,
Foeniculum vulgare

dischen Teile der Baldrianstaude eingetrocknet sind, wiederzufinden, sollten sie mit einem Stock o. ä. markiert werden. Baldrianwurzeln werden als Tee, Tinktur und Badezusatz sowie in Form von Dragees angewendet.

Das Echte Johanniskraut ist ein häufig vorkommendes Wildkraut mit goldgelben Blüten um Johanni (= Sommersonnenwende). Es ist auch unter der Bezeichnung »Tüpfel-Johanniskraut« bekannt. Man erkennt es an den »perforierten« grünen Blättern, wenn man sie gegen die Sonne hält, und dem in der Mitte zweikantigen Stengel.

Potpourri

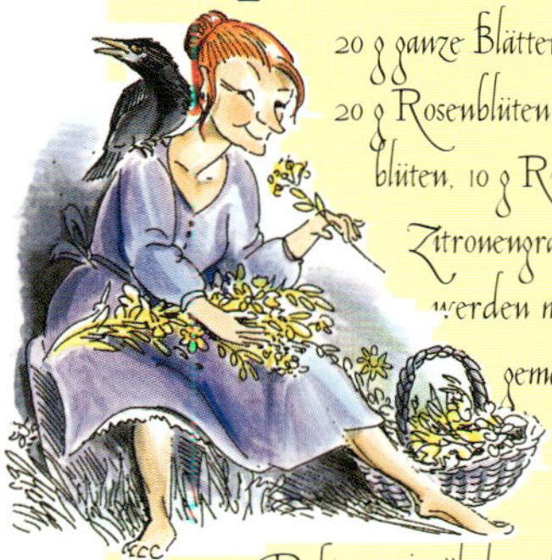

20 g ganze Blätter der Verbene, 20 g Rosenblüten, 10 g Römische Kamillenblüten, 10 g Ringelblumenblüten, 20 g Zitronengras, 20 g Lavendelblüten werden mit einem halben Teelöffel gemahlener Iriswurzel vermischt. Je fünf Tropfen Melissen-, Lavendel- und Duftgeranienöl darauf verteilen und eine Woche in einer gut schließenden Dose einwirken lassen. Dieses Potpourri kann jederzeit mit ätherischen Ölen aufgefrischt werden.

Für die Herstellung des roten Johanniskrautöls werden die Blüten gesammelt. Das ganze Kraut mit Blättern, Stielen und Blüten nimmt man für die Zubereitung als Tee. Wir finden das Johanniskraut auf trockenen Böden an Wegen und sonnigen Hängen und Waldrändern.

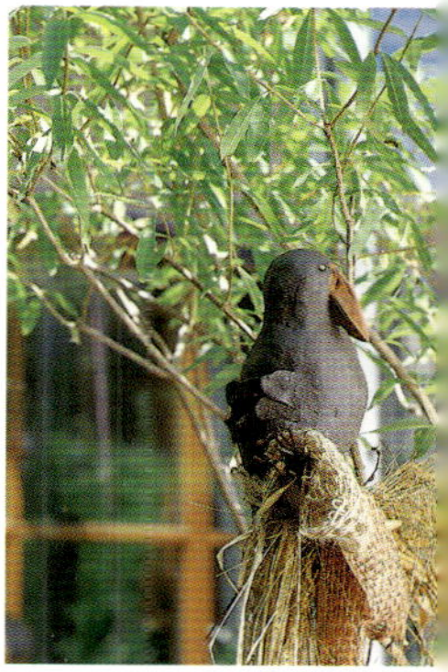

Mein Rabe Abraxas sitzt in meiner Verbene.

Sein Hauptwirkstoff, das Hypericin, und die Valepotriate des Baldrians, kombiniert in Johanniskraut-Baldrian-Präparaten, ist genau die Mischung, die uns wieder schlafen läßt, nervöse Unruhe, Herzklopfen und Prüfungsstreß ausgleicht. Und das sogar so gut wie nebenwirkungsfrei.

Das rote Johanniskrautöl ist ein gutes Einreibemittel bei Sonnenbrand, leichten Brandwunden und kleineren Verletzungen und ein sehr wirksames Massageöl bei Nervenschmerzen und Verspannungen. Johanniskraut darf nicht bei bekannter Lichtüberempfindlichkeit angewendet werden. Ausgedehnte Sonnenbäder sind zu vermeiden.

Wohlriechendes Eisenkraut

Dieses Kraut wird auch Verbene oder Vervene genannt.

Es gibt Teemischungen, denen geschmacklich das gewisse Etwas fehlt. In einem solchen Fall greift die Kräuterhexe in ihr Teeregal und öffnet ein Gefäß, dem ein unwiderstehlicher Zitronenduft entsteigt. Es ist nun naheliegend, an Zitronenmelisse zu denken, aber weit gefehlt. Dieser Duft stammt von einer bei uns noch nicht sehr bekannten Kübelpflanze, dem Zitronenstrauch oder auch Verbene genannt. Um alle Verwechslungen mit dem einheimischen Eisenkraut zu vermeiden, hier die botanische Bezeichnung: *Aloysia citriodora*. Den Blättern dieses Strauches entströmt bei der geringsten Berührung der für mein Empfinden wunderbarste Zitronenduft. Genauso schmeckt dann auch ein Vervenentee besonders frisch, und kann somit so manch »tristen« Kräutertee (zum Beispiel aus Brennesseln) aufpeppen.

Auch Potpourris, die einen Teil Zitronenstrauchblätter enthalten, gehören zu den Frischen ihrer Art. Ganz nebenbei besitzt natürlich auch das Wohlriechende Eisenkraut eine Heilwirkung bei Magenkrämpfen, schlechter Verdauung, Migräne, Herzklopfen und nervöser Erschöpfung.

Ein weiteres Gewächs mit Zitronenduft, das man häufig als Geschmacksverbesserer verwendet, ist das Zitronen- oder Lemongras.

Fenchel und Kümmel

Die klassischen Bauchwehkräuter schlechthin eignen sich nicht nur für kolikgequälte Kleinkinder, sondern durchaus auch für Magen- und Darmprobleme der Erwachsenen. Fenchel ist eine Gartenstaude. Fenchelfrüchte riechen süßlich und etwas nach Anis, ebenso die feinen Blättchen, welche ebenfalls geerntet werden können. Fenchelblätter und -stiele würzen Soßen und Fischsud. Die Früchte sollten unbedingt vor der

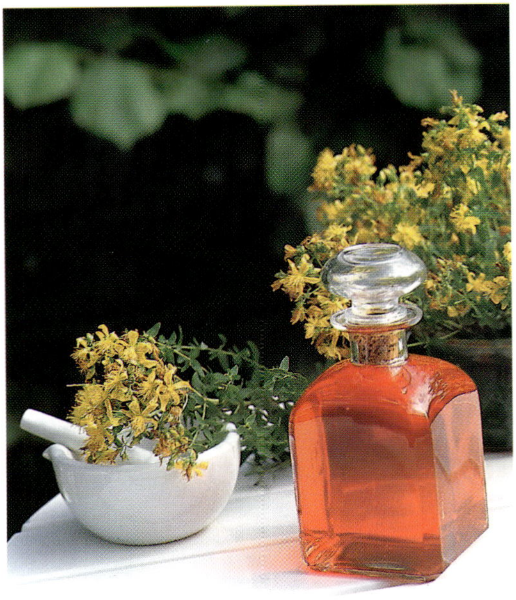

Johanniskraut-Öl

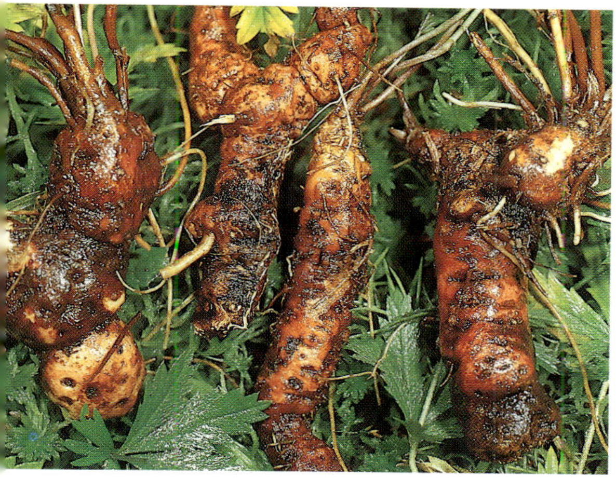

Blutwurzel-Rhizome

Verwendung in einem Mörser oder ähnlichem angestoßen oder mit dem Messerrücken zerdrückt werden, denn dann kann das ätherische Fenchelöl schneller und besser seine Heilwirkung entfalten. Außerdem benötigen Sie dann nur die Hälfte der vorgeschriebenen Menge für einen gut schmeckenden Fencheltee.

Ähnlich verhält es sich bei Kümmel, der wie der Fenchel zur Familie der Doldenblütler zählt. Kümmel wächst häufig auf Wiesen, wobei das dortige Sammeln besser unterlassen werden sollte. Es besteht Verwechslungsgefahr mit giftigen Arten. Kümmel hat ein eigenes Aroma und ist sehr wirksam bei Blähungen und Magenkrämpfen. Er wirkt als Gewürz verdauungsfördernd. Dadurch ist seine Verwendung bzw. Beigabe zu deftigen Gerichten wie Fleisch, Kraut oder Bratkartoffeln zu empfehlen. Eine durchaus schmackhafte flüssige Variante ist der Kümmelschnaps, auch Aquavit genannt.

Eine Mischung aus Früchten von Fenchel, Kümmel und Anis – wie schon angemerkt, leicht angestoßen – als Tee getrunken, hilft nicht nur bei Bauchweh in allen Altersstufen, sondern auch stillenden Müttern als Milchbildungstee.

Blutwurzel

Bei meinen Kräuterwanderungen werde ich immer wieder auf die gute alte Blutwurzel angesprochen, obwohl sie hier in meiner Heimat so gut wie nicht mehr zu finden ist. Diese Pflanze war offensichtlich für viele Generationen das Mittel der Wahl bei Bauchgrimmen und Durchfall. Sie war beliebt als gerbstoffhaltige Droge zur äußerlichen Anwendung bei Hämorrhoiden und wunder Haut, selbst als Heilmittel bei Halsentzündung, Mundgeschwüren und Zahnfleischbluten.

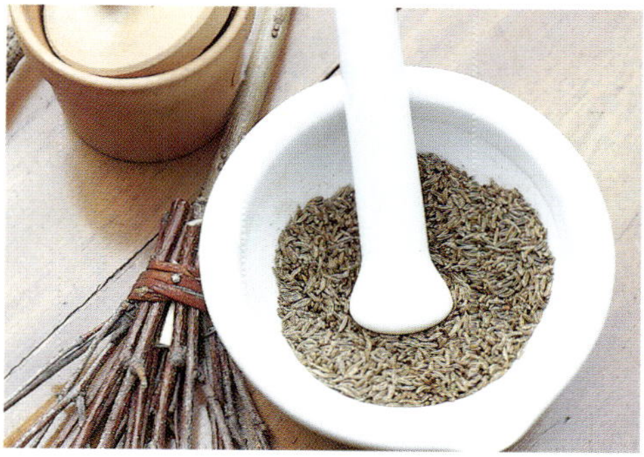

Wichtig: Früchte von Fenchel, Kümmel und Anis leicht anstoßen, damit sich die Wirkstoffe beim Teeaufguß besser lösen können.

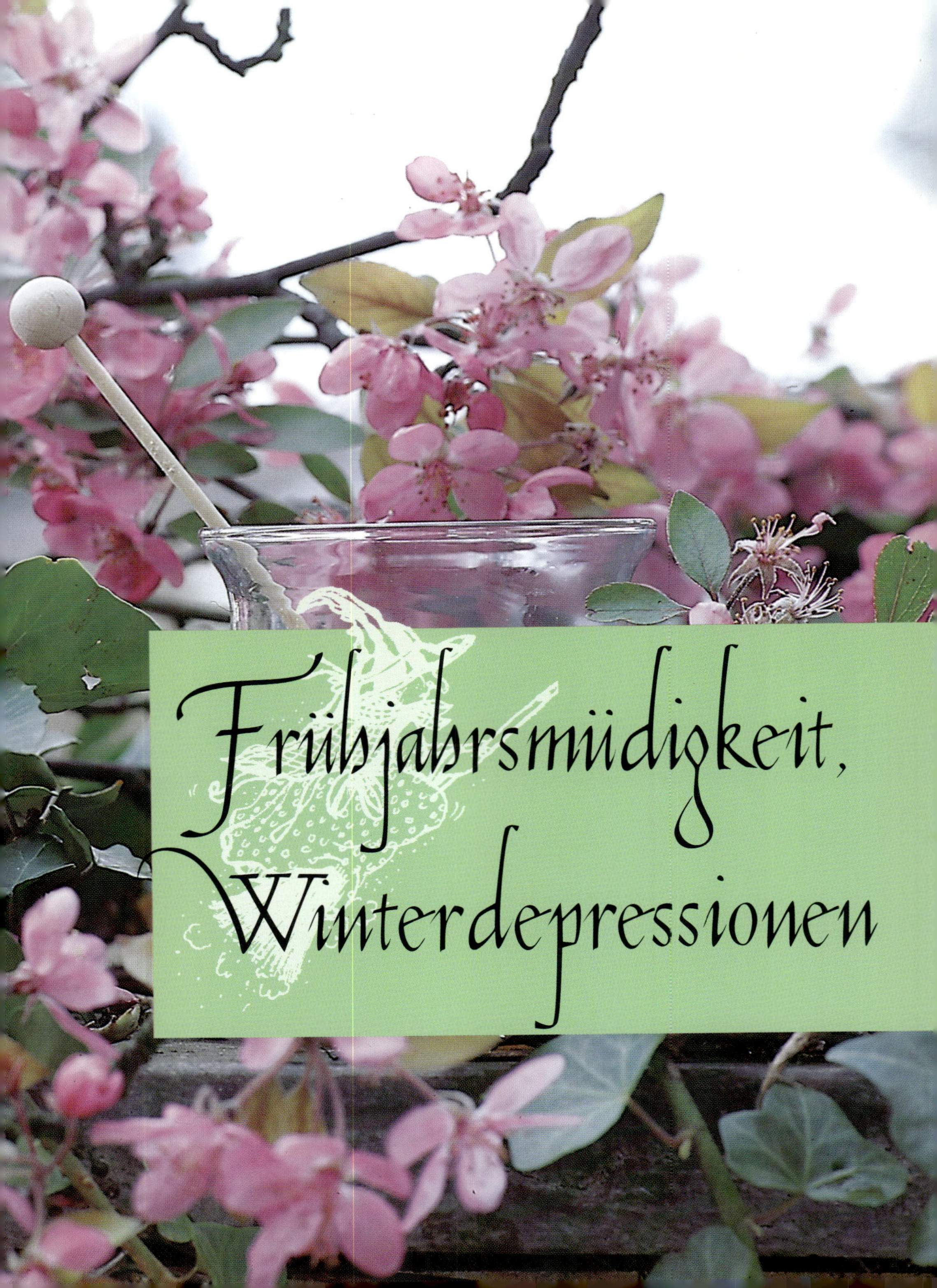

Frühjahrsmüdigkeit, Winterdepressionen

Frühjahrsmüdigkeit

»Die Frühjahrsmüdigkeit gibt es nicht«, ist eine Äußerung, die immer wieder zu hören ist, wenn jemand auch nur die vage Vermutung in den Raum stellt, von diesem Phänomen befallen zu sein. Man hat auch schon diesen Spruch vernommen: »Der fällt vom Winterschlaf in die Frühjahrsmüdigkeit.« Nun ja, um eine Krankheit im klassischen Sinne handelt es sich hierbei sicherlich nicht, wohl aber um eine subjektiv empfundene Beeinträchtigung der Leistungsfähigkeit und der Lebensfreude, was durchaus mit »Krankfühlen« gleichgesetzt werden kann.

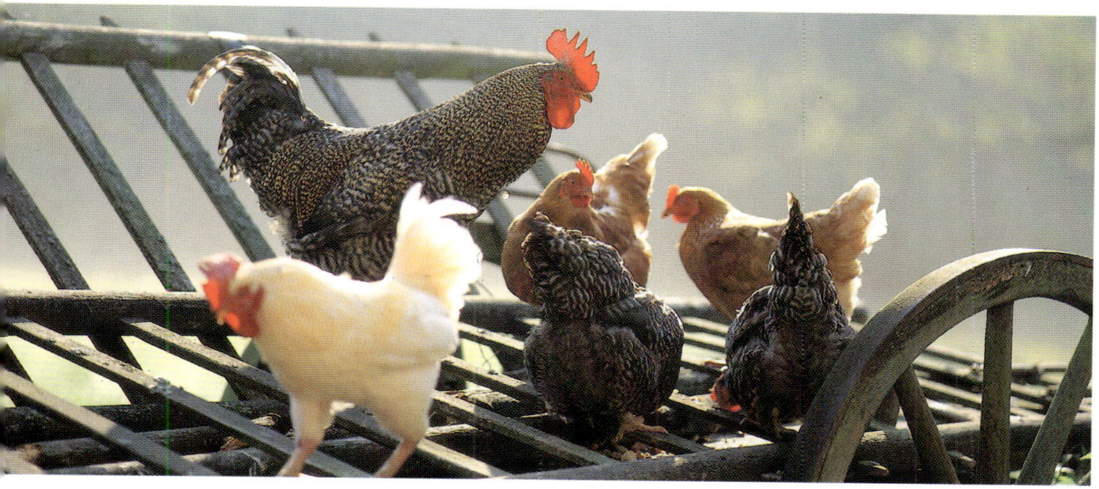

Man fühlt sich schwach, erschöpft und müde und hat den Eindruck, den ganzen Tag nicht aufzuwachen. Daraus resultiert dann natürlich eine Lust- und Antriebslosigkeit. Konzentriertes Arbeiten ist oftmals nicht möglich. Diese »Beschwerden« sind nicht bei jedem Menschen gleichermaßen zu beobachten, was den Schluß zuläßt, daß eine bestimmte Veranlagung oder Lebensweise die Frühjahrsmüdigkeit begünstigt. Die Anforderungen im täglichen Leben, wie Termindruck, Überforderungen bei der Arbeit oder in der Familie, zu kurze Ruhepausen, unausgeglichene Ernährung und seelischer Druck, aber auch ein chronisch niedriger Blutdruck führen zu einer als belastend empfundenen Müdigkeit und Abgeschlagenheit. Die Energiereserven des Urlaubs und der Sommermonate sind verbraucht, und die Erkältungsanfälligkeit nimmt mit der daraus resultierenden Schwächung zu. Wir haben dann das Gefühl, all das »verschlafen« zu müssen, denn müde genug dazu sind wir. Aber genau dies ist ja nicht möglich. In der

heutigen Zeit, in der weder Tag und Nacht noch die Jahreszeiten mit ihren individuellen Hell-Dunkel-Werten das Leben mitbeeinflussen, bemerkt man die fehlenden Ruhephasen erst dann, wenn sich die ersten Anzeichen von Erschöpfung bemerkbar machen.

Und genau an diesem Punkt wird die viel belächelte Frühjahrsmüdigkeit zur Krankheit, denn Erschöpfungszustände werden vom Gehirn ausgelöst und können so Einfluß auf den Gesamtorganismus ausüben. Soweit sollte es nicht kommen. Deshalb möchte ich Ihnen als Kräuterhexe ein paar Tips mit auf den Weg geben, damit Sie schon im Vorfeld etwas gegen dieses Unbehagen unternehmen oder aber, wenn es Sie erwischt hat, besser damit umgehen können.

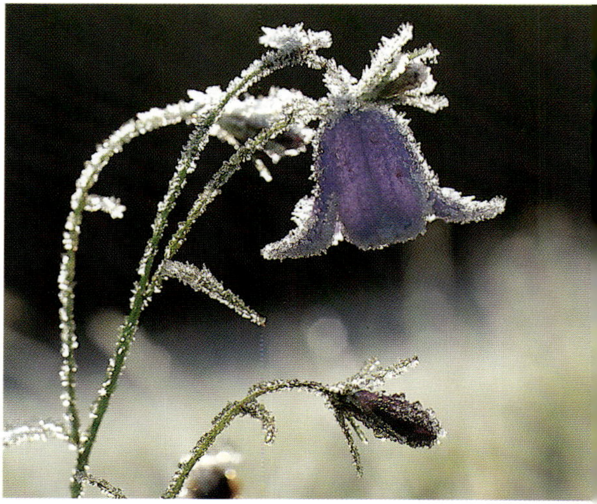

Bei einem Spaziergang lassen sich die schönsten Naturbilder finden – hier Glockenblume mit Rauhreif.

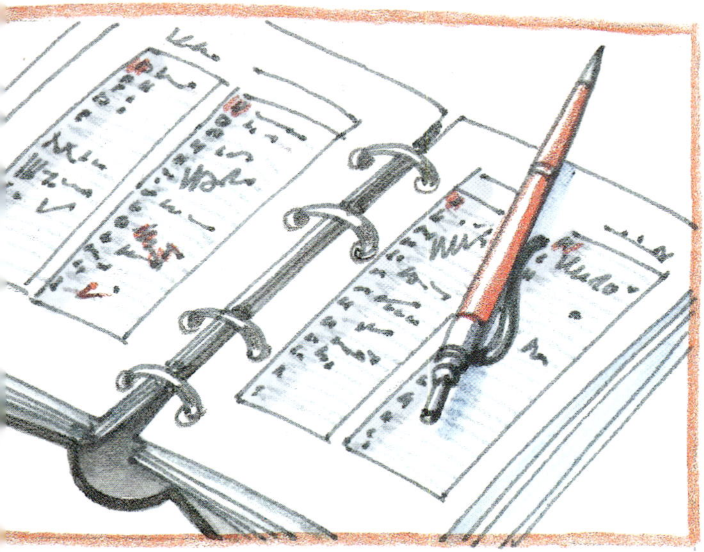

Schreiben Sie sich Ihren Terminkalender nicht ganz voll.

Besinnen Sie sich zunächst einmal darauf und versuchen Sie sich vorzustellen, wie es »früher« war. In den Zeiten, in denen das elektrische Licht unbekannt war und der Tag in der dunklen Jahreszeit nicht künstlich verlängert werden konnte, legte man sich mit Einbruch der Dunkelheit ins Bett und ruhte aus. Ein Wintertag war eben kürzer als ein Sommertag, und es wurde demzufolge auch weniger gearbei-

tet. Dadurch bedingt war die dunkle Jahreszeit die Zeit der Ruhe und der physischen wie psychischen Erholung.

Auf diese Art und Weise ist eine Lebensführung in der heutigen Zeit sicherlich nicht mehr möglich, wir sollten aber dieses biologische Erbe von unseren Vorfahren nicht ganz ignorieren und versuchen, wenigstens teilweise unseren Tagesablauf in puncto Ruhephasen bewußter zu planen. Eine halbe oder eine Stunde »abschalten«, um neue Energien zu tanken, bringt im Endeffekt mehr, als pausenlos durchzuarbeiten und danach erschöpft »umzufallen«. Das vermeintliche Heldentum an dieser Stelle – und eventuell durch falsche Ernährung noch begleitet – zahlt einem der Organismus in irgendeiner Weise heim. Ganz schlimm wird es dann, wenn zur Erhaltung der Leistungsfähigkeit

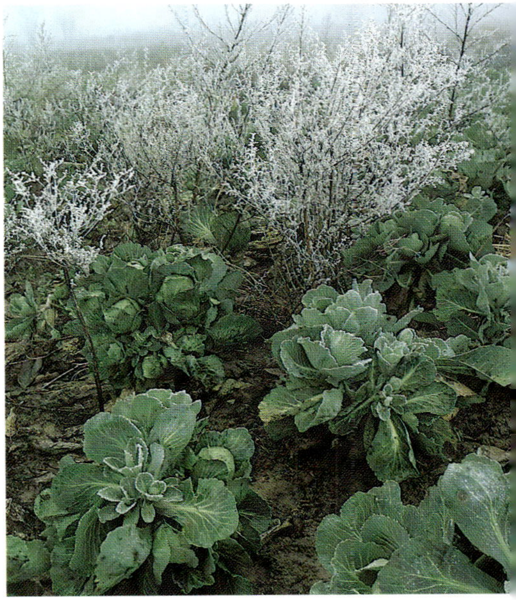

Ein trister Tag im Kräutergarten – lassen Sie sich davon nicht entmutigen.

Wohlfühltee No. 2

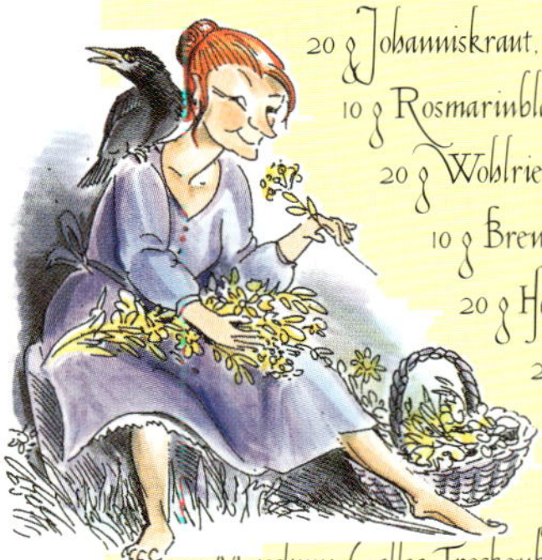

20 g Johanniskraut,
10 g Rosmarinblätter,
20 g Wohlriechendes Eisenkraut,
10 g Brennesselblätter,
20 g Hagebuttenfrüchte,
20 g Pfefferminze

werden in einer Schüssel gemischt. Man nimmt von dieser Mischung (alles Trockenkräuter) einen Eßlöffel pro Tasse und übergießt mit kochendem Wasser. Nach fünf Minuten abseihen und von diesem Auszug gesüßt oder ungesüßt täglich zwei bis drei Tassen trinken.

Aufputschmittel genommen werden – einmal von der drohenden Süchtigkeit abgesehen –, kommt irgendwann der totale Zusammenbruch, denn der Körper »vergißt« nichts. Pausenlos können nur Maschinen arbeiten.

Nun ist nicht jeder Mensch dazu in der Lage, sein Leben oder seinen Tagesablauf einfach so umzustellen oder selbst zu bestimmen, obwohl es auf Dauer gesehen sicherlich für viele Zeitgenossen sinnvoll wäre. Deshalb hier noch einige Winke mit dem Kräuterhexenbesen: Gönnen Sie sich ein- bis zweimal am Tag eine Tasse frisch bereiteten wohlschmeckenden Kräutertee. Sie schlagen dann zwei Fliegen mit einer Klappe. Erstens

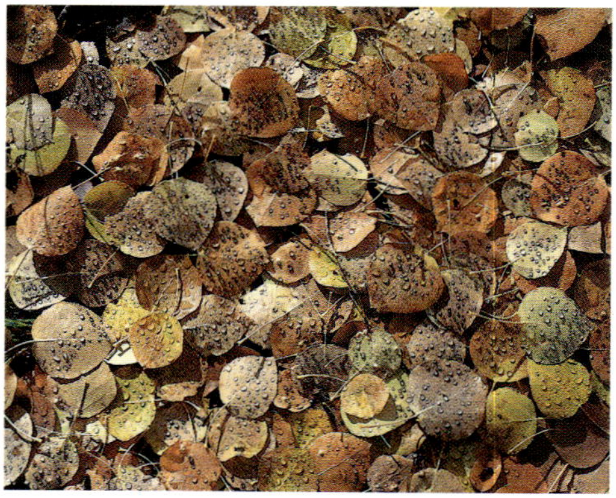

Auch während der kalten Jahreszeit zeigt uns die Natur ihre schönste Seite.

ist die Zubereitung eines Tees aus »offenen« Kräutern eine Zeremonie, die nicht so nebenher geht wie zum Beispiel eine solche mit Teebeuteln. Man muß sich Zeit dazu nehmen, was Sie durchaus auch ganz bewußt so sehen und ohne schlechtes Gewissen auch so empfinden sollten. Machen Sie eine Pause!

Zweitens kann die Zusammensetzung der Teemischung sehr gezielt auf unsere Beschwerden ausgerichtet sein. Eine wohlschmeckende Jeden-Tag-Mischung aus Erdbeer-, Himbeer-, Brombeer-, Pfefferminz- und Melissenblättern, mit Ringelblumen, Kamillen-, Holunder-, Malven- und Rosenblüten kann durch die Ergänzung mit Rosmarin und Salbei kreislaufanregend und durch die Zugabe von Vervene oder Zitronengras darüber hinaus auch noch zitronig-frisch angereichert werden. Mischen Sie sich einfach ihren individuellen Tagestee bei jeder Tasse neu, und Sie werden merken, daß das, was sich im Augenblick sehr aufwendig und kompliziert anhört, eigentlich ganz einfach ist. So kann das Experimentieren mit Kräutern durchaus ein neues Hobby werden.

Mit viel frischer Luft und vitaminreicher Ernährung rücken Sie der Frühjahrsmüdigkeit ergänzend und erfolgreich zu Leibe.

Um die Osterzeit herum, wenn es draußen wieder wärmer wird, werden Sie feststellen, wie »wach« Sie wieder sind.

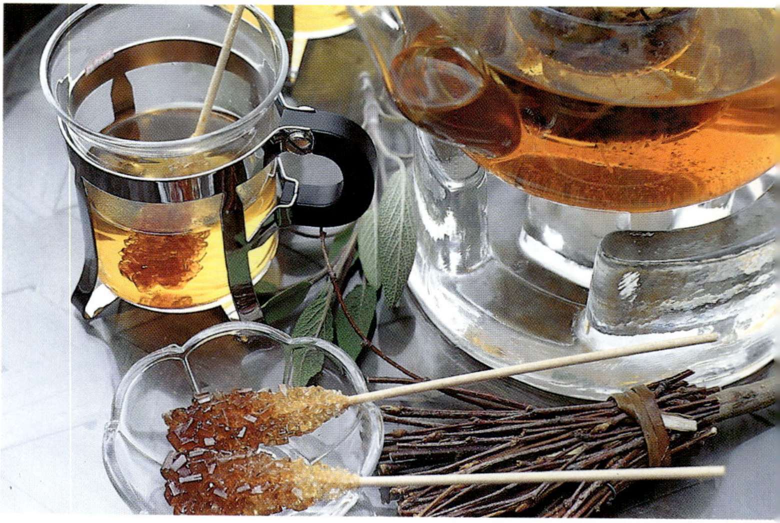

Bei einem Glas Tee – vielleicht mit einem guten Freund oder einer Freundin genossen – kann man seine Sorgen vergessen!

Winterdepressionen *Es gibt eine Krankheit, die unter dem Namen »Seasonal Affective Disorder« in den USA offiziell anerkannt ist. Nun ist es bei weitem nicht so, daß diese geheimnisvolle Krankheit nur dort vorkommt. Bei uns bezeichnet man sie mit »Winterdepression«, sie ist aber in unserem Gesundheitswesen, d. h. vor allem bei unseren Krankenkassen und vielen Schulmedizinern, als solche nicht anerkannt. Aber Menschen, die darunter zu leiden haben, zeigen diesseits wie jenseits des Großen Teiches dieselben Symptome. Ein großes schwarzes Loch tut sich auf, auch bei äußerlich glücklichen Verhältnissen in der Familie oder dem Umfeld. Lustlosigkeit, Verzweiflung, Ängste und das Gefühl der Kraft- und Machtlosigkeit zusammen mit Müdigkeit oder gar Schlaflosigkeit sind nach Befragung der Betroffenen an der Tages- und Nachtordnung.*

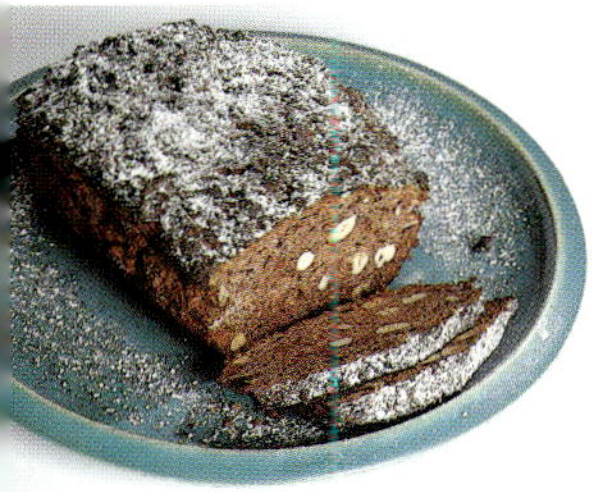

Während der kalten Jahreszeit backe ich immer einmal wieder meinen Kräuterhexen-Gewürzkuchen.

Diese Symptome treten in den Wintermonaten auf, daher der Name »Winterdepression«. Im Frühjahr und im Sommer ist die Art der psychischen Dissonanz (= Bezeichnung für das Nichtzusammenpassen zweier kognitiver Elemente) wie weggeblasen, und die geplagten Zeitgenossen sind

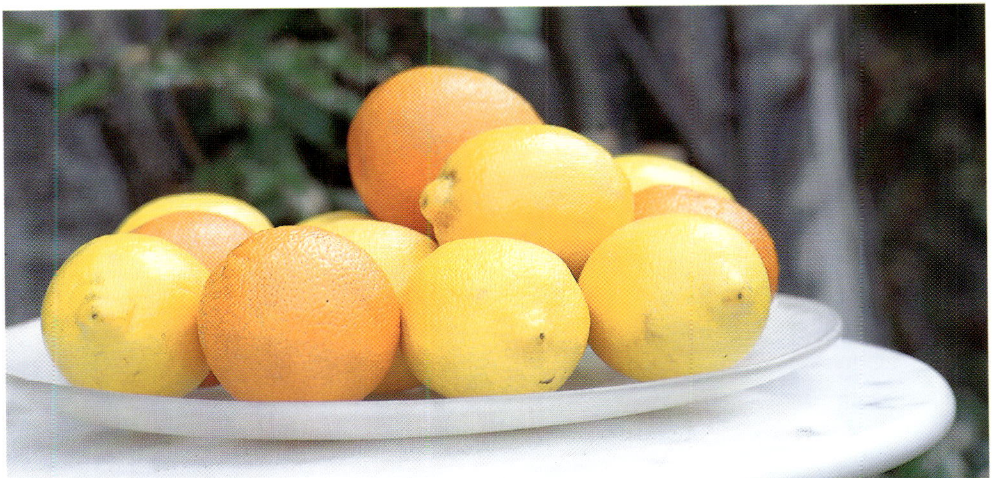

Die Farbe Orange wirkt stimmungsaufhellend.

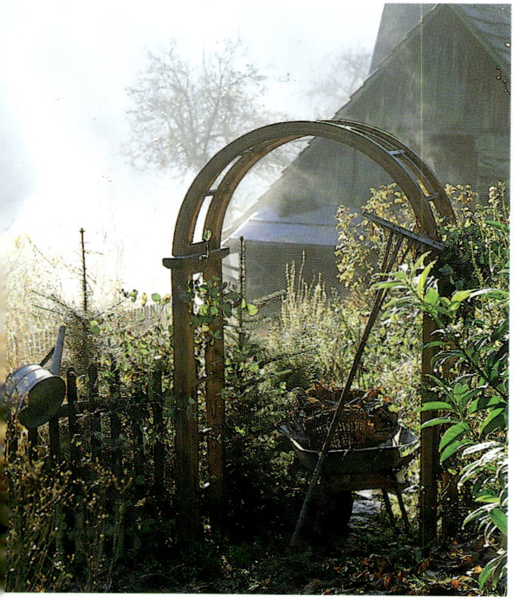

Ein Spaziergang hilft mir immer wieder, wenn mich die Sorgen zu überwältigen drohen.

wieder die »alten«. So war der Schluß naheliegend, daß wohl das Licht eine absolut wichtige Rolle im Zusammenhang mit dem seelischen »Durchhängen« spielt. Eine Art der Therapie ist daher, die Patienten einer Lichtbehandlung mit starkem UV-Lampenlicht auszusetzen. Es gibt auch die Möglichkeit, eine Tageslichtlampe am Arbeitsplatz zu installieren, was in den Monaten als sehr wohltuend empfunden wird, in denen man morgens bei Dunkelheit aus dem Haus geht und abends ebenfalls bei Dunkelheit wieder nach Hause kommt. Oftmals wird es den ganzen Tag nicht hell. Unsere Arbeitsmedizin hat da schon dazugelernt. Werk- oder Schreibtischlampen am Arbeitsplatz waren früher nur den höheren Vorgesetzten erlaubt!

Auch die Farbe Orange wirkt stimmungsaufhellend, sei sie als Kleidung getragen, als Lebensmittel gegessen oder als Wohnaccessoires und Tapeten verwendet. Als Kräuterhexe, die von diesem Phänomen auch nicht immer verschont bleibt, möchte ich Ihnen noch einige Tips aus eigener Erfahrung geben.

Wie bei vielen Störungen unserer Gesundheit spielt auch bei Depressionen die Ernährung eine wichtige Rolle. Unsere Nerven brauchen eben auch manches Kraftfutter, um wieder richtig zu funktionieren. Diese Nervennahrung setzt sich aus speziellen Aminosäuren und dem Vitamin-B-Komplex zusammen. Wir finden solche Inhaltsstoffe in Fleisch und Käse, in Vollkornprodukten und frischem Gemüse. Wenn es im Winter auch manchem an den Rand des finanziell Möglichen geht, gönnen Sie sich Ihres Wohlbefindens zuliebe einmal den Luxus von frischen Salaten und Gemüsen. Aber auch

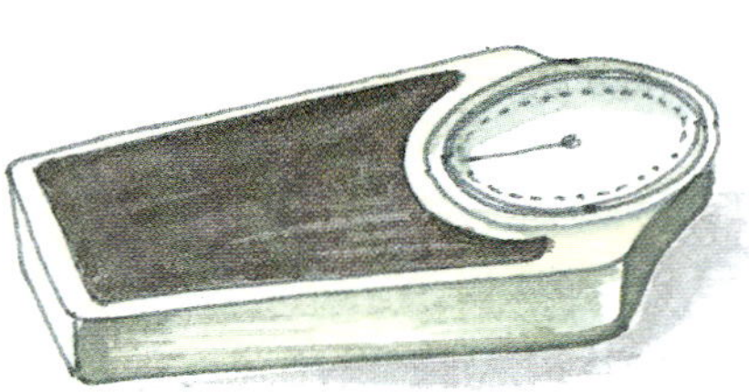

Trotz Frust darf man sich keinen »Ranzen« anfressen.

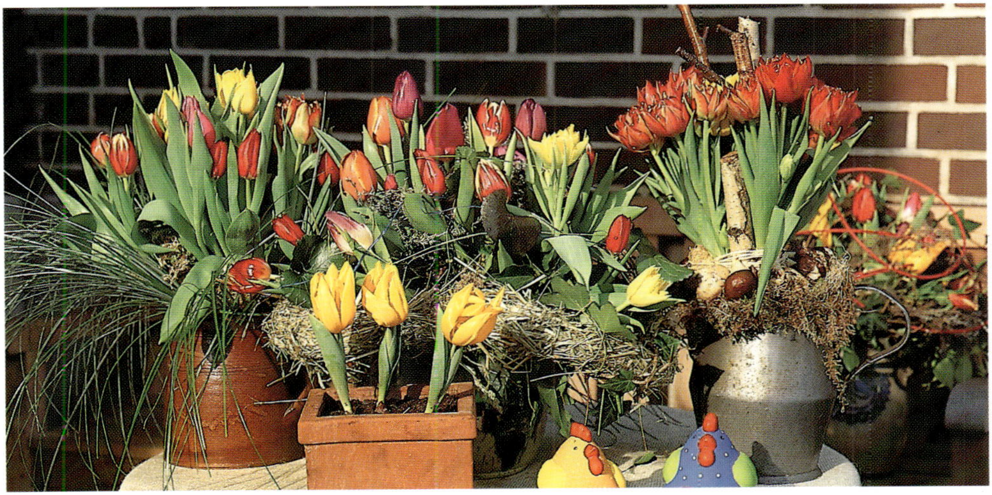

Leisten Sie sich den Luxus eines Frühlingsstraußes – er zeigt ganz deutlich, daß nun bald der Sommer kommt.

diese sollten natürlich in der »Sonne« gewachsen sein. Auch sagt man Gewürzen wie Zimt, Nelken, Muskatnuß und Ingwer eine wohltuende Wirkung nach. Was hält Sie also davon ab, sich ab und zu einen guten Gewürzkuchen zu backen?

An dieser Stelle jedoch noch ein Wort mit dem erhobenen Kräuterhexenfinger: »Futtern« Sie Ihre Frustration nicht in sich hinein, und das meine ich in diesem Fall wörtlich. Die so angefutterten Pfunde führen bei näherer Betrachtung zur nächsten Depression, und der Teufelskreis ist geschlossen!

Wenn Sie mental dazu in der Lage sind, wäre gerade jetzt – ich meine am Übergang vom Winter in den Frühling – das Gegenteil zu empfehlen, nämlich eine Fastenkur, um sich innerlich wie äußerlich zu »klären«. Dabei ist die innerliche Klärung die wesentlich wichtigere. Sie sollten IHREN Mittelpunkt wieder finden, was aber nur mit Erfolgserlebnissen möglich ist, und seien sie noch so klein. Erfolgserlebnisse als solche zu erleben will freilich auch gelernt sein. Damit verhält es sich so ähnlich wie mit dem »Geld auf der Straße«, das man dauernd übersieht. Es sind nicht immer nur die spektakulären Ereignisse, wie z. B. sportliche oder gesellschaftliche Erfolge und Anerkennungen, sondern Erfolge, die sich im stillen Kämmerlein einstellen. Ich meine damit angenehme Gedanken und Vorstellungen, die uns helfen können, gelebte positive Empfindungen wieder zu entdecken. Oder Dinge durchzuführen, die man schon lange einmal machen wollte, aber nie Zeit dazu hatte. Die Zeit fehlte viel-

leicht, weil man sich an den vorher erwähnten äußerlichen Maßstäben zu orientieren versucht hat. Ich bringe in diesem Zusammenhang immer gerne den Vergleich mit einem virtuellen Schatzkästlein. In diesem sammle ich Schätze wie Wanderungen, Besuche, Tätigkeiten im kreativen Bereich und Arbeiten, zu denen ich bisher nicht gekommen bin, aber mir wünsche, sie eines Tages (gern!) tun zu können. Außerdem befinden sich darin Pläne und Vorstellungen, wie ich mir mein Leben trotz der Belastungen im Alltag angenehm gestalten und verbessern kann. Solch ein Schatzkästlein ist in Zeiten depressiver Verstimmung Gold wert, um sich irgendeinen seiner Träume daraus hervorzuholen und dann zu verwirklichen. Das Erfolgserlebnis nach einer solchen Tat ist ein

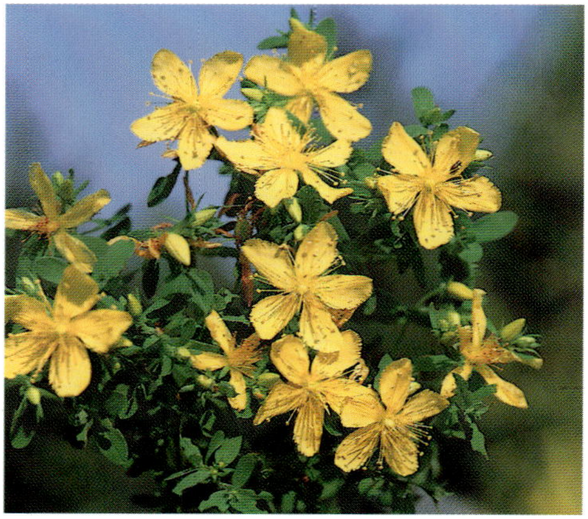

Tüpfel-Johanniskraut, *Hypericum perforatum*

Schritt, um aus dem Stimmungstief herauszukommen. Beginnen Sie also »Schätze« zu sammeln und diese in einem »goldenen Buch« zu notieren.

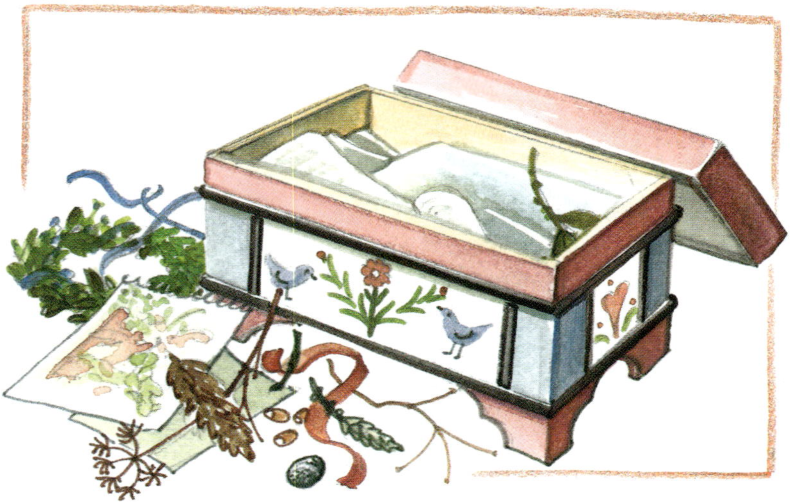

In meinem gedanklichen Schatzkästchen sammle ich all das, mit dem ich mich »belohnen« kann und will.

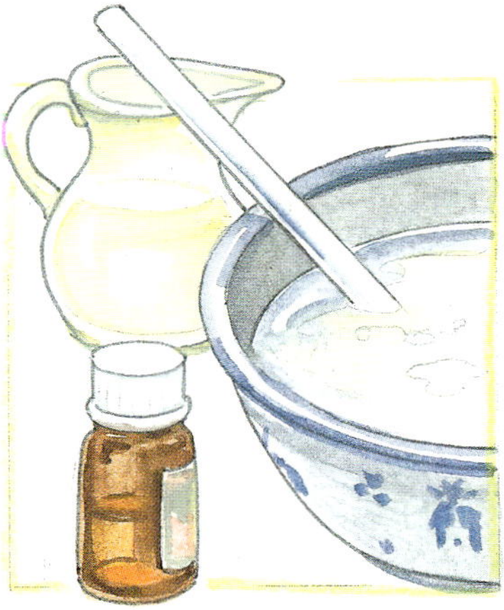

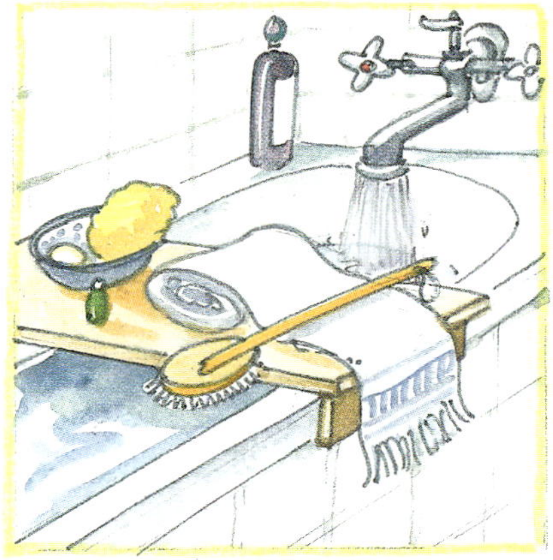

Badezusatz selbst mischen

1. Zehn bis zwölf Tropfen eines ätherischen Öls mit 100 ml Sahne verrühren.

2. Die Mischung wird dem Badewasser zugegeben.

Ich wäre wohl eine schlechte Kräuterhexe, wenn ich Ihnen die pflanzlichen Möglichkeiten zur Behandlung einer Winterdepression vorenthalten würde. Die Zauberpflanze gegen Niedergeschlagenheit heißt Johanniskraut und wird in der Zwischenzeit auch von den ehemals überzeugtesten Zweiflern als solche anerkannt. Johanniskraut wirkt harmonisierend und nervenberuhigend und kann als Tee, als Tinktur oder in Form von Dragees eingenommen werden. Wichtig ist eine Anwendung über längere Zeit, mehrere Wochen bis Monate im Winterhalbjahr. Johanniskrauttee kann pur oder mit anderen geschmacklich besseren Kräutern gemischt getrunken werden.

Badezusatz

Für ein aufheiterndes Bad verrühren Sie fünf Tropfen Orangenöl, drei Tropfen Jasmin- oder Ylang-Ylang-Öl und zwei Tropfen Lavendelöl mit einem halben Becher süßer Sahne. Diese Mischung geben Sie zu einem neutralen Schaumbadzusatz in das einfließende Badewasser. Wenn Sie in der Wanne liegen, schließen Sie Ihre Augen und Sie werden den Sommer unter südlicher Sonne riechen. Ein Bad, um die Seele »baumeln« zu lassen.

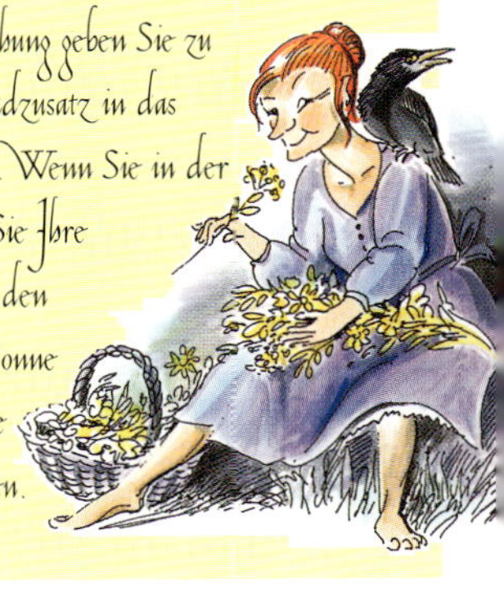

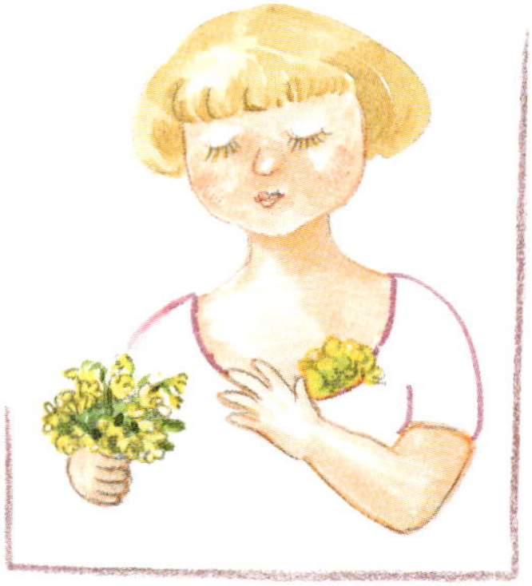

Schlüsselblumenauflage nach Hildegard von Bingen

Eine weitere Möglichkeit der pflanzlichen Behandlung der Winterdepression ist das Kräuterbad. Ein warmes Vollbad ist für sich gesehen schon eine entspannende Wohltat, die aber durch den Zusatz von Kräuterauszügen oder ätherischen Ölen noch verstärkt wird. Ein solches Bad hat nichts mit einem schnellen Reinigungsvorgang gemeinsam, wie er zum Beispiel unter der Dusche stattfindet. Gönnen Sie sich den Duft von Lavendel, Ylang-Ylang, Rosmarin, Rose, Geranium oder Orange. Von den ätherischen Ölen oder einer Mischung derselben werden insgesamt zehn bis zwölf Tropfen in 100 ml Sahne verrührt und dem Badewasser zugesetzt. Wenn Sie dann noch einer Entspannungsmusik lauschen oder etwas Interessantes lesen, werden Sie wie neu geboren der Badewanne entsteigen.

Eine Pflanzentherapie, die ich als besonders schön empfinde, ist eine Empfehlung aus sehr alten Zeiten und den Anfängen des Kräuterhexenwissens. Sie stammt von Hildegard von Bingen und nennt sich die »Schlüsselblumenauflage«. Ein während eines Frühlingsspazierganges gepflücktes Schlüsselblumensträußchen wird auf die Herzgegend gelegt und mit einer Binde oder ähnlichem fixiert. Dort läßt man es zwei bis drei Stunden wirken. Ist das nicht eine zauberhafte »Therapie«?

Leider ist eine solche Therapie nicht mehr uneingeschränkt möglich, da sich die paradiesischen Verhältnisse, was das Vorkommen von Kräutern betrifft, in den letzten 900 Jahren gravierend verändert haben. Der Bestand der Schlüsselblumen ist gebietsweise stark rückläufig. Ein Trost für all diejenigen unter Ihnen, die es dennoch versuchen möchten: Es gibt Schlüsselblumen-Sträußchen in Gärtnereien zu kaufen.

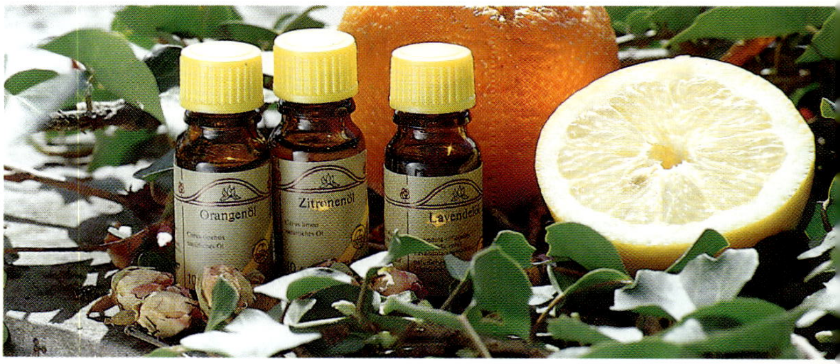

Ich habe immer verschiedene ätherische Öle vorrätig.

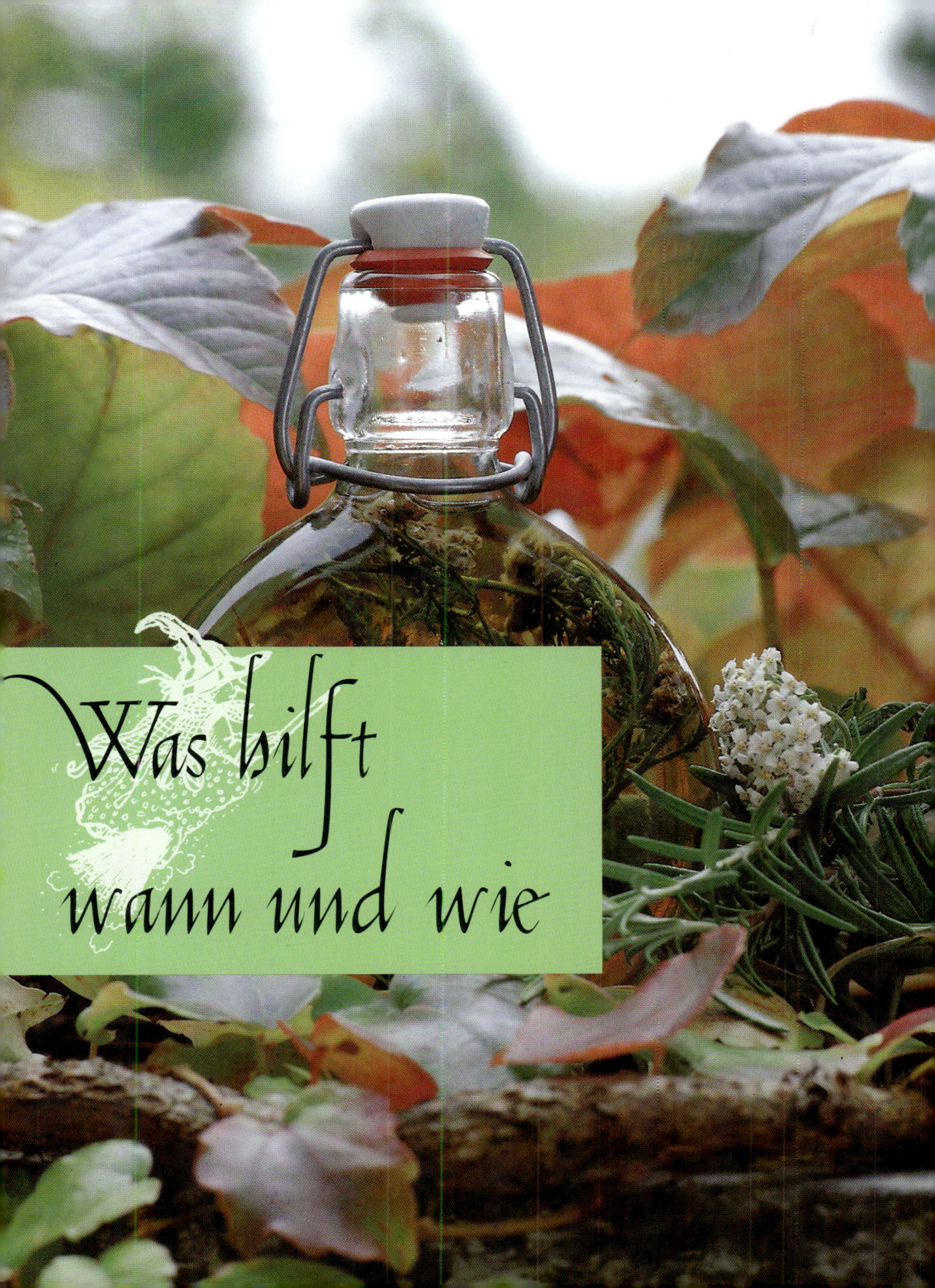

Was hilft wann und wie

Frühjahrsmüdigkeit

Teekräuter gegen Frühjahrsmüdigkeit sind Rosmarin, Minze (Pfefferminze), Ysop, Lindenblüten, Grüner Tee, Hagebutten, Zitronengras, Verbene und Holunderblüten.

Das ätherische Öl des Rosmarins gilt als eines der am stärksten anregenden ätherischen Öle. Selbst getrockneter Rosmarin besitzt noch einen sehr hohen Anteil dieses Inhaltsstoffes. Diese Tatsache können wir uns durch die Zubereitung eines Rosmarintees zunutze machen. Der sehr ausgeprägte kampferartige Geschmack ist allerdings nicht jedermanns Sache, deshalb empfehle ich als Kräuterhexe, eine Prise Rosmarinnadeln pro Tasse einer bevorzugten Hausteemischung zuzusetzen, um einem Morgenmuffel in den Tag zu helfen. Rosmarin als Tee kann »pur« getrunken werden.

Eine weitere Powermischung gegen Frühjahrsmüdigkeit ist die Kombination von Grünem Tee mit Pfefferminze. Dazu gibt man je eine Prise vom Grünen Tee (das sind die Blätter des Teestrauches, bevor sie durch den Prozeß der Fermentation zu Schwarzem Tee werden) und eine Prise Pfefferminztee, möglichst von der Qualität »Mitcham-Blattkrüll«, pro Tasse in einen Teefilter oder in ein Tee-Ei und läßt diese Mischung drei Minuten in warmem, nicht kochendem Wasser ziehen. Diese Zeit sollte man unbedingt mit Hilfe einer Eieruhr einhalten, da der Tee bei längerer Einwirkzeit bitter wird.

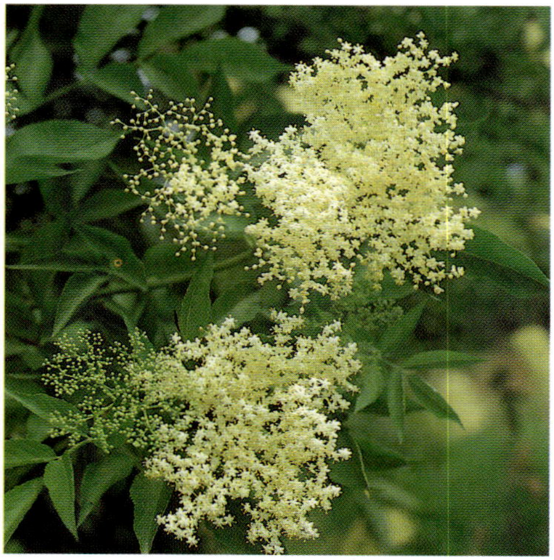

Schwarzer Holunder, *Sambucus nigra*. Die Blüten werden als Tee getrunken.

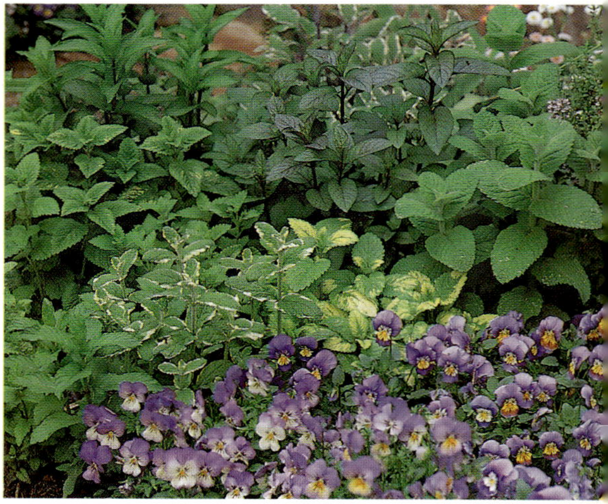

Verschiedene Minzearten (hinten) mit Hornveilchen (vorn, blühend)

Wildkräutersalat

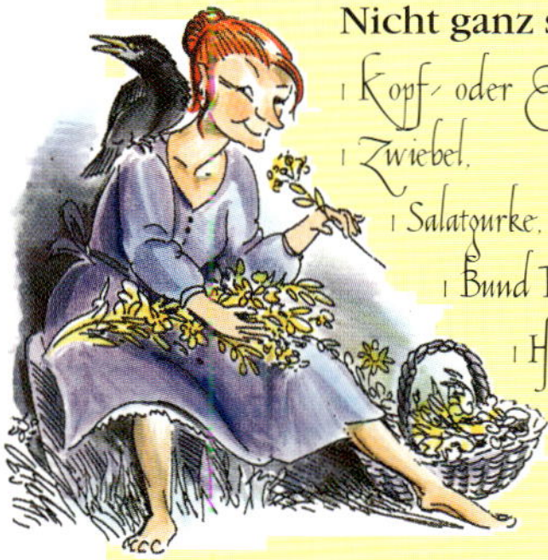

Nicht ganz so wild

1 Kopf- oder Endiviensalat,
1 Zwiebel,
1 Salatgurke,
1 Bund Radieschen,
1 Handvoll Kräuter wie Gänseblümchen, Bärlauch, Schnittlauch, Pimpinelle, Kresse, Sauerampfer, einige Blättchen junger Schafgarbe, Veilchenblüten und junge Löwenzahnblätter,
Essig, Olivenöl, Sahne, Pfeffer aus der Mühle und Meersalz

Alle Salatzutaten gut waschen und abtropfen lassen. Blätter grob zerpflücken, Zwiebel in Würfel schneiden, Salatgurke und Radieschen mit Hilfe eines Zwiebelhobels in Scheiben schneiden. Die Kräuter gründlich heiß abwaschen und fein wiegen oder hacken und unter den Salat mischen. Aus drei Eßlöffeln Essig, zwei Eßlöffeln Wasser, drei Eßlöffeln Olivenöl und zwei Eßlöffeln süßer Sahne eine Soße rühren und mit Pfeffer und Salz abschmecken. Diese zum Schluß über den Salatzutaten verteilen und mit Tomatenvierteln und Eierscheiben garnieren.

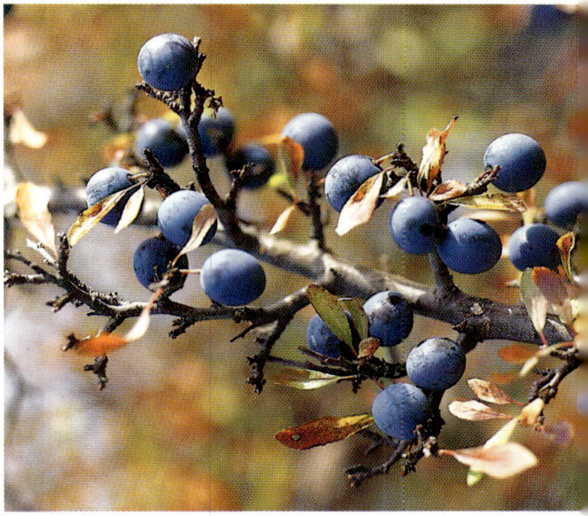

Schlehe, *Prunus spinosa*

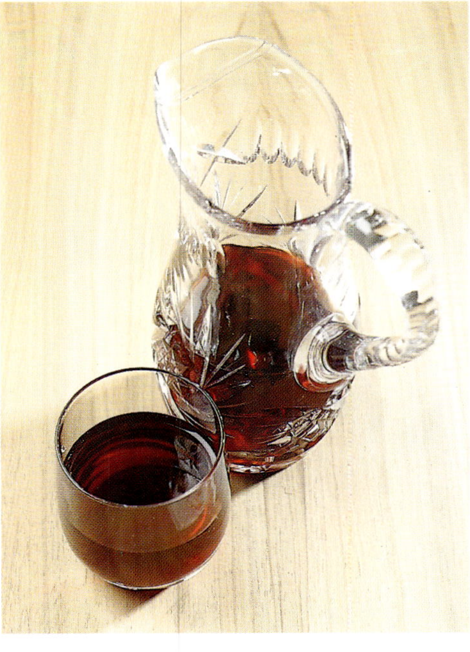

Schlehensaft hält mich auch im Winter gesund.

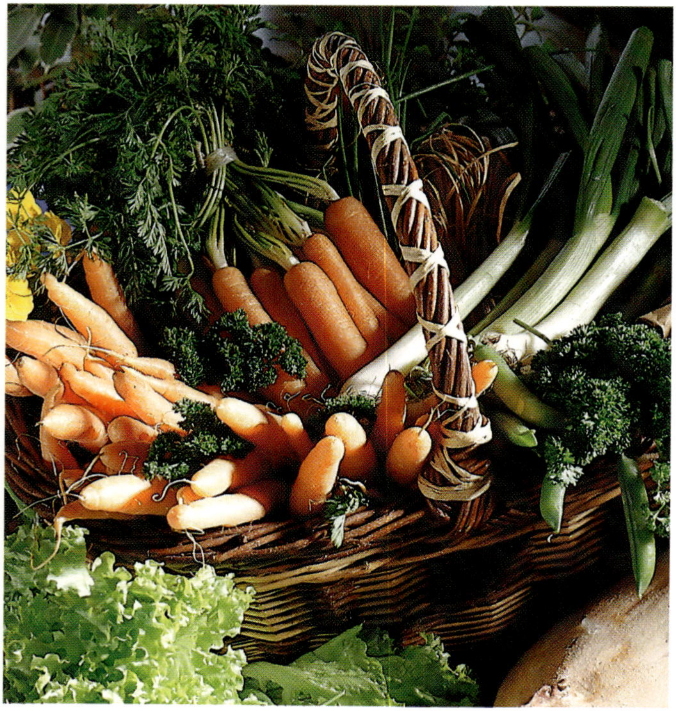

Frisches Gemüse ist auch in der kalten Jahreszeit sehr wichtig.

Wenn Sie, je nach Ernährungsgewohnheiten, zu Blähungen und Verdauungsstörungen neigen, die übrigens ebenfalls »müde« machen können, ist ein Zusatz von gestoßenen Fenchelsamen ratsam. Die Ernährung sollte ebenfalls in die Behandlung der Frühjahrsmüdigkeit miteinbezogen werden. Zu empfehlen ist alles Grüne wie Porree, Endivien-, Feld- und Kopfsalat, ergänzt mit frischen Karotten und Roter Bete. Die ersten grünen Wildkräuter wie Löwenzahn, Spitzwegerich, Brennessel, Winterkresse, Brunnenkresse, Gänseblümchen und einige Blätter der Schlüsselblume, mit Bärlauch, Schnittlauch oder Petersilie zu einem grünen »wilden« Kräutersüppchen gekocht, ist ebenfalls dazu geeignet, die Lebensgeister neu zu wecken.

Wenn Sie während der Wintermonate eine schwächende Virusgrippe oder auch »nur« eine starke Erkältung befallen hat, bewirkt eine Schlehensaftkur wahre Wunder, um wieder auf die Beine zu kommen. Schlehensaft gibt es als fertige Zubereitung in Apotheken und Drogerien. Auch Hebammen empfehlen Schlehensaft nach der Entbindung.

Wer es gerne erfrischend-zitronig möchte, kann mit einer Mischung zu gleichen Teilen aus Hagebutten, Zitronengras, Verbene, Holunderblüten, Lindenblüten und Ysop seinen »Aufwach-Tee« kreieren, wobei hier der Experimentierkunst keine Grenzen gesetzt sind. Hagebutten besitzen übrigens einen hohen Gehalt an Vitamin C, weshalb sie in keinem Herbst-Winter-Frühlings-Tee fehlen sollten, um unsere Immunkräfte zu stärken. Im Sommer braucht man das nicht, da es in dieser Jahreszeit auch die üppig angebotenen Früchte tun.

Teemischungen gegen Winterdepressionen

Teekräuter bei Winterdepressionen sind Rosmarinblätter (-nadeln), Johanniskrautblüten und -kraut, Zitronengras, Melissenblätter, Römische Kamillenblüten, Baldrianwurzeln, Weißdornblüten und Passionsblumenkraut.
Ätherische Öle sind Zitrone, Grapefruit, Rose, Bergamotte und Ylang-Ylang.

Bei einer Teemischung gegen Winterdepressionen spielt natürlich das Johanniskraut mit seiner harmonisierenden und stimmungsaufhellenden Wirkung die Hauptrolle überhaupt. Auch hier sind ergänzende Kräuter wie Rosmarin, Zitronengras, Melisse und Blüten von Römischer Kamille aus geschmacklichen und gesundheitsförderlichen Gründen zu empfehlen.

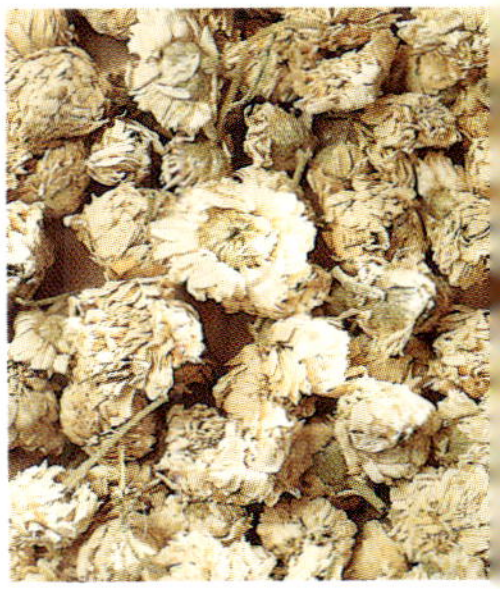

Römische Kamille (getrocknet)

Treten im Zusammenhang mit der depressiven Verstimmung Schlafstörungen, Ängste und eine bestimmte Form von innerer Unruhe auf, sind Heilkräuter wie Weißdorn, Melisse, Baldrian und Passionsblume die richtigen Mischungspartner. Das Mischungsverhältnis zu gleichen Teilen ist wie bei anderen Mischungen auch hier möglich, jedoch mit zwei Ausnahmen: Baldrian und Rosmarin nur zur Hälfte und Johanniskraut mindestens zu zwei Teilen zusetzen.

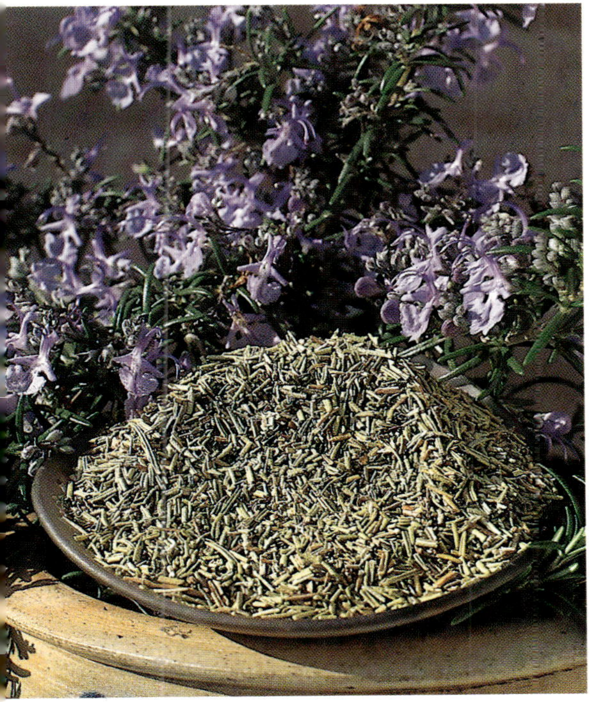

Rosmarin, *Rosmarinus officinalis*

Wenn es Sie ganz schlimm im Winter »erwischt« hat, verdunsten Sie dazu in einer Aromalampe fünf bis acht Tropfen von einem der vorher erwähnten ätherischen Öle.

Während Sie nun genüßlich Ihren Tee trinken und sich dabei von den Düften verzaubern lassen, denken Sie daran, daß alles Schlimme wieder vorübergeht. Und wenn

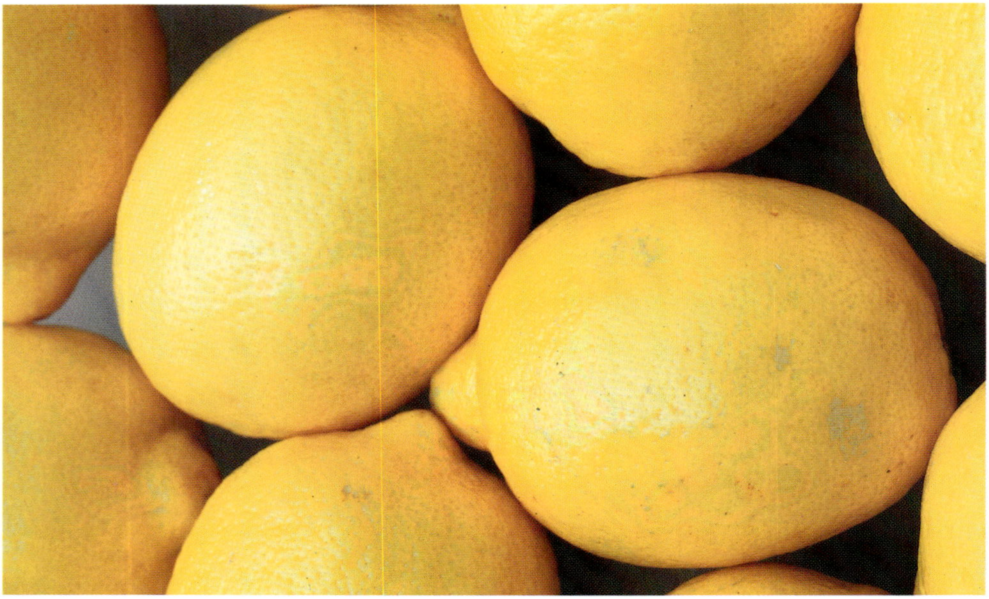

Aus Zitronenschalen wird das ätherische Zitronenöl gewonnen.

Ihnen danach zumute ist, lassen Sie sich einfach einmal »hängen«, gleichgültig, was Ihr Umfeld an vermeintlich guten Ratschlägen auch zu bieten hat. Mit der Äußerung: »Reiß' dich zusammen!« ist einem depressiv gestimmten Menschen nicht zu helfen.

Für den Weg ins nächste Frühjahr möchte die Kräuterhexe Ihnen noch einige »Psychotricks« verraten. Schauen Sie einmal Ihre Garderobe durch! Nicht nur eine innerliche, sondern auch eine äußerliche Erneuerung in Form von Kleidungsstücken oder einer neuen Frisur sind dazu geeignet, aus einem schwarzen Loch herauszukommen. Aber hüten Sie sich vor »Frustkäufen«, sie sind meistens teuer und unnütz – und unlogisch!

Antidepressionstee

Auf 100 g berechnet, brauchen Sie: 20 g Zitronenmelisse, 40 g Johanniskraut, 10 g Baldrian, 10 g Rosmarin und 20 g Weißdornblüten (alles trocken).
Man nimmt pro Tasse einen Teelöffel dieser Kräutermischung, übergießt mit kochendem Wasser und läßt das Ganze fünf Minuten ziehen. Solch ein Antidepressionstee kann im Winterhalbjahr über mehrere Wochen bis Monate ein- bis zweimal täglich getrunken werden.

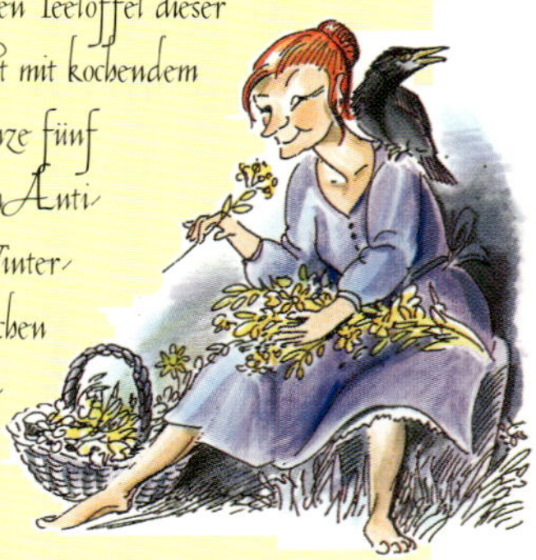

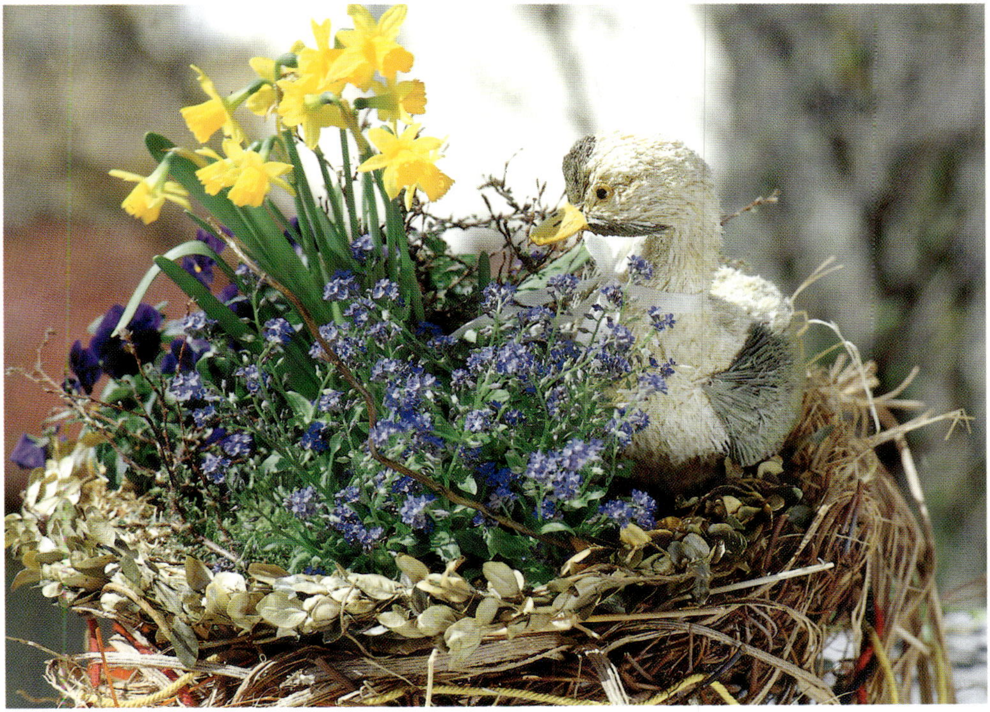

Ein bunter Ostergruß leitet den Frühling ein.

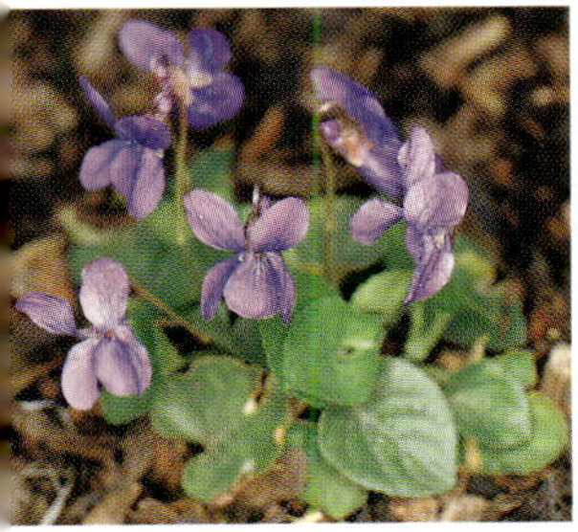

Die Natur erwacht.

Dann wäre da noch die Urlaubsplanung zu erwähnen, welche ebenfalls dazu geeignet ist, die dunkle Jahreszeit zu überlisten. Es muß nicht immer der große Jahresurlaub sein; auch kleine Ausflüge im beginnenden Frühling und deren Planung sind sehr heilsam.

Nicht unterschätzen sollte man Winter- und Vorfrühlingsspaziergänge. Es ist einmal die frische Luft, die gut tut, und als zweites die Beobachtung zu machen, daß sich auch in der Natur nach einer Ruhephase wieder neues Leben ankündigt. Besuchen Sie Blumenausstellungen und erfreuen Sie sich an den Farben und dem Duft der ersten Frühlingsboten. Ein Blumenstrauß für Ihre Wohnung kostet vielleicht ein paar Mark mehr als im Sommer, aber der Nutzen für Ihr Wohlbefinden ist in Geld nicht auszudrücken und lohnt daher allemal.

Apropos Wohnung: Gibt es da nicht auch einiges neu zu überdenken und zu ordnen?

Blutreinigung und Entschlackung

Kräuter zur Blutreinigung und Entschlackung sind Brennesselblätter, Hauhechelwurzel, Birkenblätter, Liebstöckelwurzel, Löwenzahnwurzel, Zinnkraut, Gänseblümchen, Spierstaude, Orangenblüten, Petersilie und Erdrauch.

Von Ihrer Großmutter her kennen Sie vielleicht einen weniger gut schmeckenden, aber dafür der Gesundheit förderlichen Brennesseltee. Nun ja, es muß nicht alles schlecht schmecken, um gesund zu sein. Die blutreinigende, entwässernde Wirkung dieses Krautes ist unbestritten. Diese Heilwirkung wird aber auch in einer wohlschmeckenden Teemischung nicht ausgeschaltet.

Das gleiche Problem bezüglich des Geschmacks tritt bei so manchem Kraut auf, wie zum Beispiel Löwenzahn, Erdrauch, Hauhechelwurzel und Birkenblättern. Verbessern wir den Geschmack des Entwässerungs- und Stoffwechseltees mit Orangenblüten, Minze, Rosenblüten, Ringelblumenblüten oder Zitronengras. Das dekorative Kräutlein mit dem Namen Petersilie ist aufgrund seiner Inhaltsstoffe hervorragend geeignet, Gift- und Schlackstoffe aus unserem Körper zu befördern. Allerdings nicht als Dekoration am Tellerrand, sondern in Form von Petersiliensuppe, -wein, -saft oder gar gekaut. Petersilienkrauttee aber ist eine Zubereitung, die wohl den meisten Menschen un-

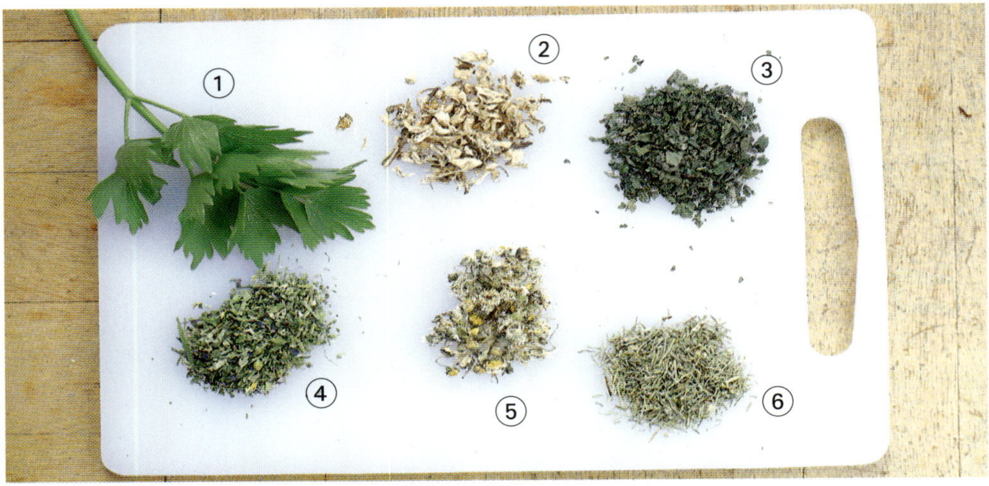

Einige Entschlackungskräuter aus der Apotheke: 1 Liebstöckel, 2 Hauhechelwurzel, 3 Brennessel, 4 Stiefmütterchenkraut, 5 Gänseblümchen, 6 Zinnkraut

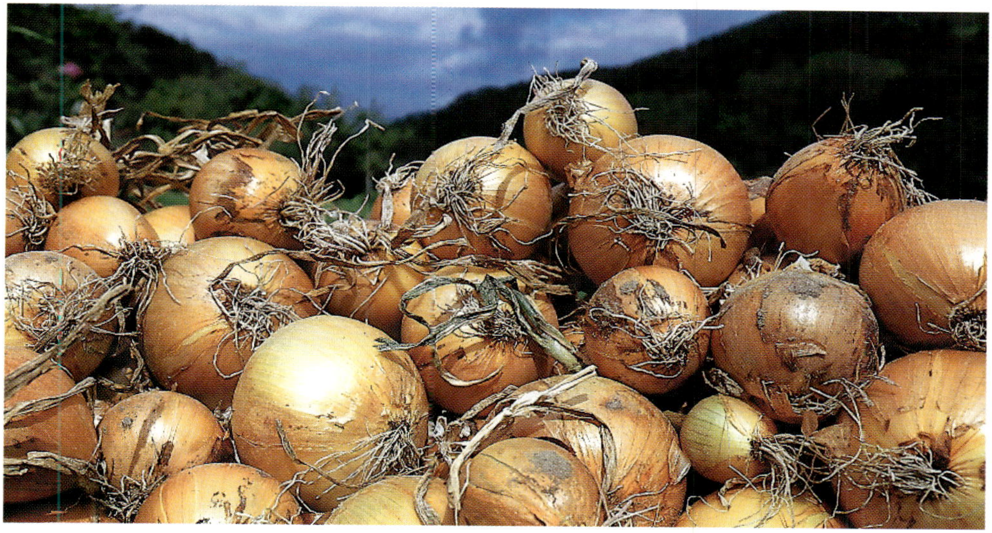

Zwiebel, ***Allium cepa***

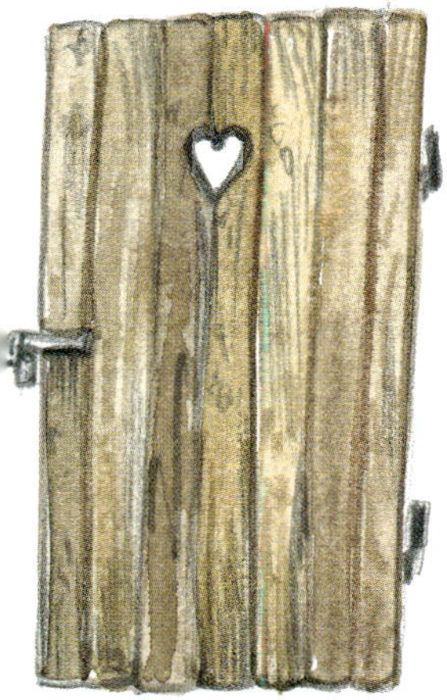

bekannt sein dürfte. Man trinkt täglich eine bis zwei Tassen. Zu hohe Dosierung und zu langer Gebrauch wie auch die Verwendung der Samen kann allerdings schädlich sein. Schwangere Frauen sollten ganz darauf verzichten.

Fast gleichzeitig mit den Anfragen für die Behandlung der Frühjahrsmüdigkeit und Winterdepressionen stelle ich bei meinen Interessenten und Besuchern eine verstärkte Nachfrage nach Blutreinigungs- und Entschlackungstees fest. Auch wenn das eine mit dem anderen nicht immer in Verbindung gebracht werden kann, so ist doch die jahreszeitliche Übereinstimmung festzustellen. Ein Grund dafür sind sicherlich die winterlichen Festtage mit ihren üppigen Mahlzeiten, wie sie das restliche Jahr über weniger üblich sind. Körperliche Tätigkeit und Bewegung in der Natur werden in dieser Zeit, bedingt durch Klima und die kurzen Tage, im allgemeinen weniger wahrgenommen. Dieser Sachverhalt führt bei vielen Menschen dazu, sich irgendwie zu träge und schwer zu fühlen, und man möchte dem Übel mit Hilfe einer Entschlackungskur zu Leibe rücken. Die jahreszeitlichen Bedingungen für solch eine Kur sind tatsächlich nie günstiger als eben im Frühling. Das erste frische Grün aus heimischem Anbau und junges Gemüse sind

wertvolle Nahrungsbestandteile, um unseren trägen Körper wieder zu beflügeln. Deftige Mahlzeiten sind im Winter sicherlich angebracht, sollten jetzt aber zugunsten leichterer Kost reduziert werden. Auch die »wilde Küche« in Form von Wildkräutergerichten hat in den Monaten März und April ihre beste Zeit. Eine frische Brennessel-Löwenzahn-Suppe wird, wenn sie auch immer zubereitet werden kann, nie so fein schmekken wie im Frühling. Genauso verhält es sich mit Wildkräutersalaten, deren Grundlage durchaus ein Gartensalat, wie zum Beispiel Kopf- oder Endiviensalat, sein kann. Der würzige Geschmack der Gartenkresse ergänzt sich wunderbar mit dem der hartgekochten Eier. Alle Kräuter, die zur Zwiebel- oder Lauchverwandtschaft zählen, sind übrigens hervorragende Blut- und Darmreiniger.

Entschlackungstee

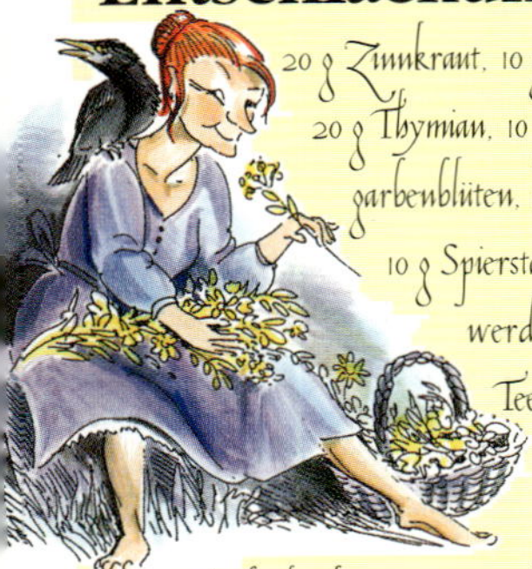

20 g Zinnkraut, 10 g Brennesselkraut, 20 g Thymian, 10 g Salbeiblätter, 20 g Schafgarbenblüten, 10 g Orangenblüten und 10 g Spierstaude (alles trocken) werden gemischt. Von diesem Tee trinkt man täglich ein bis zwei Tassen. Man nimmt einen Teelöffel pro Tasse, überbrüht das Ganze mit kochendem Wasser und seiht nach fünf Minuten ab. Dieser Tee sollte kurmäßig zwei Wochen lang getrunken werden. Nach einer Pause von drei bis fünf Tagen kann die Kur noch einmal um eine Woche verlängert werden.

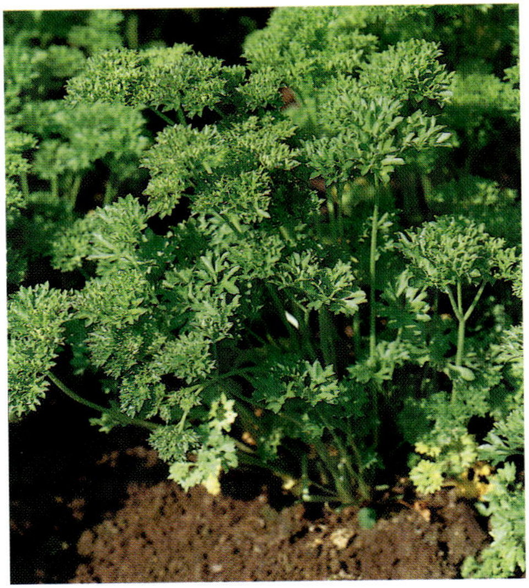

Petersilie, *Petroselinum crispum*

Was die Verwendung und Heilwirkung des Bärlauchs betrifft, möchte ich Ihnen ein Zitat aus dem Großen Kräuterheilbuch von Kräuterpfarrer Künzle nicht vorenthalten: »Ewig kränkelnde Leute, Leute mit Flechten und Eißen und Ausschlägen, die Skorofulösen und Bleichsüchtigen sollten den Bärlauch verehren wie Gold ... Die jungen Leute würden dabei trüehen (Anmerkung der Verfasserin: gedeihen) wie ein Rosenspalier und aufgehen wie Tannenzapfen in der Sonne.« (vgl. Künzle, Großes Kräuterheilbuch, Walter-Verlag, Olten, 1945, S. 331). Ich glaube, daß mit diesem Zitat und dem Rat der Kräuterhexe im vorliegenden Buch einem guten und gesunden Frühlingsanfang nichts mehr im Wege stehen kann. Gehen Sie also frisch und gestärkt ins neue Kräuterjahr!

Weitere Wohlfühlkräuter

Name	Sammelzeitraum	Verwendete Pflanzenteile
Brennessel	März – September	Blätter, Triebspitzen
Dost, Oregano	Juli – August	Ganze Pflanze
Holunder	Mai – Juni (Blüten) August – September (Früchte)	Blüten, Früchte
Hopfen	September – Oktober	Fruchtzapfen
Lavendel	Juli – August	Blüten
Löwenzahn	März – Mai	Kraut, Wurzel, Blüte
Melisse (nur als Anbau im Garten)	Mai – September	Blätter
Ringelblume	Juni – Oktober	Blüten
Schafgarbe	Mai – September	Blüten, Kraut
Schlehe	Oktober – November	Früchte
Weißdorn	Mai – Juni September – Oktober	Blätter, Blüten, Früchte
Wildrose	Juni – Juli (Blüten) September – Oktober (Früchte)	Blüten, Früchte (Hagebutten)

Anwendung
Frisch für Wildkräuterspinat und Tee. Getrocknet als Tee 1–2 Tassen täglich. Entwässernd und blutreinigend.
Als Gewürz getrocknet für Tomatengerichte. Verdauungsfördernd und hustenlösend als Tee, eine Prise pro Tasse.
Blüten als »Fliedertee« bei Erkältungen, 1 TL pro Tasse, 1–2 mal täglich. Schweißtreibend. Früchte als Mus, Gelee oder Saft. Stärken das Immunsystem. 1 EL auf 1/2 Glas Wasser.
Zur Beruhigung als Tee oder in der Kräuterkissenfüllung verarbeitet. Wird meistens mit anderen beruhigenden Kräutern gemischt.
Lavendel wirkt als Tee oder ätherisches Öl beruhigend, schlaffördernd und krampflösend und wird daher bei Kopfschmerzen, nervöser Unruhe und Schlafstörungen (auch im Kräuterkissen) angewandt.
Frisch als Löwenzahnsalat zur Frühjahrskur, das ganze Kraut mit Wurzel vor der Blüte geerntet als Tee in der Leber-Gallen-Therapie, Blüten als Aperitifwein angesetzt.
Frisch und getrocknet als beruhigender Tee (1 TL pro Tasse, 5 Min. ziehen lassen); als Badezusatz für ein Entspannungsbad. Auch als Salatgewürz zu verwenden.
Ringelblumentee bei Magen- und Gallebeschwerden und als Geschmacksverbesserer in Teemischungen. Salbe und Öl.
Hilft als Tee bei Magen-, Darm- und Gallebeschwerden. Zu empfehlen bei krampfartigen Schmerzen (Darm, Menstruation), stillt Blutungen. Frische Blätter als Spinat für die Frühjahrskur kochen.
Die ausgepreßten Früchte ergeben einen Saft, der nach schweren Infektionen, Operationen oder Geburten die Lebensgeister weckt. Daher besonders in der Rekonvaleszenz zu empfehlen. In Alkohol eingelegt und mit Zucker versetzt sind die Früchte die Basis für einen erwärmenden Schlehenlikör.
Alle Teile des Weißdorns sind herzstärkend und kreislaufanregend und werden daher in Form von Tee bei Herzrhythmusstörungen, Altersherzbeschwerden und Blutdruckproblemen als begleitende Therapie eingesetzt. Die in Schnaps angesetzten Früchte ergeben einen »Herzstärkungstrunk«.
Die Blüten eignen sich für fiebersenkenden und stoffwechselanregenden Tee oder zur Verschönerung von Teemischungen. Die Hagebutten steigern durch ihren hohen Vitamin-C-Gehalt die Abwehrkräfte und beugen Erkältungen vor.

Register

(Halbfette Seitenzahlen verweisen auf Abbildungen)

Die in diesem Buch besprochenen und dargestellten Produkte sind Erzeugnisse der Sternenfelser Kräuterhexe. Ein Großteil davon ist in ihrem Hexenladen erhältlich. Interessenten wenden sich bitte an

Galerie aktiv
der Sternenfelser Kräuterhexe
Frau Gabriele Bickel
Maulbronner Straße 10
75447 Sternenfels
Tel./Fax: 07045/40047

Sternenfels im Enzkreis liegt im Stromberggebiet am Rande des Kraichgaus in der Achse Pforzheim-Maulbronn-Heilbronn

Impressum

Mit 76 Fotos von: Hans E. Laux, Biberach: 15 (beide), 18 (alle drei), 24 l., 30, 32 r., 34 l.o., 34 l.u., 35 l., 36 l., 37, 38 o., 47, 52 o., 56 u.; Reinhard Tierfoto, Heiligkreuzsteinach-Eiterbach: Fotograf Hans Reinhard: 1, 14, 16, 17 o., 23 r.u., 35 r., 40, 41, 42, 43 o., 45, 46, 51 (beide), 54 l., 58, 59 o.; Fotograf Nils Reinhard: 2/3, 17 r. u. Ralf Roppelt, Sahara-Werbeagentur, Stuttgart: 4, 5, 6, 8, 9, 10, 11, 12, 13, 19, 20, 21, 22, 23 l., 23 r.o., 24 r., 25 (beide), 29, 31 (beide), 32 l., 33, 36 r., 38 u., 39, 43 u., 44 (beide), 49, 50, 52 u., 53, 54 r., 55, 56 o., 57, 60, 61; Peter Schönfelder, Pentling: 34 r.o.

Mit Zeichnungen von Reinhild Hofmann, München: alle außer Marianne Golte-Bechtle, Stuttgart: 11 u., 12 u., 25 u., 26 l., 33 o., 36, 41, 48 u.r., 52, 55, 59 l.u. und Gisela Dürr, München: die Vignetten bei den Seitenzahlen und auf den Aufmacherseiten

Umschlaggestaltung von Buch und Box von Atelier Reichert, Stuttgart, unter Verwendung von Farbfotos von Ralf Roppelt, Sahara-Werbeagentur, Stuttgart, außer kleines Pfefferminzblättchen auf der Vorderseite und Rückseite der Box und der Vorderseite des Buches von Hans E. Laux, Biberach; kleine Hexe auf der Rückseite des Buches von Gisela Dürr, München

Gestaltung der Scheibe von Atelier Reichert, Stuttgart, unter Verwendung von einer Zeichnung (Vorderseite) von Gisela Dürr, München, und zehn Farbfotos: Hans E. Laux, Biberach (Baldrianwurzel, Blutwurz, Fenchel, Kümmel, Pfefferminze, Tüpfel-Johanniskraut, Wohlriechendes Eisenkraut), Ralf Roppelt, Sahara-Werbeagentur, Stuttgart (Echte und Römische Kamille) und Peter Schönfelder, Pentling (Rosmarin)

ISBN: 3-440-07687-3
Grundlayout von Atelier Reichert, Stuttgart
Scribble von Gisela Dürr, München
Lektorat: Angelika Throll-Keller
Herstellung: Die Herstellung, Stuttgart
Printed in Germany/Imprimé en Allemagne
Satz: Reinhard Amann, Aichstetten
Druck und buchbinderische Verarbeitung:
Westermann Druck, Zwickau

Gestaltung der Kräutertütchen von Atelier Reichert, Stuttgart unter Verwendung von je einem Bild von Hans E. Laux, Biberach

Gabriele Bickel hat nach einer Ausbildung zur Apothekenhelferin und anschließend zur Pharmazeutisch-Technischen Assistentin Grafik und Design studiert. Nach der Geburt ihrer jetzt elfjährigen Tochter beschäftigte sie sich mehr und mehr mit Kräutern und Gewürzen sowie ihrer Anwendung. 1993 eröffnete Frau Bickel ihren ersten Laden »Die Kräuterhexe«, 1996 kam der zweite im Kloster Maulbronn dazu. In Rundfunk und Fernsehen (3. Programm) ist Frau Bickel bekannt als die Sternenfelser Kräuterhexe.

Alle Angaben in diesem Buch sind sorgfältig geprüft und geben den neuesten Wissensstand bei der Veröffentlichung wieder. Da sich das Wissen aber laufend und in rascher Folge weiterentwickelt und vergrößert, muß jeder Anwender prüfen, ob die Angaben nicht durch neuere Erkenntnisse überholt sind. Dazu muß er zum Beispiel Beipackzettel lesen und genau befolgen sowie Gebrauchsanweisungen und Gesetze beachten.

In diesem Buch werden Hinweise zur Naturheilkunde gegeben. Nur auf die beschriebenen Arten trifft die angegebene Verwendung zu, ihr Gebrauch setzt daher ihre sichere Kenntnis voraus.

Heilpflanzentees sollten immer nur beschränkte Zeit und nicht länger als nötig eingenommen werden, auch Hausteemischungen sollte man öfter wechseln. Das Kräuterhexenbuch will erreichen, daß Sie sich wohlfühlen. Den Arztbesuch kann dieses Buch auf keinen Fall ersetzen.

Natürlich erreichen Sie mit einer einzigen Tasse Tee noch keine Heilwirkung. Kräutertees entfalten ihre Wirkung schonend und nicht als »Bombe«. Das bedeutet: nach einer Tasse wissen Sie zwar, wie der Tee schmeckt, aber um eine Heilwirkung zu erreichen, müssen Sie ihn oft und regelmäßig trinken! Bei Ihrem Apotheker finden Sie alle, getrocknet und fertig zum Aufbrühen.

Die 9 wichtigsten Kräuterhexenregeln für den Umgang mit Pflanzen

1. Nicht von bespritzten und gedüngten Wiesen und Feldern sammeln.

2. Pflanzen sind Lebewesen und wollen behutsam gepflückt werden.

3. Nicht in den Wiesen unnötig herumtrampeln und dadurch Pflanzen zerstören.

4. Immer einen Teil der Pflanzen für den Arterhalt stehen lassen.

5. Wurzeln nur bei **häufigem Vorkommen** ausgraben.

6. Nur an trockenen Tagen gesunde und trockene Pflanzen sammeln.

7. Nie mehr sammeln, als man tatsächlich verarbeiten kann.

8. Nie geschützte Pflanzen sammeln; es gibt sie aus Kulturanbau in Apotheken zu kaufen.

9. Kräuter, wenn möglich, selbst anbauen. Auch Wildkräuter wachsen zumeist in jedem Garten und kommen oft sogar von ganz alleine.

ISBN 3-440-07687-3